癌症患者怎么吃

孙凌霞／著

U0252725

清华大学出版社

北京

图书在版编目（CIP）数据

癌症患者怎么吃 / 孙凌霞著. —— 北京：清华大学出版社，2022.2（2024.4重印）
ISBN 978-7-302-58720-0

Ⅰ.①癌⋯ Ⅱ.①孙⋯ Ⅲ.①癌－食物疗法 Ⅳ.①R247.1

中国版本图书馆CIP数据核字（2021）第141881号

责任编辑：胡洪涛 王 华
封面设计：于 芳
责任校对：欧 洋
责任印制：杨 艳

出版发行：清华大学出版社
　　　　网　　　址：https://www.tup.com.cn，https://www.wqxuetang.com
　　　　地　　　址：北京清华大学学研大厦A座　　　邮　　编：100084
　　　　社 总 机：010-83470000　　　　　　　　邮　　购：010-62786544
　　　　投稿与读者服务：010-62776969，c-service@tup.tsinghua.edu.cn
　　　　质量反馈：010-62772015，zhiliang@tup.tsinghua.edu.cn
印 装 者：小森印刷（北京）有限公司
经　　销：全国新华书店
开　　本：165mm×235mm　　印　　张：17.75　　字　　数：286千字
版　　次：2022年2月第1版　　　　　　　　　印　　次：2024年4月第3次印刷
定　　价：69.00元

产品编号：085073-01

序　言

民以食为天，中国人特别关心吃。正所谓关心则乱，在中国关于癌症的各种谣言和误区中，和吃相关的也是最多的。

老百姓对癌症两个字特别恐慌，所以总想靠吃点什么东西来防癌，同时也担心吃到致癌的食物。做自媒体的人非常清楚大家喜欢看这种文章，所以每天不厌其烦地炮制一篇篇营销文。网络上充斥了《吃了 ×× 会防癌》《吃了 ×× 会致癌》这样的标题。似乎一种食物，不是防癌，就会致癌。有没有科学依据不重要，关键是为了获得流量，骗取利益。

如果一个人生病了，身边更是会出现很多"好心人"，开始推荐五花八门的"抗癌饮食"：红薯、大蒜、洋葱，甚至还有癞蛤蟆、蜈蚣、童子尿等。

对这么多关于吃的说法，大家无所适从，到底应该相信哪一个？

毫无疑问，营养对癌症患者特别重要。

我一向认为，与晚期癌症抗争，身体整体状态，尤其免疫系统功能是关键。由于癌细胞能不断进化，所以任何疗法都很难杀死所有的晚期癌症细胞，总会出现一些残余。但如果免疫系统很强大，就有可能抑制住，甚至清除掉残余的癌细胞，达到最好的治疗效果，甚至实现临床治愈。

优质的营养保障，是免疫系统、神经肌肉系统维持功能的基础。保持患者的身体状态，对降低副作用，提高治疗效果都有好处。治疗过程中，如果患者体重能保持住，是一个很好的现象。

但现实情况却不容乐观，中国很多患者和家属缺乏营养知识，甚至听信各种谣言，导致患者体重直线下降，身体机能大幅降低。

最近我回四川老家，见到一位年轻的大学生癌症患者。小伙子本来很帅，体重 120 斤，但患癌后由于心理压力和治疗副作用，体重直线下降，短短几个月就降到了 70 斤,完全是皮包骨。免疫力也变得非常差,溃疡、感冒、腹泻,无时无刻不困扰着他,状态让人非常担心。

这样的情况并非少数。中国很多患者并不是死于癌症本身,而是死于营养不良。一提起癌症患者,很多人第一印象就是瘦弱,但这其实是可以干预的。

每天都有人问我,"菠萝,癌症患者应该怎么吃?到底哪些说法是科学的?"我特别想帮助大家解答,但这方面我确实不专业,很怕会误导大家,所以一直没写。

很幸运,现在凌霞出手了。她的这本书,我强烈推荐每一位癌症患者和家属都好好读!

凌霞是我在美国就认识的好朋友,也是我最信赖的临床营养师之一。凌霞在美国留学,毕业后在美国顶尖医院做了多年的一线临床营养师,知识非常前沿,经验也很丰富。如果你相信科学,相信现代营养学,那听凌霞的准没错。

凌霞是我见过最有耐心、最关心患者的专家。每次我们讨论一件事,她的出发点都是怎么能更好地帮助患者。咨询她问题的人,不管熟悉不熟悉,她通常都会当作个案仔细分析,给出详细的建议。凌霞脾气很好,但我也见过她发飙:"患者营养太差了,居然瘦成了这样!气死我了!"

这本书,是她十多年经验的精华总结。从营养学基础知识,到怎么调整饮食来对付治疗的副作用,再到不同癌症类型特殊的饮食推荐,凌霞不仅告诉大家原理,更有很多实操的推荐。我相信这本书对大家会有很直接的帮助,让患者能更好地对抗疾病,活得更长、更好。

致敬生命。让我们相信科学,好好吃饭。

李治中(菠萝),著名科普作家,
深圳市拾玉儿童公益基金会创始人,
著有畅销书《癌症·真相》《癌症·新知》

此书献给每一位勇士——所有与癌症抗争的患者和家人：

因为每天都是新的一天

因为我有我爱和爱我的人

因为疾病不能定义我是谁，只有我自己可以去定义我的人生

因为我还能为身边的人和这个世界带去更多美好

因为我爱这个世界，这个无比精彩，一切皆有可能的世界

……

当癌症这个恶兽闯入了生活，我们中的很多人勇敢地用
自身独特的背景，以独特的方式也做着英雄般的事情。

我深信，但凡没能击垮你的，都将使你变得更强大！向生命致敬！

生命不息，勇者胜！

——汤姆·马西里耶（Tom Marsilje）
（一位优秀的癌症药物研发科学家，一位勇敢乐观面对晚期癌症的患者，一位癌
症科学信息的传播者、患者组织的倡导者）

目　录

第一部分
癌症患者的营养基础

食物即药物，药物即食物。

Let thy food be thy medicine, thy medicine be thy food.

——希波克拉底 (Hippocrates)

营养不良会增加癌症患者的死亡率吗？

本文要点

癌症患者营养不良高发。营养状况直接跟治疗效果、术后恢复、感染率和死亡率密切相关。10%~20%的癌症患者的死亡并不是因为癌症本身，而是营养不良所导致的！营养不良患者在医院的感染率是营养正常患者的2倍，住院时间是营养状态正常患者的1.5倍，而死亡率更是高达3倍，住院费用也高达3倍。

不吃和乱吃是目前癌症患者饮食营养的两个误区。想用不吃来饿死癌细胞是不可能的，不注重营养饮食，通过偏方和超级食物来治疗癌症或者辅助治疗癌症也是不可能的。

保障患者的营养状态有三点：①重视营养，与治疗同等重要；②饮食不佳时，积极寻求专业人士的帮助，积极配合医生及时进行营养评估并开展适合的临床营养干预；③不要道听途说，从可靠信息源获取饮食相关信息。

癌症是导致中国成年人死亡的最主要因素，每天我们国家大概有1.2万人被新确诊为癌症，我们之中超过1/3的人将在有生之年身患癌症，以后家家户户都有癌症患者将成为常态。很多人谈癌色变，一说到癌症，就和绝症挂钩。其实，癌症的治愈率已经逐步提高，慢慢在向慢性病的趋势发展。

是什么在左右生存率？是什么在影响治疗的顺利进行？是什么导致有的患者术后恢复好，有的患者治疗效果差？

除了癌症本身的分期、分级、严重程度以及治疗的方法外，还有一个非常重要的因素，就是营养，即患者在确诊时、治疗期间和治疗后的营养状况。饮食，不仅是吃饭满足果腹之需，更是为身体的正常运作提供所需的营养物质；在患病之时，还为身体对抗疾病、康复愈合提供适合的物质基础。

我们常看到癌症患者消瘦羸弱，尤其是头颈癌、胃癌、肺癌、胰腺癌以及各种晚期癌症患者。这是患者身体的肌肉和脂肪组织减少，体重降低，进而身体功能下降而导致的消瘦羸弱，这样的消瘦羸弱其实就是营养不良的表现。营养不良的癌症患者并不是少数，有些癌种甚至高达 85% 的成人患者都有营养不良。中国研究者报道的研究数据表明：中国住院的癌症患者，在确诊时大概有 20% 的患者营养不良，在治疗的过程中，营养不良的发生率继续上涨，大概有 27% 的患者营养不良。其中骨肿瘤、胰腺癌的患者尤为突出，有 50% 的患者营养不良。年龄大的患者营养状况更加不好，有 1/3 的 70 岁以上的老年患者在确诊时就已经营养不良。

营养不良会有哪些"不良影响"？

营养状况直接与治疗效果、术后恢复、感染率、死亡率相关。10%~20% 的癌症患者的死亡是营养不良所致，并不是癌症本身。研究表明，**营养不良的患者在医院的感染率是营养状态正常的患者的 2 倍，住院时间是营养状态正常患者的 1.5 倍，而死亡率更是高达 3 倍，住院费用也高达 3 倍。**

对于癌症患者，**体重下降 6% 就会降低对治疗的敏感度，降低生活质量和生存率。**体重没下降，不代表就没有营养不良的风险。很多实体瘤患者，肿瘤不断增大，看似体重没变，实则身体肌肉组织减少，营养状况下降。

研究表明，就算是体重改变不大且在正常范围内的癌症患者，肌肉减少显著的，手术的并发症也会显著增多。同时，身体承受的化疗药物的毒副作用，也会因为肌肉减少而显著增加，有的药物毒副作用甚至增加到 2 倍。毒副作用大，患者很可能就承受不了有效的治疗剂量，而且还要承受药物带来的更大毒副作用，治疗效果显然是要大打折扣的。科学家在研究了近 8000 名成人实体瘤患者后，发现瘦体组织也就是肌肉组织减少，产生了肌少症的患者，死亡率增加了 44%！

所以说，**保障营养状况可以在相同的疾病状况和治疗条件下，优化治疗效果，减少住院时间，降低感染概率，减少治疗费用。**

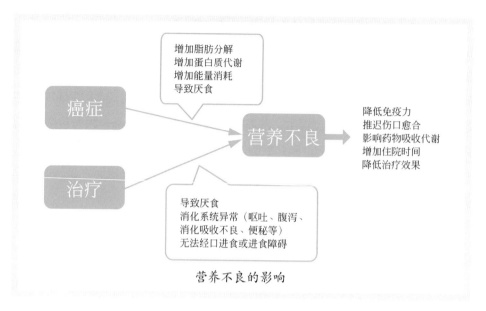

增加脂肪分解
增加蛋白质代谢
增加能量消耗
导致厌食

癌症

治疗

营养不良

降低免疫力
推迟伤口愈合
影响药物吸收代谢
增加住院时间
降低治疗效果

导致厌食
消化系统异常（呕吐、腹泻、消化吸收不良、便秘等）
无法经口进食或进食障碍

营养不良的影响

为什么营养不良在癌症患者中很常见？

癌症是一类代谢性疾病，它使人体代谢异常，增加身体炎症，令人食欲不振，还会加速体内蛋白质的分解，减慢蛋白质的合成；加速脂肪的分解，减少脂肪的合成，使得身体消瘦。同时，癌症的治疗方式尤其是化疗和放疗，也不同程度地加速了蛋白质周转，导致蛋白质流失；而且放疗和化疗副作用会导致一系列消化道异常症状，如恶心、呕吐、腹泻、便秘、吸收不良等，影响患者进食获取营养。

也就是说，**对于癌症患者，无论是疾病本身还是治疗都增加了身体消耗，影响营养的摄入和吸收利用。**

就像一个水缸，日常入水量和出水量基本平衡，水缸里的水就基本保持不变。在癌症治疗期间，就如同水缸的出水口扩大了，不停地漏水，而入水口的水流却不断地变小，成为一滴水的状态，水缸里的水储备就不断被消耗而得不到足够的补给。

癌症患者需要如何保障营养为治疗和康复助力？

首先，我们要破除关于饮食营养的两个误区：一是不吃；二是乱吃。

先说不吃。

有的人觉得，在生病期间多补充营养是在喂养癌细胞。可事实却是我们身体的正常细胞和癌细胞都需要营养。想通过饥饿来饿死癌细胞的，同时也饿死了正常细胞；想要饿死癌细胞而不饿死正常细胞没那么简单：癌细胞比正常细胞更强势，不断繁殖，而正常细胞是有细胞周期的。所以，想通过饥饿来饿死癌细胞，就太小瞧癌细胞了，最后和癌细胞同时被饿死的还有患者本人。

还有人说，给了药物以后就更不能吃，因为药物杀死癌细胞，而营养会帮助修复癌细胞。其实癌症的治疗药物对癌细胞这种快速增长的细胞影响更大，对正常细胞的杀伤力小于癌细胞。一场屠杀后，哪个先长回去哪个赢，给足营养，健康细胞才更容易长好。

所以，想通过单纯的饥饿来治疗癌症是万万不可取的。

再说乱吃。

有的患者和家属四处搜寻各式各样的偏方，或者指望某一种食物是灵丹妙药，吃了就一定会好，这是不可能的。试想如果某一种偏方有用，为什么不公诸于世？世界各国那么多优秀的科学家前赴后继地苦苦研究治疗癌症的方法，这个方子绝对能让发明者一夜成名，受全世界瞩目，坐拥诺贝尔奖。同时，再明码标价商业化，利润绝对碾压各大药企，这样名利双收的大好事，为什么不做而是要躲在民间默默做个"偏方"呢？

目前也没有哪一种单独的食物或者营养素被科学验证是可以治疗或者辅助治疗癌症的。大量吃某一种单一食物，只会造成营养摄入的不均衡，而身体需要的营养素摄入不足，反而加剧营养不良，更不利于整个治疗和康复。更有甚者还因为大量吃某种食物而导致了其他疾病。之前遇到一个患者，家里是做冬虫夏草生意的。他患病后，长期大量吃冬虫夏草，最后因为重金属超标而中毒入院。

无论是否生病，好的饮食基础都是营养丰富且均衡的膳食。不但需要有供给人体所需热量的营养素——蛋白质、脂肪、碳水化合物，还需要维系人体健康的其他营养素，如维生素、矿物质以及植物营养素。生病的时候是在这样的膳食基础上调整，以满足疾病治疗和康复的需要。

破除了误区以后，究竟怎样做才能保障癌症患者的营养呢？

首先，要对营养高度重视，把饮食和保障营养状态放到一个战略高度。在癌症治疗期间，饮食已经不单单是平日的一日三餐果腹之需，满足味觉的欢愉，更是治疗的重要一部分。吃的情况和营养状况的好坏，直接关系到治疗效果、生存率以及康复情况。只有在战略上重视了，我们谈战术（怎么做）才有意义。

其次，如果自己吃不够或者吃不了的时候，就要积极配合医生，及时进行营养评估并开展适合的临床营养干预。营养干预不能等到重度营养不良的时候才进行，那个时候很难纠正营养状况了。要未雨绸缪，等大雨倾盆、屋顶已破的时候，再来修补屋顶，已经来不及了。

最后，不要道听途说，要从可靠信息源获取信息。临床营养学相对于其他学科，是一个新兴学科，还在不断发展完善，同时营养与饮食也是最贴近日常生活的，无论是三姑六婆还是街坊邻居，每个人都能就这个话题说点什么；另外，网络上还充斥着各种祖传偏方、秘方，什么能吃、什么不能吃的建议，常常让患者和家人觉得信息爆炸不知如何是好。真正靠谱的信息，一般是这个领域专业人士的建议和靠谱专业的官方组织的推荐。比如关于这次新型冠状病毒，钟南山院士的分析，肯定比亲戚群里非医学和公共卫生专业的大姨的要靠谱得多；中国疾控中心的建议，肯定是比网上的各种小道消息可信。

所以，作为患者，面对各式各样的饮食建议，不要盲目相信，更多的是静下来想一想：这样的信息和观点是哪里来的；来源是否可靠；结论是怎样推演出来的；是否真正适用于自己的情况，等等。尽可能咨询专业的医生和临床营养师来帮助自己。

在癌症的治疗和康复中，营养应该是我们患者自己能做的最多的一件事了。被确诊癌症，很多患者和家属顿觉天地崩塌，人生失去控制。对于治疗，医生决定手术怎么做，化疗做多少，放疗要不要做。然而，吃，这件事，是患者和家属可以最大限度参与的，可以自己控制的；如果做得好，可以帮助治疗顺利进行、保障治疗效果、助力康复，而且还能降低发生二次癌症和其他并发症及患慢性病的风险。

希望患者在抗癌路上，吃好饭，重营养，保治疗，促康复！

疾病到来，我忽然觉得什么都无法控制，但我还能控制什么样的食物进入我的身体，想办法好好吃饭，让我重新有了一些人生的掌控权。

——一位癌症患者

癌症患者的饮食原则是什么？

本文要点

被确诊癌症以后到底怎么吃呢？基本原则是"营养膳食一二三"：一个中心，两个基础，三个调整。也就是以保障营养状况在治疗和康复中的战略意义为中心，营养全面均衡的膳食和食品安全是基础，根据疾病状态调整营养素的供给量、食物的形态以及营养的供给方式。

被确诊癌症，关于能吃不能吃、多吃少吃的话题从来没有停止过。那癌症患者到底应该怎么吃呢？我把几条基本原则总结为"营养膳食一二三"：一个中心，两个基础，三个调整。

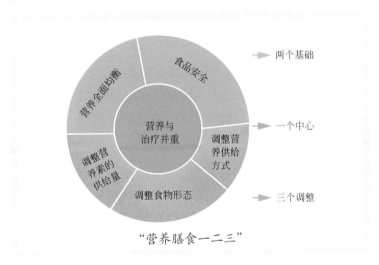

"营养膳食一二三"

一个中心

以保障营养状况在治疗和康复中的战略意义为中心，将饮食摄入同接受放化疗、吃药、手术的重要性等同起来。

两个基础

（1）营养全面均衡的膳食。

（2）保障食品安全。

三个调整

（1）调整营养素的供给量。例如，移植期间、手术后、放化疗期间增加优质蛋白质的摄入量；评估药物和营养素的相互作用、治疗以及手术的影响，按需调整微量营养素摄入。

（2）调整食物的形态。例如，咀嚼困难，可以将食物切碎或做成泥；吞咽困难，可以调整饮品的黏稠度；吃不下固体，可以喝高营养密度的液体等。

（3）调整营养的供给方式。例如，吃不下或不能用嘴吃食物时，考虑肠内营养管饲的方式；消化道功能严重受损或者丧失的时候，则可以通过肠外 / 静脉营养供给。

营养重要性的战略意义在上一篇文章中已经介绍过，在此不再赘述，下面主要对"两个基础"中的"营养全面均衡的膳食"进行详细介绍。

什么是营养全面均衡？

全面的意思是，我们身体需要的各种营养素都要吃到；均衡表示各个营养素的占比要符合身体需要，不是什么好，就猛吃，而是讲究各种营养素的摄入平衡，只靠单一营养素是无法保证身体健康和正常生理功能的。

有哪些营养素呢？

营养素可简单分为宏量营养素和微量营养素。此外还有水。

1. 宏量营养素：主要包括蛋白质、碳水化合物和脂肪，可以为身体提供热量。

（1）蛋白质

蛋白质在人体中参与身体组织的构成，大到肌肉组织，小到细胞；帮助消化食物，消化食物的消化酶就是蛋白质；维持免疫系统的功能，我们熟悉的抗体也是蛋白质。因此，蛋白质在治疗和康复期的意义十分重大。

蛋白质主要存在于肉、蛋、奶、禽、鱼虾水产、大豆及大豆制品（如豆腐、腐竹、豆浆等）中，它们也被称为完全蛋白质，可以独立提供人体所需的所有必需氨基酸，是优质蛋白质来源；另外，平常吃的米、面、杂豆类、坚果、种籽及其他谷物中也含有不少蛋白质，不过绝大部分不属于完全蛋白质，不能独立提供人体所需的所有必需氨基酸；而蔬菜水果中含有的蛋白质的量就非常少了。治疗期间最好保障至少一半的蛋白质来源是完全蛋白质。

（2）碳水化合物

碳水化合物能给人体快速提供能量，还能帮助维系肠道微生态的健康。碳水化合物可以分为能被我们人体消化吸收的一般碳水化合物，以及身体不能消化吸收的膳食纤维。膳食纤维虽不能被人体消化吸收，但能被肠道中的有益细菌利用，帮助维系整个肠道的微生态健康。而肠道微生态的健康对身体的免疫、代谢以及情绪都有积极的影响。

碳水化合物主要来源于平常吃的主食，如米、面、红薯、土豆、玉米、山药等；另外，水果、蔬菜、豆类、奶类中也含有碳水化合物。蔬菜、水果、粗粮、全谷物、豆类和坚果等也是膳食纤维的优质来源。

选择碳水化合物的时候，如果没有特殊的疾病需要，优先选择那些完整的食物（如全谷物、全麦、糙米等），减少精细深加工过的碳水化合物（如白面、白米、甜点、蛋糕、糖等）。

未经过精细深加工的完整的食物营养更丰富，含有更多的维生素、矿物质及膳食纤维；而经过精细深加工的碳水化合物，营养素含量少，并且在身体中会比较快地被消化吸收，易引起血糖的快速大幅度波动，容易使人觉得疲劳，也不利于长期的健康。

（3）脂肪

脂肪一般可以分为不饱和脂肪、饱和脂肪和反式脂肪。

不饱和脂肪主要来源于植物和鱼类等水产品，在常温下呈液体。例如，平时炒菜用的菜籽油、橄榄油、玉米油、深海鱼油等都富含不饱和脂肪；食物中的坚果、种籽，如核桃、杏仁、松子、瓜子、亚麻籽等也富含不饱和脂肪。不饱和脂肪有益于健康，是脂肪的优质来源。

饱和脂肪在常温下是固态，主要来源于动物食品，如猪油、鸡油等。椰子油和牛奶中的大部分脂肪也是饱和脂肪。饱和脂肪吃得过多会升高胆固醇水平，增加心血管疾病和卒中的风险。所以尽量少用高饱和脂肪的油类烹饪，做菜时去除肉类上可见的油脂和禽类的皮，可以帮助减少饱和脂肪的摄入。

反式脂肪主要是用化学方法将不饱和脂肪变为饱和脂肪，起初是为了延长食物存放的时间，防止油脂酸败。然而，大量的科学研究证实，这类脂肪对健康十分不利，会增加身体炎症和心血管疾病的发病率，建议尽量不吃。反式脂肪主要存在于烤制的糕点、饼干、深度加工和油炸的食品中。购买有包装的食物时可以看食物标签，选择没有反式脂肪的食品。

建议在膳食中，尽量选择更健康的不饱和脂肪来替代不太健康的饱和脂肪，拒绝非常不健康的反式脂肪。

2. 微量营养素

相较于蛋白质、碳水化合物和脂肪，我们人体对维生素、矿物质、植物营养素等的需要量较少，在这里简单划分为微量营养素。

维生素、矿物质、植物营养素还有水，虽然不能提供热量，但对日常健康的维系、抵抗疾病、帮助康复是非常重要的。它们参与体内生化反应、维持身体机能正常运转、保障免疫力、帮助伤口愈合和身体组织的修复等。

维生素和矿物质相信大家不陌生。植物营养素，顾名思义，来自植物，也称为植物化学物质，如胡萝卜素、番茄红素、花青素等都属于这一类。植物营养素对健康是十分有益的，越是颜色丰富的蔬菜水果，含有的植物营养素越多。

维生素、矿物质及植物营养素广泛存在于我们日常的食物中，从膳食中就能获得。多种类的食物摄入有助于获得不同的微量营养素。由于癌症本身以及治疗对营养素吸收代谢的影响，一些患者可能会对某些微量营养素的吸收和利用产生问题，进而可能增加这些微量营养素缺乏的风险，这就需要根据疾病和治疗的情况对膳食进行调整，具体内容接下来的章节会展开讲解。

3. 水

水帮助消化食物、吸收营养、维持体温、排除废物等。饮水不足或者由于化疗和放疗的副作用导致的呕吐和腹泻会造成失水过多，严重的脱水还会危及生命。另外，化疗期间很多药物都有毒副作用，增加饮水量，可以帮助毒素排出体外，降低出血性膀胱炎的发生。

营养全面且均衡的一餐长什么样？

食物多样性可以帮助我们全面摄入营养，尤其是把食物吃的色彩丰富如彩虹一般，更有助于多种有益营养素的摄入，那么该如何运用到每日的膳食中来呢？推荐大家每天至少吃 12 种不同的食物，每周至少吃 25 种不同的食物。做菜用的辛香料也可以算是一种食物，如姜、蒜、辣椒等。

营养如何均衡呢？中国营养学会推荐了膳食宝塔和膳食餐盘，可以让大家直观地看到不同的食物类型大概应该吃多少。

膳食宝塔中将不同的食物组由底到顶排列，越往上推荐的摄入量就越少。膳食餐盘是直观的表示，如果把一餐所吃的食物种类都放到一个盘里，它们之间的占比关系一目了然。例如，谷薯类是我们膳食的基础，在宝塔的最下面，在膳食餐盘中占的量超过 1/4。膳食宝塔还推荐了全谷物、杂豆类、薯类的摄入量，它们都是非精细深加工的碳水化合物，这样，一半的主食都来源于比较好的碳水化合物了。蔬菜和水果可以提供丰富的微量营养素和膳食纤维，它们合在一起在每日食物中的占比是最高的，在膳食餐盘中占一半的量。多吃蔬菜水果可以帮助摄入更多的有益健康的营养素。肉、蛋、奶、禽、水产等能提供优质的蛋白质，还有很多微量营养素，在膳食餐盘中占的量略小于 1/4。但在癌症的治疗中，这部分优质蛋白的摄入可能就需要增加到平时的 1.2~2 倍，在膳食餐盘中的占比就会变多一些。

膳食餐盘上还标注了一天一杯奶制品。奶制品是优质蛋白质和钙的良好来源。不过，在治疗期间，不是所有患者都能耐受奶制品，有些患者可能会出现腹胀、腹痛等乳糖不耐受的症状。如果出现这些症状，可以在喝牛奶前吃乳糖酶或者选择舒化奶（乳糖被处理过的牛奶）。对于营养不良的患者，可以把奶制品换成特殊医学用途配方食品的营养奶，同时，我建议在膳食餐盘中增加一杯水。因为在治疗中，喝足够的液体也是很重要的。

有了营养全面且均衡的膳食，我们才能在这个基础上，根据疾病状况、治疗状况和临床状况来进一步调整患者的饮食和营养摄入。

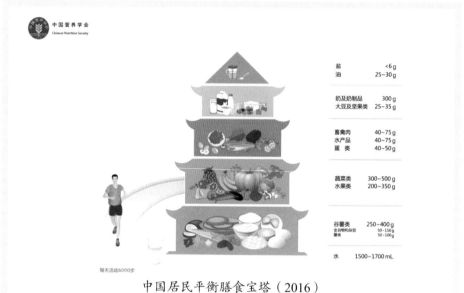

中国居民平衡膳食宝塔（2016）

图片来源：《中国居民膳食指南（2016）》http://dg.cnsoc.org/imgnewslist_0601_3.htm

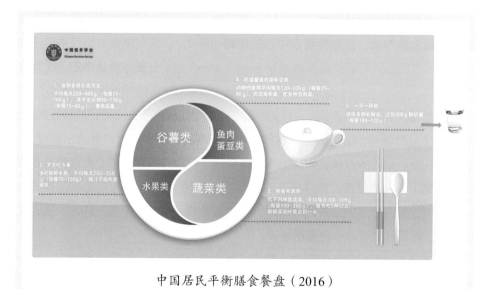

中国居民平衡膳食餐盘（2016）

图片来源：《中国居民膳食指南（2016）》http://dg.cnsoc.org/imgnewslist_0601_3.htm

以下几个问题可以帮助大家自查一天的膳食是否营养全面。

（1）蛋白质有了吗？优质蛋白占到一半了吗？

（2）主食吃什么，全谷物粗粮占到一半了吗？

（3）今天吃蔬菜了吗？

（4）今天吃水果了吗？

（5）是否用健康的油脂来代替不健康的油脂？

最后这首打油诗送给大家，希望大家都能好好吃饭。

> 肉蛋奶禽鱼虾豆，优质蛋白我最棒。
> 主食粗粮占一半，根茎玉米和薯豆。
> 每餐都要有蔬菜，颜色丰富营养佳。
> 水果同样不能少，每天一份要保证。
> 食品安全要注意，干净卫生防感染。

　　我倒是觉得生病以来生活质量得到了前所未有的提升，以前整天忙于工作从不享乐，现在除了化疗，主要工作变成吃喝玩乐，有空就出去旅游走亲访友，也终于有时间陪伴照顾年迈的老母亲，重拾少年时的兴趣爱好开始绘画。疾病让我学会了活在当下，学会了表达自己的意愿，不再忍气吞声，学会了首先爱自己，而不是事事考虑别人而丧失自我。

　　　　　　　　　　　　　　　　　　　——张荫

　　（三阴性乳腺癌远处转移患者，一位抗癌勇士，"菠萝因子"公众号读者留言）

癌症患者需要忌口哪些食物？

本文要点

癌症患者治疗期间，患者往往免疫力低，对于所有患者，真正需要忌口的是食品安全风险高的食品。食品安全风险高的食物主要有 10 类：腌制食品，饮料机贩卖的饮料，无照摊贩售卖的食物，未全熟的肉蛋类，外卖的沙拉、凉菜、寿司、生鱼片、生蚝，外卖的熟食卤味，未经过巴氏杀菌的乳制品、果蔬汁，超市加工过的水果拼盘、鲜切水果，自制的酸奶。除了食品安全外，注意药物和营养素相互作用，阅读药物说明书，遵医嘱。

治疗期间，大家都会交流需要忌口的食物。中国人往往特别在意牛羊肉、公鸡、无鳞鱼、韭菜这些"发物"。但站在营养师的角度，这些都不是真正危险的食物。

癌症的治疗，如常用的放疗、化疗以及骨髓移植，都会对患者的免疫系统造成一定程度的抑制，使得患者的免疫力比没有患病的人要弱。免疫力低，感染的风险就会高。因而在饮食上，需要注意食品安全，以降低可能的感染风险。对于所有癌症患者来说，在治疗期间，真正需要避免的到底是什么呢？是下面这 10 大类食品安全风险高的食品。

腌制食品

上榜理由： 此类食品 [如腌肉 / 鱼、火腿、干巴（腌制牛肉）、香肠、腊肉、烟熏肉等] 本身高盐而且食品安全风险高，不推荐食用；如需食用，必须高温加热做熟，少量食用解馋。醉虾、醉蟹、糟卤很容易滋生细菌，治疗期间不建议食用。

推荐替代： 新鲜肉、鱼、蛋、禽，加工直到熟透。

饮料机贩卖的饮料

上榜理由： 此类饮料由于容器卫生难以保障，安全风险高；这类饮料一般高糖，不利于治疗期间血糖的控制；碳酸饮料喝了以后容易肚子胀，饱腹感强，就吃不下真正有营养的食物了。

推荐替代：饮用水；体重下降需要补充营养者，可饮用口服营养补充液，如特殊医学用途配方食品中的全营养产品或者药字号的肠内营养液。

无照摊贩售卖的食物

上榜理由：食品原材料和加工过程的卫生难以得到保障。

推荐替代：家中自制；到安全卫生的餐厅或食堂等处购买。

未全熟的肉蛋类

上榜理由：没有全熟的牛排、溏心蛋、白切鸡等，容易受到细菌感染，加热至全熟才能杀死绝大部分的有害菌。

推荐替代：将这些食物加工直到熟透。

外卖的沙拉、凉菜

上榜理由：外卖食品原材料和加工过程的卫生无法确认安全清洁，生的食品风险尤其高。

推荐替代：自制，将这些食物加工直到熟透。

寿司、生鱼片、生蚝

上榜理由：这些食物容易受到细菌污染，不宜生食。

推荐替代：不吃寿司，鱼、贝类烹饪加工直到熟透。

外卖的熟食卤味

上榜理由：熟的肉类只能在室温下放置 2 小时，太久就会造成大量的细菌生长，如果不知道加工和储存情况，应该避免。

推荐替代：自制，做好后及时放入冰箱，再次食用时需要彻底加热。

未经过巴氏杀菌的乳制品、果蔬汁

上榜理由：未杀菌的乳制品可能存在有害菌，比如，农场现挤出来的牛奶是没有杀菌的，而巴氏杀菌可以杀死有害菌，降低感染的概率。

推荐替代：经过巴氏杀菌的乳制品、果蔬汁。

超市加工过的水果拼盘、鲜切水果

上榜理由：食品原材料和加工过程不知道是否是安全清洁的，容易受到细菌污染，食品安全风险高。

推荐替代：买带皮的蔬菜水果在家自己洗干净再削皮。

自制的酸奶

上榜理由：自制酸奶不容易控制菌种，容易产生其他有害菌。不推荐在治疗过程中食用自制的酸奶。

推荐替代：购买可靠厂家销售的经过巴氏杀菌的酸奶。

注意用药安全，个体化忌口。

除了在治疗期间忌口食品安全风险高的食物，其他需要癌症患者忌口的食物就是个体化的了。一些药物和营养素会有相互作用，影响药效。例如，服用达沙替尼（Dasatanib）、凡德他尼（Vandetanib）、尼罗替尼（Nilotinib）、伊马替尼（Imatinib）、他莫西芬（Tomaxifen）、长春新碱（Vincristine）等药物的时候，建议不要喝西柚果汁或者大量吃西柚，因为这些药物在身体里发挥作用，需要一个叫 CYP 酶的系统来帮忙，而西柚会影响这个酶，使需要这个酶代谢的药物的药效加强，增加药物毒副作用。另外，巯嘌呤（6MP）服用前 1 小时和服用后 2 小时内不建议吃乳制品，乳制品和药物同食会降低药物的有效性。但也不用过度担心，在整个治疗期间都忌口乳制品，不同时吃也就没有关系了。

　　这些个体化的忌口是来源于药物与营养素之间的相互作用，是有针对性的，无须盲目忌口，大家吃药的时候要注意阅读药物说明书，同药师和医生交流，遵医嘱用药和回避相应的食物。

　　癌症让我成了一个更加有耐心、更加有同情心的人。我现在珍惜每时每刻的生活，珍惜身边的万事万物，尽最大努力每天都学习一些新的东西。

——塔尼亚·梅吉亚（Tania Mejia）

（《纽约时报》专栏，摘自"菠萝因子"）

预防感染买菜做饭要注意什么？

本文要点

要想保障食品安全、降低感染风险，除了避免高风险的食物，还需要在买菜做饭的各个环节注意食品安全，包括购买食材、烹饪准备、烹饪的过程以及食物的存储。

在前面我们介绍了癌症患者在治疗期间该避免的高风险食品，事实上，在食材采购和烹饪过程中，对操作的卫生要求和对细节的把控也很重要，而这一点常常被大家忽视。

下面从食材采购到存储的 4 个环节逐一剖析在家做饭的安全原则。

购买食材

- 购买过程中注意生熟分开。比如购物车里的生肉和果蔬分开各放一边，或者用袋子把生肉单独包装。
- 食材采购结束尽早回家。例如买了生肉、蛋、奶类需要冷藏的食物，应该在 2 小时内放到冰箱里，如果是夏天，尽量不超过 1 小时。
- 注意检查产品有效期，以及食品表面是否有腐败、霉变等。
- 对于骨髓移植期间的患者，如果想生吃水果，推荐吃可以剥皮的种类，如香蕉、橘了等，避免吃不容易彻底清洗的，如草莓、蓝莓等。

烹饪准备

1. 清洗

- 准备食材前先洗手，用肥皂或洗手液清洗手的每一个部位（手指、手掌、手背等），不少于 20 秒（可以唱一曲生日歌，不放心就唱两遍）。
- 鸡蛋、生肉（包括肉、禽、鱼、虾等）上容易附着细菌，处理这些食材后需要认真洗手以后再碰触其他食物。
- 生食蔬果一定要彻底清洗干净。

2. 解冻

- 冰冻食品不能长期放在室温下解冻，安全的解冻方式包括：提前放在冰箱冷藏室；用流动的冷水冲；使用微波炉。

- 解冻以后的食物不能再放回冰箱冷冻，应尽快烹饪。

3. 切菜

- 生熟食材需要使用不同的菜板和刀具，避免交叉污染。

烹饪中

- 要煮熟！尤其是肉、蛋、禽类。做熟可以使烹饪的温度足够高到杀灭大部分细菌。鸡蛋全熟需要蛋清和蛋黄都成固体，肉、禽、鱼、虾类也要做到全熟。

  如果不确定什么才算全熟，可以买一个烹饪温度计，红肉（猪、牛、羊肉）和鱼肉最中心的温度最低达到 71℃，禽肉（鸡、鸭、鹅等）最中心的温度最低达到 82℃。

- 治疗期间，不推荐进行白切鸡、溏心蛋、醉虾、醉蟹等半熟食物的烹饪，同时也不推荐生的肉蛋类作为食物佐料，如寿喜锅的生蛋蘸料。就算是包装标注可生食的鸡蛋，安全起见，在免疫抑制期，中性粒细胞低的时候也建议不要生食。

- 盛放生食材的餐具不要重复用于盛放加工后的菜品，避免交叉污染。盛放过生食材的器具用清洁剂洗干净后才可以放熟的食材。

食物储存

- 食材存放在冰箱里时，需要注意生熟分开。比如蔬果、熟食放在冰箱的上部，而生肉等放在下面，防止生肉的汁水滴到蔬果和熟食上面。在冷冻区里，也需要将即食的雪糕等和生的肉类分开放。

- 冰箱门上的卡槽一般温度高于冰箱内部，不建议将肉、乳制品等容易腐败的食物放在冰箱门的卡槽内。

- 做好的食物，在室温下放置不要超过 2 小时，因为室温条件下容易滋生细菌。吃不完的食物，应尽早放入冰箱，热的食物直接放入冰箱，并不会损害食物或是冰箱，只是多用一点点电。

- 尽量现做现吃。剩的肉菜米饭密封后通常可以冷藏保存 3 天。但是冷藏并不代表没有细菌会生长，在治疗期间，放在冰箱里的饭菜建议不要超过 24 小时；如果实在需要长期保存，可以考虑冷冻，冷冻时间也不要超过 2 个月。
- 冷冻不是万事大吉，冷冻的食物也是有保存期限的（表 1-1）。冷冻不能杀菌，有的细菌喜欢低温，比如李斯特菌也能在低温下缓慢生长。
- 关注冰箱内部温度，冷藏室的适宜温度为 1~4℃，过高容易滋生细菌，过低不利于蔬果保鲜。冷冻室一般为 –18℃。
- 对于牛奶、果汁、酸奶等饮品，未开封前按照包装上的保质日期保存；开封后，如果不能一次喝完，应尽量避免直接对嘴饮用，而是单独倒在杯、碗中，剩余部分储存在密闭容器保存于冰箱，最多放置 3 天。如果已经对嘴饮用，剩余部分应密闭保存于冰箱，并于 24 小时内食用完剩余部分，超过 24 小时以后就不要再吃了。

表 1-1　食物低温存储时间

食物种类	冰箱冷藏储存时间	冰箱冷冻储存时间
新鲜的红肉	3 天	8 个月
新鲜的禽肉（鸡、鸭、鹅等）	1~2 天	6 个月
带壳生鸡蛋	3 周	不适宜
新鲜鱼虾	1~2 天	2~3 个月
牛奶、酸奶	3 天	不适宜

注：如果购买有包装的冷冻肉、禽、鱼、虾类，以包装上的冷冻保存时长为准。

癌症治疗期间饮食的两个基础：营养全面均衡的膳食和保障食品安全，我们都聊过了，你都掌握了吗？接下来的篇幅我们会聊一聊如何根据疾病状况和治疗来调整饮食与营养摄入。

保持乐观，每日坚持做自己喜欢的事！感恩生命中每一份际遇，都是旅程，都有意义！

——王欣兰

（一位抗癌勇士，"菠萝因子"公众号读者留言）

怎么知道有没有营养不良？

本文要点

营养对癌症的治疗十分重要，营养干预不能等到重度营养不良的时候再进行。作为患者，我们可以通过下面这个小问卷，从年龄、疾病类型、身高和体重以及饮食摄入这四个维度来简单评估自己的营养状况，针对不同的营养不良风险，做出及时的干预，以良好的营养状况来保障治疗的顺利进行并助力良好的康复。

营养对癌症的治疗十分重要，贯穿癌症治疗的始终。营养干预不能等到已经重度营养不良的时候才进行，而是应该早发现、早干预，这样才能优化营养状况，保障治疗的顺利进行。

通常，在癌症确诊的时候就应该进行营养筛查，针对有营养不良风险的患者，需要专业的临床营养师／医生做营养评估并给予适合的营养干预。作为患者，我们更清楚自己的身体状况，也能时时关注自己的营养状况，希望大家能对自己的营养状况进行监测，当自己有营养不良风险的时候就及时和医生交流，让自己能及时得到应有的营养支持与干预。

下面这个小问卷帮助大家看看自己的营养状况：

1. 你的年龄是否超过 70 岁？（　　　）

A. 是（1 分）

B. 否（0 分）

举例：老李 65 岁，还不到 70 岁，0 分。

2. 你是否患有如下疾病：头颈癌、肝癌、胃癌、食管癌、胰腺癌、肺癌？（　　　）

A. 有（2 分）

B. 没有（0 分）

举例：老李没有这些疾病，0 分。

3. 你是否还患有下列疾病：糖尿病、肾病、炎性肠病？（　　　）

A. 有（2分）

B. 没有（0分）

举例：老李没有这些疾病，0分。

4. 你的体质指数（BMI）是（　　　）。[计算 BMI 可以用目前的体重（kg）除以身高（m）的平方]

A. 20 < BMI < 35（0分）

B. 18.5 < BMI ≤ 20，或 BMI ≥ 35（1分）

C. BMI ≤ 18.5（2分）

举例：老李体重 73kg，身高 1.75m，他的体质指数（BMI）就等于 23.8（$73 \div 1.75^2$），0分。

5. 你过去 3~6 个月体重变化的情况是（　　　）。计算体重改变：（平常的体重或者 3~6 个月前的体重 – 现在的体重）除以平常的体重或者 3~6 个月前的体重。（注：如果计算出来是负数，则表示体重增加。）

A. 无变化，或者体重下降或升高小于 5%（0分）

B. 体重下降在 5%~10% 之间（1分）

C. 无计划的体重升高大于 10%（1分）

D. 体重下降大于 10%（2分）

举例：老李近两周的时间里体重从 73kg 掉到了 69kg，他的体重变化为 5.5%[（73kg – 69kg）÷ 73kg × 100%]，1分。

6. 你过去一周的进食情况是（　　　）。

A. 进食量是生病前进食量的 50%~75%（1分）

B. 进食量是生病前进食量的 25%~50%（2分）

C. 进食量低于生病前进食量的 25% 或者是无法进食（3分）

举例：老李过去一周进食情况是什么都吃不下，只能喝点水，属于进食量低于生病前进食量的 25% 或者是无法进食，3分。

把上面 6 个题目的所有分数加到一起，就得到总分了。

举例：老李的总分是 0 分 + 0 分 + 0 分 + 0 分 + 1 分 + 3 分 =4 分。属于营养不良风险高，务必看临床营养门诊，如果是住院患者，应该申请营养科会诊。

表 1-2 是营养不良风险自测评分和营养状况。

表 1-2　营养不良风险自测评分和营养状况

总分	营养状况
0 分	目前无营养不良风险，可以一周以后再测一次
1 分	目前营养不良风险低，可以一周以后再测一次
2 分	目前营养不良风险中等，建议咨询专业临床营养师
3 分及以上	目前营养不良风险高，务必看临床营养门诊，如果是住院患者，申请营养科会诊

注：（1）第二题中列举的诊断是营养不良风险高的癌症类型。第三题中列举的疾病是对营养吸收和代谢有显著影响的疾病。对于癌症患者，患有这些疾病进一步增加了营养不良的风险。

（2）这个营养不良风险自测小问卷是我根据已验证的营养筛查工具（PG-SGA, NRS2002, MST, MUST）改编的，并且参考了肥胖对患者病死率影响的文献，目的在于让癌症患者可以自我监测营养不良的风险。这个工具并未临床验证作为医学诊断的标准。

希望这个小问卷能帮助大家更清楚自己的营养状况，在营养不良高风险的时候及时与医生 / 临床营养师沟通，得到专业的医学营养干预，为治疗的顺利进行和更优的康复保驾护航。

我一直都知道自己的人生短暂，所以我才活得这样竭尽全力。

I always knew that I would live a short life, which is why I lived so fiercely.

——本·贝尔斯（Ben Barres）

怎么知道吃的营养够不够？

本文要点

要保障良好的营养状况，吃得充足是基础。判断吃得够不够，主要有 4 个方法：将目前的饮食量和日常饮食量做对比，如果不如平常吃得多，肯定是不够的；估算需要量以及饮食量，看看是否够；关注体重的变化；寻找专业临床营养师帮助评估。

我一直强调良好的营养状况对整个治疗和康复的重要性。要保障良好的营养状况，吃得充足是基础。

我们身体的摄入和消耗就像一个蓄水池的入水和出水。作为成年人，一般身体健康状态下，如果不刻意减重或增重，出水量和入水量是差不多一致的，蓄水池的水位差不多是持平的。患病期间，疾病本身和治疗都会增加身体的消耗，就像是蓄水池的出水量增加了，要想保持蓄水池水位持平，就要增加入水量。也就是说，在生病期间，我们的消耗量增加了，摄入量也需要相应增加，才能保障身体的基础需要。

癌症有不同的种类，不是每一种癌症都会增加人体对热量的需要，但是，几乎所有癌症患者在治疗过程中，蛋白质的需要量都是增加的。不少患者在治疗期间出现食欲不佳，吃的量都达不到平常的量，所以还是要强调注意饮食，最大化每一口食物的营养密度，尤其多吃富含优质蛋白质的食物。

很多患者都会问："我怎么知道自己吃得够不够呢？"

下面给大家介绍几种可以自己操作的方法，来初步判断自己在疾病治疗期间吃的是否充足。

进食量与身体健康时做对比

这个方法是最简单且有效的方法。大家可以回想一下自己未生病时的饮食状况，如果现在生病后吃的变少了，那基本可以判定，现在吃的难以满足身体的需要，就应该增进食欲、优化每一口食物的营养。如果现在生病吃的和原来差不多，那么说明食欲还是不错的，注意多吃含优质蛋白质的食物就好，因为治疗期间，身体比平日需要更多的蛋白质。

进食量和需要量的估算对比

　　临床营养师通常会用这样的方法来初步评估患者的饮食情况，看进食量是否满足需要量。除了可以看饮食的量是不是吃够了；还可以看饮食的质，是否提供不同营养素的食物都吃了。

　　首先是身体的需要量。对于热量，比较准确的方法是通过仪器来测量，临床上使用较多且可靠的是间接能量测量仪，也叫代谢车。这种仪器可以直接测量患者的热量消耗，进而给予相应的补充。正常情况下家庭不会有这个测量仪的，一般就是在医院里对晚期恶性肿瘤、骨髓移植需要完全人工喂养的患者，医务人员才可能使用到这个工具。

　　日常我们使用更多的是经验估算。癌症患者在治疗期间每千克体重需要25~35kcal（1kcal=4.183kJ）^{①}的热量。如果是营养状况不错的患者，每千克体重30kcal就可以了；如果是手术术后或者骨髓移植的患者，则需要高一些，大概每千克体重35kcal。重度营养不良的患者可能需要更高；而肥胖或者治疗期间基本上卧床的患者，需要量就比较低一些，对于成年人，如果是治疗期间体重下降显著而营养不良的患者，一般使用生病前的日常体重来计算。

　　大家在家里，可以简单地用每千克体重30kcal热量来估算。比如一个60kg的患者，治疗期间通常需要不低于1800kcal（60kg×30kcal/kg）的热量。

　　热量的需要量知道了，那蛋白质的需要量又是多少呢？通常，治疗期间，每千克体重一般需要1.2~2g蛋白质。治疗结束后，处于康复期的患者，一般情况下蛋白质的需要量跟健康状态的人差不多，可以用每千克体重0.8~1g蛋白质来估算。也就是说，如果一个患者60kg，每天需要吃的蛋白质，在放化疗等治疗期间大概是90g（60kg×1.5g/kg），骨髓移植期间大概需要120g（60kg×2g/kg），在康复期大概是60g（60kg×1g/kg）。

　　估算了需要量，我们如何估算自己的进食量呢？

方法一：热量和蛋白质计数法

　　记录每次吃的东西，估算有多少热量和蛋白质。相对准确的参考就是《中国食物成分表》（第六版），但是用起来不是那么友好，需要在书里查找每一种食物

---

① kcal：千卡。kJ：千焦。

的营养成分及其含量，进而计算出一天摄入的热量和蛋白质的量。现在方便快捷的办法就是使用一些手机应用程序（APP），直接把食物输入进去就可以查出其大概的热量和蛋白质含量。

每种食物都查是一件比较麻烦的事，不过查几次心里就有谱了。更简单的方法就是只估算优质蛋白质的量。因为在治疗过程中，尤其是我们国家的患者，日常进食蛋白质不足量。我通常会建议患者简单地估算一下优质蛋白质的摄入量，看是否能满足需要量的 60%。也就是说，从肉、蛋、奶、禽、鱼、虾、蟹、贝、大豆和大豆制品中摄入的蛋白质的量是否达到需要量的 60%。例如，患者需要蛋白质的摄入量是 90g，那么 54g 蛋白质来自于这些食物即可。从表 1-3 可知，一般我们所吃的做熟的肉类大概可以提供蛋白质的量是肉的质量的 20%。也就是说，一顿饭吃了 100g 牛肉，差不多是吃了 20g 的蛋白质，那么根据上面的例子，就还需要再吃 34g 的蛋白质才能达到目标量的 60%，也就是达到 54g。这个方法需要估算的食物少，相对可操作性高一些。书后附录列表里有《常见高蛋白质食物列表》可以参考。

表 1-3 列出了常见动物性食物蛋白质的含量。

表 1–3 常见动物性食物蛋白质含量比较（g/100g 可食部）

食物名称	含量	食物名称	含量	食物名称	含量
猪肉（肥瘦）	13.2	鸡	19.3	鲤鱼	17.6
猪肉（肥）	2.4	鸭	15.5	青鱼	20.1
猪肉（瘦）	20.3	鹅	17.9	带鱼	17.7
牛肉（瘦）	20.2	鸡肝	16.6	海鳗	18.8
羊肉（瘦）	20.5	鸭肝	14.5	对虾	18.6
猪肝	19.3	鹅肝	15.2	海蟹	13.8
牛肝	19.8	鸡蛋	12.7	赤贝	13.9
		鸭蛋	12.6	乌贼	15.2
		鸡蛋黄	15.2		
		咸鸭蛋	12.7		

资料来源：《中国居民膳食指南（2016）》。

等食欲正常就可以参考下面讲的第二个方法，慢慢做到饮食的全面且均衡，既保证量也保证了质。

方法二：膳食指南参考法

　　根据自己的体重，估算需要的热量，根据《中国居民膳食指南（2016）》的推荐，可以看出不同热量相应需要吃的不同种类的食物的量（表1-4）。例如体重60kg，治疗期间每天需要的热量为每千克体重30kcal，那么一天所需要的总热量就是1800kcal（60kg x 30kcal/kg）。在表1-4中就可以看到1800kcal所在的这一列，谷物需要大概225g，蔬菜需要400g，水果需要200g，畜肉禽50g，蛋类40g，水产50g等。如果是特别瘦或者特别胖的患者，建议找专业临床营养师来给予膳食指导。

表1-4　不同能量需要水平的平衡膳食模式和食物量 [g/（天·人）]

食物种类	不同能量摄入水平 /kcal										
	1000	1200	1400	1600	1800	2000	2200	2400	2600	2800	3000
谷类	85	100	150	200	225	250	275	300	350	375	400
一全谷物及杂豆	适量				50~150						
一薯类	适量				50~100				125	125	125
蔬菜	200	250	300	300	400	450	450	500	500	500	600
一深色蔬菜					占所有蔬菜的1/2						
水果	150	150	150	200	200	300	300	350	350	400	400
畜禽肉类	15	25	40	40	50	50	75	75	75	100	100
蛋类	20	25	25	40	40	50	50	50	50	50	50
水产品	15	20	40	40	50	50	75	75	75	100	125
乳制品	500	500	350	300	300	300	300	300	300	300	300
大豆	5	15	15	15	15	15	25	25	25	25	25
坚果	—	适量		10	10	10	10	10	10	10	10
烹调油	15~20	20~25			25	25	25	30	30	30	35
食盐	<2	<3	<4	<6	<6	<6	<6	<6	<6	<6	<6

　　资料来源于《中国居民膳食指南（2016）》。

体重和身体成分

　　体重的变化趋势也可以反映吃得够不够。连续吃得不足，就会导致体重减轻。

我通常会推荐患者每周测一次体重，关注自己的体重变化。测的时候，尽量穿相似的衣服，在一天的同一时间，比如早上起床排便后测量。如果体重降低，就一定要引起重视。通常我们的体重会有一定的上下浮动，但是如果下降超过5%，就需要告知医生，进行专业的营养评估和干预。

最希望的还是避免体重下降。如果不能防止体重减轻，那也应该在专业医生和营养师的指导下，进行有效的控制，尽量确保体重不再继续减轻，防止营养状况进一步恶化。

对于体重正常的患者，在治疗期间应尽量维持住体重，而对于体重过轻的恶性肿瘤患者（BMI<18），建议逐渐实现稳步增重，尽量将体质指数控制在健康体重范围的中间值（BMI在20~22），以更好地应对各种癌症治疗。

寻求专业人士的帮助

食欲不佳、饮食量不如平常的患者，有条件的话，可以到医院看临床营养科门诊。专业的临床营养师可以对患者的疾病和饮食状态做一个全面的评估，给出具体的建议。看临床营养师前，建议记录一下自己1~3天的膳食，便于营养师评估膳食情况。

两年前的春天，我被查出宫颈癌二期，后面治疗成果不太好，一个月后复发，直接进入晚期，开始了舒缓治疗。而父亲，在我确诊后的两周，被发现直肠癌三期。我没有放弃，每天用笔记记下自己的医疗历程，如每日吃了什么药物，有什么样的副作用，是否起效，今天又做了什么治疗，化疗、放疗、免疫治疗轮番来，磁共振、彩超、放射线等，是否水肿、发烧、癌痛等。每天睁开眼睛的第一件事，想到活着真好，我又从老天那里获得多一天时间。

——Emily Xu（"菠萝因子"公众号读者留言）

放疗期间怎么吃?

本文要点

　　营养不良会导致放疗的精准度和耐受性下降，不利于治疗的顺利进行。放疗期间良好的饮食和营养状态是保障治疗和康复的基础。参考前面章节介绍的癌症患者的膳食基础上做出相应调整，提供质地软润易吞咽、高营养密度的饮食，保障饮水、预防脱水。根据放疗的部位和产生的不同副作用尝试不同的应对措施。积极地和专业的医务人员沟通，采取必要的营养干预手段。

　　放疗是目前在癌症治疗中应用十分广泛且有效的疗法。放疗是通过高能射线损伤癌细胞来治疗癌症，但放疗并不是只损伤癌细胞，也会损伤到正常的细胞和组织，所以放疗在治疗癌症的同时，也不可避免地带来一些副作用，会影响到患者的正常饮食以及营养素的消化和吸收。再加上癌症本身就会改变身体的代谢，在放疗期间，患者的营养状况也会不同程度的恶化。研究报道，头颈癌患者在放疗开始前大概有 24% 的人营养不良，放疗后，营养不良者增加 44%~88%，其中重度营养不良发生率高达 20%~40%。

　　营养不良会导致放疗的精准度和耐受性下降，不利于治疗的顺利进行。放疗需要使用个体化的体位固定模具以保证放疗的精准度。如果患者体重下降显著，很可能这个模具就不再适合，标记的治疗位点就不再准确，进而影响到放疗的精准度。而且很多时候，癌症都是综合疗法，比如先放疗，使肿瘤缩小一些、边界更清晰以后，再采取手术切除。如果放疗期间营养状况差，手术前已经营养不良的患者，术后伤口不易愈合，而且感染等并发症的发生率也会升高，不利于术后康复。

　　所以，放疗期间保障营养十分重要。

如何保障放疗期间的营养状况呢？

　　首先，要积极关注营养状态。明确营养状况的好坏关系到治疗的顺利进行和康复，不容忽视。不能认为营养不良就是治疗的常态，体重下降、身体消瘦、吃不下是治疗本该就有的，而是应该积极地采取措施并和医护人员沟通，选择适合自己的营养干预方法。

其次，在放疗期间的饮食可以注意以下三点：

1. 调整饮食，优化膳食营养密度

放疗期间的饮食可以参考《营养不良会增加癌症患者的死亡率吗？》一文中提到的癌症患者的基础膳食。在这个基础膳食上做如下调整：

- 食物的质地可以选择容易咀嚼吞咽的泥状食物以及营养丰富的流质食物（如营养糊糊）。书后也有一些食谱可以参考。

- 保障优质蛋白质的供应。放疗期间，身体对蛋白质的需要量大概是未生病时的 1.5 倍。放疗期间可以多食用富含优质蛋白质且易消化的食物，如水蒸蛋、豆腐、蒸鱼、乳制品 [①] 等。膳食中蛋白质吃不够的时候，可以使用乳清蛋白粉来增加蛋白质的摄入。

- 保障蔬菜水果的供应。不能因为担心治疗期间的感染，担心食品安全就减少或者不吃蔬菜水果。食品安全很重要，可以参考前文做好防控。蔬菜水果富含维生素、矿物质、植物营养素等，这些营养素十分重要，参与身体重要的生理活动，对抵抗癌症、修复受损的细胞必不可少。放疗期间，对咀嚼和吞咽蔬菜水果有困难的患者，可以把蔬菜水果榨汁或者做成果蔬泥。

- 保障饮水、预防脱水。放疗期间容易产生脱水，充足的液体摄入也是正常生理活动的基础。放疗期间小口多次饮水或者其他液体有助于缓解口干的状况。推荐的液体有自制鲜榨的果蔬汁、油脂低的汤、奶 [①] 和豆浆；如果体重下降、营养不良的患者，可以喝特殊医学用途配方食品的全营养液。

- 忌烟酒。抽烟喝酒会加重口腔不适的症状，而且烟酒都是已经明确的致癌物，所以癌症患者应该忌烟酒。

---

① 如果生病前吃乳制品／喝奶会腹胀腹泻，很可能是乳糖不耐受；另外，腹部的放疗也容易导致乳糖不耐受。可以选择不吃乳制品，如果想吃的话，可以使用乳糖酶或者是处理过不含乳糖的乳制品，如舒化奶等。大部分给成人使用的特殊医学用途配方食品的全营养配方都是无乳糖的，可以选择来替代乳制品。

2. 应对放疗引起的饮食营养相关的副作用

对于放疗期间的饮食营养管理，更多的是对放疗引起的副作用的预防和处理。放疗对饮食和营养状态的影响主要取决于放疗的部位。不同部位的放疗，引起的副作用不同。表 1-5 列举了不同类型的癌症和放疗部位**可能带来**的与营养摄入相关的副作用。这些副作用并不是每个患者都会出现，也不局限于这些，只是这些副作用发生的频率高一些。针对不同的副作用，可以参考接下来的篇章中针对每种常见副作用的处理方式，尝试适合自己的应对方法。

表 1-5　不同癌症类型放疗部位与长短期副作用

癌症类型	放疗部位	短期副作用	长期副作用（症状在治疗结束后 90 天依然存在）
脑癌	头部	食欲减退 恶心、呕吐 吞咽障碍 疲乏	头痛 吞咽障碍 疲乏
口腔癌、鼻咽癌、甲状腺癌	头颈部	食欲减退、味觉或嗅觉改变 口干、唾液变稠 口腔黏膜炎、食管炎 咀嚼、吞咽障碍 疲乏	味觉或嗅觉改变 蛀牙 下颚僵硬，咀嚼困难
乳腺癌、肺癌、食管癌	胸部	食欲减退 吞咽障碍 食管炎、胃黏膜炎 疲乏	食管狭窄 胸痛 肺部炎症
胃癌、肝癌、胰腺癌、胆囊癌、肾癌	腹部	食欲减退 恶心、呕吐 胃部不适、胃黏膜炎 肠炎 乳糖不耐受 营养素吸收不良 腹泻 疲乏	腹泻
结直肠癌	下腹部	腹泻 乳糖不耐受 食欲减退 恶心、呕吐 营养素吸收不良 疲乏	腹泻

续表

癌症类型	放疗部位	短期副作用	长期副作用（症状在治疗结束后 90 天依然存在）
前列腺癌、膀胱癌、卵巢癌、宫颈癌、子宫癌	骨盆部	腹泻 便秘 营养素吸收不良	腹泻 尿血

3. 积极地和专业的医务人员沟通，采取必要的营养支持手段

如果自主饮食困难，不能满足治疗期间的营养需要，可以考虑营养干预。首先可以使用特殊医学用途配方食品或者药字号的肠内营养液作为口服营养补充，如果还是吃不够，就需要通过管饲的方式将营养液打到身体里，给身体提供营养。对于重度营养不良的患者，尤其是治疗对营养状态影响巨大的患者，例如重度营养不良的三、四期的头颈癌患者，可以请医生和临床营养师在放疗前，针对患者的个体情况进行评估，考虑放疗前进行胃造瘘，这样在治疗期间就可以通过胃造瘘提供营养，保障患者的营养状况，进而保障治疗的顺利进行和良好的康复。

在这条路上，我们拥抱所有，包括忧伤恐惧，包括幸福快乐，包括平静安宁……

——吴军

（前细支气管肺泡癌患者，"菠萝因子"公众号读者留言）

化疗期间怎么吃?

本文要点

化疗期间抵抗力下降,营养需要量上升,治疗还会带来一系列消化道不适的症状,影响饮食和营养状况。化疗期间的饮食需要注意食品安全;保障营养摄入,增加高蛋白质的食物;不同的化疗药物可能会带来不同的副作用,针对不同的副作用尝试不同的应对方法。

化疗是目前大部分癌症患者都会使用到的治疗方式。化疗药物通过影响细胞的分裂和增长米抑制癌细胞,但同时也会影响正常的细胞,尤其是快速生长的细胞,如消化道黏膜细胞以及毛囊细胞,这也就是为什么在化疗期间,很多患者都经历了掉发和一系列消化道症状,如胃痛、腹泻等。同时,不少化疗药物也会产生骨髓抑制作用,导致白细胞、中性粒细胞等减少,所以在化疗期间,抵抗力不如未生病的时候,感染风险升高,食品安全就是非常重要的了。

化疗期间的饮食需要注意以下三点:

(1)注意食品安全:保障食品安全,降低感染风险十分重要。在《癌症患者需要忌口哪些食物?》和《预防感染买菜做饭要注意什么?》中有详细的分享。

(2)保障营养摄入:治疗期间蛋白质的需要量比平时高,是平时的 1.5~2 倍,建议多吃富含蛋白质的食物。可以参考《如何让每一口都吃好?》里分享的一些方法来增加每一口食物的营养密度,增加蛋白质的摄入量。

(3)应对治疗期间的副作用:化疗药物可能带来的副作用,如恶心、呕吐、腹泻、便秘、食欲差等问题,后面都有单独讨论,将详细给出可尝试的具体应对方法。

表 1-6 列举了常见的化疗药物可能带来的影响营养和饮食摄入的副作用。这些副作用只是可能出现的问题,每个人的感受不同,不必有心理暗示,只需知道出现这些问题可能是药物所致。需要注意的是,药物对电解质的影响,有的降低、有的升高,一般程度可以通过饮食调整,但如果升高或降低显著就需要医生给予

电解质矫正了。书后附录中有食物中钾和镁的含量列表供参考。

表1-6　不同化疗药物容易产生的副作用以及对电解质和营养素的影响

药物	易产生的副作用	对电解质和营养素的影响
氟尿嘧啶 （5-FU）	恶心、呕吐、腹泻、口腔黏膜炎	—
卡培他滨 （Capecitabine）	恶心、呕吐、腹泻	—
顺铂 （Cisplatin）	恶心、呕吐、腹泻、味觉改变	降低钾、镁、锌
卡铂 （Carboplatin）	恶心、呕吐、周围神经损伤（手足神经麻木、灼热、刺痛）	—
奥沙利铂 （Oxaliplatin）	恶心、呕吐、腹泻	—
多西他赛 （Docetaxel）	恶心、呕吐、腹泻、口腔黏膜炎	—
甲基苄肼 （Procarbazine）	恶心、呕吐、便秘、腹泻、口腔黏膜炎	降低钾、钙、磷 注意：服药期间以及停药后的2周之内不要吃富含酪胺的食物，容易使血压过度升高（食物举例见此表后文）
甲氨蝶呤 （Methotrexate）	恶心、呕吐、腹泻、味觉改变、厌食、口腔黏膜炎	降低维生素 B_{12}、叶酸
长春新碱 （Vincristine）	便秘、口腔黏膜炎、厌食	—
培美曲赛 （Λlimta/pemetrexed）	恶心、呕吐、厌食	—
伊立替康 （Irinotecan）	恶心、呕吐、腹泻、厌食	—
长春瑞滨 Vinorelbine	恶心、呕吐、腹泻、便秘、口腔黏膜炎	—
吉西他滨 （Gemcitabine）	腹泻、口腔黏膜炎	—
依托泊苷 （Etoposide）	厌食、腹泻、口腔黏膜炎	—
多柔比星/阿霉素 （Doxorubicin）	恶心、呕吐、腹泻、口腔黏膜炎、尿液呈橘红色	—
巯嘌呤 （Mercaptopurine/ 6MP）	恶心、呕吐、腹泻、口腔黏膜炎	注意服药前1小时和服药后2小时内不要吃乳制品

续表

药物	易产生的副作用	对电解质和营养素的影响
门冬酰胺酶 （Asparaginase）	恶心、呕吐、厌食、口腔黏膜炎、血糖上升	—
白消安 (Busulfan)	恶心、呕吐、腹泻、血糖上升	降低钾、镁
伊马替尼 (Imatinib)	恶心、呕吐、腹泻、厌食	—
放线菌素 (Dactinomycin)	恶心、呕吐、腹泻、口腔黏膜炎、口干、味觉改变	—

高酪胺的食物：

- 发酵食品和调料：奶酪、豆瓣酱、臭豆腐、酱油、味噌、照烧酱及酵母发酵的面包、馒头等；
- 腌制食物：腌鱼、腌肉、香肠、干巴、熏肉、泡菜等；
- 动物肝脏；
- 荷兰豆、蚕豆、利马豆（lima beans）、小扁豆（lentils）；
- 成熟过度的香蕉和牛油果，以及果干（如葡萄干、西梅干）；
- 酒以及含咖啡因的饮品和食品（咖啡、可乐、茶、巧克力）。

表 1-6 只列出了部分化疗药物，如果想查询更多药物的副作用和对电解质、营养素的影响，注意阅读药物的说明书，同时积极与医生和药师沟通。OncoLink 和 Cancer Research UK 都有提供不同抗癌药物的详细信息，可以参考 https://www.oncolink.org/cancer-treatment/oncolink-rx 或者 https://www.cancerresearchuk.org/about-cancer/cancer-in-general/treatment/cancer-drugs/drugs。

希望是人类最强大的情感之一，最近我一直被它充满，而且越来越强烈。如果我这重新燃起的希望，还有它所带来的美妙结果，会让我争取到更多的时间来等待免疫骑兵的到来，它或许就可以拯救我的生命。

——汤姆·马西里耶（Tom Marsilje）

移植期间怎么吃？

本文要点

造血干细胞移植对患者身体的影响是十分巨大的。每一个需要骨髓移植的患者，基本上都存在营养不良的问题。患者营养状况也直接关系到移植的治疗效果以及生存率。移植前后的营养都十分重要。移植前需要纠正营养不良，最好能寻求专业人士的帮助。移植之后，饮食需要保障食品安全，降低感染风险；同时补充充足的热量，增加高蛋白质的食物；积极和医生沟通，恰当应用肠内肠外营养支持；合理使用膳食补充剂。长期的营养健康也不容小觑，铁过量、骨质流失以及长期代谢性疾病都是需要关注的问题。

对于成人癌症患者，造血干细胞移植主要是针对白血病、淋巴癌、多发性骨髓瘤的一种重要的治疗手段。大家常听说的骨髓移植就是造血干细胞移植中的一种，也是使用最多的一种，另外两种是外周血造血干细胞移植和脐带血移植。

造血干细胞移植对患者身体的影响是巨大的。在移植前，患者通常需要接受高剂量的化疗、全身放疗等治疗。治疗带来的副作用会引起呕吐、食欲低下、黏膜炎等症状，严重影响饮食摄入进而恶化营养状况。而移植之后也可能出现移植物抗宿主病，皮肤、黏膜、肠道等受损，容易出现口腔黏膜炎、严重腹泻等症状，进一步恶化患者的营养状况。所以，营养不良在移植患者中非常普遍，而患者的营养状况又直接关系到移植的治疗效果以及生存率。所以，务必要重视移植前后的营养。

在我曾经工作的美国的医院，没有专业临床营养师对患者进行营养评估并按需给予营养干预，是不可以进行移植的。临床营养在中国的发展还没有很成熟，希望患者们能意识到营养的重要性，争取到医院专业的临床营养资源，如果医院目前还没有的话，希望本书里的建议能对患者有所帮助。

移植前

评估营养状态，改善营养不良。

如果移植前就已经有营养不良，例如体重下降或者饮食不足平日 3/4 的患者，就应该积极进行营养干预。可以先通过增加膳食的营养密度，或者使用口服营养补充剂（肠内营养液或者特殊医学用途配方食品）来补充营养；如果口服还是不足的话，应该积极考虑管饲营养支持。只有把移植前的营养状况优化了，移植的效果才有保障。研究报道，移植前营养不良患者的植入时间更长，是营养状况良好患者的 1.25 倍，并且住院时间也延长，是营养状况良好患者的 1.4 倍。建议有条件的患者在确定需要造血干细胞移植治疗时就去看专业的临床营养门诊或者请临床营养科会诊。

移植期间到植入后的 3~6 个月

移植期间的营养干预是非常个体化的，每个患者的情况不同，专业的临床营养师会根据患者的状况进行调整。从普遍适用的角度考虑，这里主要给大家分享重要的五点建议。

1. 保障食品安全，预防感染

移植期间，免疫被抑制，非常容易发生感染，保障食品安全尤为重要。从购买食材、保存、烹饪、食用都须注意食品安全。

以往，移植期间医务人员会推荐严格的低中性粒细胞饮食，也被称作无菌餐，要求高压、高温烹饪，忌口所有生的蔬菜水果等。越来越多的研究表明，严格的低中性粒细胞饮食与仅遵守食品安全指南相比，在降低感染风险方面并没有优势，反而不利于患者的食欲和营养的摄入，并且增加家属和护理人员的负担。

因此，现在越来越多的移植中心会推荐遵守食品安全指南而不需要严格执行低中性粒细胞饮食。

患者需要遵守的食品安全指南包括把食物烹饪至全熟、蔬果洗干净剥皮食用即可（不容易洗干净的水果不建议生吃，如草莓、桑葚等），详细的内容可以看本书关于食品安全的篇章《癌症患者需要忌口哪些食物？》《预防感染买菜做饭要注意什么？》。这样的严格食品安全饮食需要持续 3~6 个月，一般自体移植是 3 个月，异体移植是直到抗排异的免疫抑制药物显著降低剂量或者停药。

考虑到我们国家实际情况和各个医院的不同情况，对于移植后如何操作保障食品安全，请遵医嘱。

2. 保障充足的热量和蛋白质

移植期间，身体所需要的热量高于平时，一直到植入以后才恢复到日常的需要。蛋白质的需要量是显著上升的，至少达到平日需要量的 2 倍，一般推荐每千克体重 1.5~2g 蛋白质，一直持续到移植后 3 个月。所以，在膳食方面，推荐高热量、高蛋白质的饮食。可以参考本书中如何通过吃来增加膳食热量和蛋白质部分《如何让每一口都吃好？》。

3. 积极和医生沟通，恰当使用营养支持

由于移植准备期间通常会使用高剂量的化疗药物，常常会引起严重的胃肠反应，产生严重的呕吐、腹泻等症状。等到移植物植入以后，可能会出现移植物抗宿主病（graft versus-host disease，GVHD），也就是移植进入体内的外源细胞攻击自身的细胞，最容易受到影响的是皮肤、肠道、肝脏，患者容易出现的症状是恶心、呕吐、严重的腹泻、皮疹等。如果消化道症状非常严重，口服膳食或者是肠内营养可能就无法耐受，肠外营养就可以用来供给营养，等到水样腹泻的量小于每天 500mL，再重新开始肠内营养或者口服膳食。

膳食可以先从流质饮食开始，先尝试低膳食纤维、无乳糖、低脂肪的膳食，如米汤、清粥、水豆花（嫩豆腐花）、蛋花汤等。但注意，米汤、清粥等食物基本没什么蛋白质，不利于移植后营养的补充，所以，对于本身营养状况不佳的患者，推荐使用商业成品中低长链脂肪、水解肽类的特殊医学用途配方食品。身体耐受后，消化道不适渐渐减轻，就可以加入更多的固体食物，但也要先选择低膳食纤维、无乳糖、低脂的固体膳食，等身体逐步恢复，再慢慢增加食物多样性。

4. 注意选择合适的膳食补充剂

- 多种维生素矿物质

由于移植期间的饮食限制比较多，尤其是蔬菜水果经过反复高温高压消毒杀

菌，食物中维生素的流失显著，而且患者食欲也不佳，微量营养素缺乏的风险增加。在这种情况下，一般会推荐患者使用不含铁的多种维生素矿物质补充剂来帮助补充这个阶段的身体所需。选择产品的时候有以下几点注意：

（1）正规厂家生产的靠谱产品。对于国产产品，最好选择经国家相关监管单位批准的注册或备案产品（产品包装上有保健食品"蓝帽子"标识或者是非处方药 OTC）。

（2）不含铁。移植期间患者由于大量输血或红细胞，容易产生铁过量；除非医生明确指出需要补充铁，否则不使用任何补铁的制剂。如果买不到无铁的多种维生素矿物质补充剂，可以选择复合维生素补充剂。

（3）各个营养素的剂量最好不要超过膳食推荐剂量（见书后附录），尤其是维生素 A、叶酸，以及各种矿物质，除非某种营养素缺乏，再额外按需补充。

- 维生素 D

研究表明，造血干细胞移植的患者中很多都存在维生素 D 缺乏，而维生素 D 缺乏可能影响治疗效果和生存率。所以在移植期间建议监测血清 25- 羟维生素 D，来评估是否需要给予高剂量的维生素 D 补充剂。

如果维生素 D 不足（血清 25- 羟维生素 D 低于 30ng/mL，即 75 nmol/L），需要比较高的剂量，例如每天 2000~5000 单位[①]（即 50~125μg），持续 6~8 周，再监测，如果血清 25- 羟维生素 D 正常了，不再缺乏维生素 D 了，可以每天继续补充 1000 单位的维生素 D 来维持。如果没有条件监测血清 25- 羟维生素 D，也可以在移植期间每天补充 1000 单位的维生素 D，优先选择维生素 D_3 补充剂。如果血清 25- 羟维生素 D 高于 50ng/mL，即 125 nmol/L，就不应该补充维生素 D 了。

- 锌

移植期间如果出现严重腹泻，尤其是大量水样便，很容易导致锌的缺乏。如果大量的水样便腹泻持续 3 天，可以选择补充锌，剂量为每天每 100mL 腹泻量补充 1mg 锌（例如水样腹泻 800mL，则锌补充剂的剂量为每天 8mg），持续 2 周。如果同时使用复合维生素矿物质补充剂，注意一起计算在内，这里的剂量是一天的总剂量。切不可在没有专业医生和临床营养师的指导下自己长时间补充高剂量的锌，过量补充锌会导致铜的缺乏。

---

① 单位，即指国际单位（international unit，IU），1IU=0.025μg（微克）。

5. 免疫抑制药物对电解质的影响

免疫抑制药物可能会导致血钾和血镁过高或者过低，例如环孢素（Cyclosporine）、他克莫司（Tacrolimus）。如果异常程度不高，可以通过饮食进行调整，如果血钾、血镁显著升高或降低就需要医生给予矫正的措施了。书后附录有含钾和含镁食物的介绍供参考。

移植的长期影响与营养管理

1. 铁过量

移植的患者在移植过后可能较长的一段时间里都存在铁过量的问题，所以含铁的补充剂是需要避免的，除非医生有明确的推荐。

2. 骨质流失

研究报道，造血干细胞移植的患者一年以后有一半都有骨质疏松的问题。移植的患者注意维生素 D 和钙是否缺乏，按需补充。关于维生素 D 的问题上文已讲过。钙没有灵敏的监测指标，血钙水平并不能反映钙是否缺乏。一般在临床上我们推荐移植的患者一天补充 1000~1500mg 的钙，分 2~3 次服用，每次补充 500mg 的钙，注意不要一次服用超过 500mg，不利于钙的吸收。钙补充剂持续到移植后 3 个月再根据膳食情况来调整钙补充剂的量。

3. 代谢性疾病

移植患者容易出现血脂异常、高血糖、高血压等代谢性疾病。健康的饮食以及规律运动可以帮助预防这些代谢性疾病的发生。关于饮食和运动可以参考后文中治疗结束以后饮食和运动的建议。

在死神面前无所畏惧，那不是与生俱来的，是因为有爱，有牵挂！绝症不可怕，绝望才是末路……

——会群芳

（"健康不是闹着玩"公众号读者留言）

术后大补如何防坑？

本文要点

手术期间的饮食和营养很重要，也存在不少误区：术后才考虑营养，术后盲目忌口，术后只喝汤，依赖名贵补品，过度使用营养针。

手术是癌症治疗中的重要手段，术后大补更是传统饮食文化中不可或缺的理念。所以我总会被问道："患者在手术之后，该吃点什么补身体呢？"事实上，重视术后营养固然重要，但也有不少"大坑"要小心。

术后才考虑营养

我被问到手术营养问题的时候，患者的手术通常已经做完了。其实术前营养更为重要。要想康复好，术前没做好，术后再怎么补也是心有余而力不足。试想：手术前，身体就处于营养不良的状况，养料都供给不足，那么做完手术，哪还有养料来修复身体呢？所以，术前纠正营养不良其实就是预康复，为术后的身体恢复奠定基础。

大量的研究表明，术前营养不良是增加癌症手术术后并发症、延迟伤口愈合、增加术后感染的风险、增加住院时间和住院费用，以及病死率升高的独立影响因素。所以，不能只在术后才开始考虑营养，术前就要重视营养。

术后盲目忌口

做手术后，很多患者耳边都充斥着各种各样发物的忌口经验分享，禽肉、畜肉、鱼虾、蛋奶都被冠上"发物"的名号，通通是需要忌口的食物。然而，这其实并不利于术后伤口的恢复。这些所谓的发物都是优质蛋白质含量高的食物。手术过后，身体细胞组织损伤，蛋白质是构成身体细胞组织的砖块，是伤口修复不可缺少的原料，砖块不够，修补身体这栋大楼也就无从谈起。另外，蛋白质还是身体对抗感染这场战役中的士兵。术后感染风险升高，敌人变强了，不增援士兵，怎么能打胜仗呢？再者，癌症本身就会加速我们体内蛋白质的分解，降低合成。所以，内忧外患之时，更要增兵强将。

没有任何临床证据表明盲目忌口发物可以帮助术后康复，相反，大量的事实证明盲目忌口只会让患者营养不良，既不利于术后修复，也不利于癌症本身的治疗。

所以，盲目忌口不可取，所有需要忌口的食物，都应该是有理有据的。例如，一个患者没生病前就对鱼虾过敏，一吃全身湿疹，那么术后他忌口鱼虾，才是有理有据的。如果术前吃鱼虾啥问题都没有，何必术后克扣这个提供优质蛋白质的好食材呢？就不要去凑这个"忌口"的热闹了。

术后只喝汤

在传统的饮食文化中，汤经过精心的熬制，包含了各种食材的精华，成了大补神器。我常常看到家属们给术后的患者熬制各种汤，鱼汤、鸡汤、骨头汤，轮番上阵，还特意嘱咐，"汤一定要喝完，精华都在汤里"。患者常常都喝得肚子饱饱的。然而事实却是，这些汤里的"精华"，并不是术后身体修复所需要的"精华"。那么，术后身体修复需要的"精华"是什么呢？

手术过后，身体需要把这些切开的组织修复好，这个过程需要多种营养素的参与，就像盖房子，钢筋、混凝土、砖块都得备齐。在多种营养素中，最不可或缺的就是蛋白质、维生素和矿物质。然而汤里的营养成分很有限，除了大量的水以外，就是一些脂肪，非常少量的蛋白质，基本没有维生素，矿物质也极少。大量的研究表明，缺乏蛋白质、维生素 A、维生素 C 以及锌，伤口都是没法很好愈合的。并且，喝汤把肚子填饱了，反而吃不下富含蛋白质、维生素和矿物质的食物。修复伤口的原料都保障不了，伤口怎么能长好呢？

所以，术后只喝汤不吃肉是非常低效的"大补"手段，无法让身体获得必需的营养素以及能帮助术后身体康复的有益营养素。不是就有月子期间，妈妈喝月子汤，爸爸吃肉，最后爸爸们都吃得体态圆润、"胖"若两人吗？

依赖名贵补品

各种名贵补品，如人参、灵芝、冬虫夏草，只要家里买得起，就不能亏了患者。然而，贵的就是好的吗？手术期间花大价钱买的这些名贵补品并不能帮助患者术后康复。

这些补品价格昂贵，性价比低，如果一味地吃这些补品，影响了正常饮食，反而加重营养不良。更重要的是，有的补品对手术顺利进行还可能有不利的影响。比如人参、灵芝、冬虫夏草都有一定程度的抗凝血作用，手术前吃可能会增加手术失血的风险。尤其是人参，已经有明确的临床建议是术前至少一周不要吃人参。另外，人参和冬虫夏草对血糖的控制有一定影响，手术期间随意吃人参和冬虫夏草，会增加低血糖的风险。低血糖对于手术是很危险的。大家可能都听说过，血糖高一点，只要不是酮症酸中毒，是不会立即有生命危险的，但是，低血糖却是立即可以要人命的。经历手术，患者本身就像在闯关，为什么还要给身体增加这个打怪的难度呢？

所以，千万不要迷信名贵的补品，不要在帮助患者手术恢复的路上捡了芝麻丢了西瓜。好好吃饭，从日常的食物中获取营养来滋养身体，这些营养才是保障身体机能的基础，不但对手术治疗和康复友好，也对钱包友好。

过度使用营养针

癌症患者治疗期间，难免不想吃东西，再加上手术后，医生可能使用营养针/肠外营养。有的患者想，既然打了营养针，营养就有保障了，也就不用再吃东西了。营养针是不得已的选择，并不是首选。如果术后并发症无法吃东西且无法通过胃肠道给予营养才需要使用营养针。打营养针期间也需要定时评估，只要消化道功能有所恢复，就要尽可能地开始使用消化道，这样才有助于整个身体功能的恢复。记住：消化道是"用进退废"的，更何况消化道还是人体最重要的免疫器官之一。所以，千万不要以为打了营养针就万事大吉了，不断努力恢复正常饮食才是我们的目标。

澄清了这些误区，我们下面来看看如何吃得明智以便更好帮助手术准备和术后康复。

癌症会迫使你改变生活中大大小小的事儿。其实这些都没关系，只要你能专注于人生中的最重要的东西。和你的家人、朋友们在一起，互相关心，充满感激地过好每一天。

——汤姆·马西里耶（Tom Marsilje）

手术期间怎么吃？

本文要点

手术期间如何补充营养助力康复？术前需要戒烟戒酒，评估营养状态，检查并纠正贫血，做好术前一天的饮食，遵医嘱禁食禁饮。术后注重早期口腔运动和肢体运动，循序渐进地增进饮食，根据具体的手术类型的情况进行长期的饮食调整和营养补充。

只要说到做手术，大家都有一致的心愿，就是能顺利完成手术并且快速康复。我们今天就来说说，作为患者和家属，在手术期间我们到底如何配合医生，如何管住嘴、吃好饭，来更好地帮助手术的顺利进行并且实现快速康复呢？

手术前 1~4 周

1. 术前 1 个月戒烟酒

烟酒是明确的致癌物质，得了癌症做手术还不戒的话，还会对治疗不利。术前 1 个月戒烟戒酒，利于减少手术出血、降低术后并发症的发生率和病死率。

2. 评估术前营养状况

术前营养状况的好坏直接关系到手术的顺利进行和术后康复。改善术前营养状况可以显著降低术后并发症的发生率，例如术后感染率，还能缩短术后住院时间，降低治疗费用，并且也利于癌症患者的长期生活质量。

特别推荐所有需要手术的癌症患者，尽早地要求营养科会诊，或者去看临床营养门诊，对自己术前的营养状况做一个全面评估，按需进行适合的营养干预。如果没有条件尽早看专业营养师的患者，可以使用前面文章中提到的营养状况自测问卷来简单评估自己的营养状况，如果评估是：

0 分，即没有营养不良风险的患者，正常饮食即可（可以回顾前面的癌症患者的基础膳食），好好吃饭，配合医生的要求准备手术即可。

1 分，就需要进行营养补充了，可以参考下一个章节的文章《如何让每一口都吃好？》来改善自己的膳食。

2分或者以上，可以使用特殊医学用途配方食品的口服营养补充液来补充营养，改善营养状况，一般可以每天补充500kcal。如果食欲很差，吃不下多少，就算是给了口服营养补充液也还是喝不下多少，能吃进去的还不足平日未生病前的一半，就强烈建议去营养科会诊，和医生讨论使用肠内营养管饲的方法来帮助补充营养。

如果是3~6个月体重下降大于10%，就强烈建议和医生讨论，如果手术是可以择期的手术，务必先进行2周的营养干预来改善营养状态，再行手术，所谓磨刀不误砍柴工。

营养干预也应该优先口服营养补充，其次管饲营养，只有当口服或者管饲都不能满足所需的营养或消化道没有功能，才考虑使用肠外营养方式作为术前营养补充。千万不要一说到术前营养补充，就首选营养针。

3. 术前检查并矫正贫血

术前贫血会增加手术输血的可能并增加手术并发症和病死率。术前尽早请医生评估是否有缺铁性贫血，可以检查血红蛋白、平均红细胞体积（mean corpuscular volume，MCV）或者铁蛋白（ferritin）。铁蛋白是缺铁性贫血最灵敏的指标，比血红蛋白能更早发现缺铁性贫血。如果确诊缺铁性贫血，需要补铁矫正。一般使用口服补铁剂即可，也优先考虑口服，如果是重度缺铁性贫血或者是吸收严重受损，才考虑使用静脉补铁。

饮食方面可以多吃富含铁的食物，如牛肉、动物肝脏等。植物食物里，豆类、菠菜等都富含铁，可以搭配富含维生素C的食物一起吃，来帮助植物来源铁的吸收。本书附录部分有富含铁以及富含维生素C的食物的介绍。

手术前 24 小时

快要做手术了，大家最常听到的就是要提前禁食禁饮。术前禁食禁饮主要是为了防止误吸，因为大部分手术的时候需要全身麻醉，如果我们肠胃里有东西就容易反流或者呕吐，由于身体被麻醉，不会关闭气管，就容易将呕吐物误吸到肺里，进而导致吸入性肺炎，危及生命。所以，绝不可在马上就要做手术的时候随意吃喝。

那是不是快要做手术，就提前几天不吃了呢？这也是不对的，饿得人心慌，血糖过低，也会在手术过程中发生危险。所以，术前科学合理的禁食禁饮是很重要的。

1. 术前 24 小时到术前 12 小时

能吃：正常饮食即可。

不建议吃：平常没吃过的、以前吃了自己会不舒服的或者过敏以及不耐受的食物。

2. 术前 12 小时到术前 6 小时

能吃：选择好消化、低油脂的食物，如豆腐花、脱脂奶、豆浆、无油水蒸蛋、水果、蔬菜等，如果想吃肉类，可以选择清蒸鱼肉（选择白色的鱼肉，而不是三文鱼这一类红色的鱼肉，颜色深的一般含脂肪高）。另外，遵医嘱完成术前第一次碳水化合物补充，即在术前 8~12 小时，喝完 800mL 12.5% 的碳水化合物饮品，以补充 100g 碳水化合物。一般医院都会有商业成品提供给患者。

不能吃：油脂高的食物，如油炸食品、肥肉、动物和禽肉的皮、坚果等，如猪蹄、东坡肉、红烧肉等就不要吃了，因为脂肪含量过高的食物胃排空较慢。

术前 6 小时都还能吃饭！不是说手术前一天晚上就不让吃了吗？

那是老观念啦，过去认为术前 10~12 小时就应该开始禁食，结直肠手术禁食时间可能更长。可是近十余年来，外科手术以及临床营养领域越来越多的研究发现，术前禁食禁饮时间过长可能导致急性炎症反应和胰岛素敏感性下降等不良情况的发生；而缩短术前禁食时间，则有利于减少手术前患者的饥饿、口渴、烦躁、紧张等不良反应，还有助于减少术后胰岛素抵抗，缓解身体肌肉和脂肪组织的分解代谢，甚至可以缩短术后住院时间。所以，只要不是胃排空延迟、胃肠蠕动异常等的患者，都不用禁食那么久的。

3. 术前 6 小时到术前 2 小时

能吃：清流质，就是看起来是透明的液体，包括清水、糖水、无渣果汁、清茶等。

另外，完成术前第二次碳水化合物补充，即在术前 2~3 小时喝完 400mL 12.5% 的碳水化合物饮品，以补充 50g 碳水化合物。一般医院都会有商业成品提供给患者。

不能吃：任何固体食物或含乳饮品（牛奶、酸奶），以及不透明的看起来与奶颜色差不多的特殊医学用途配方食品营养液。

4. 术前 2 小时

能吃：没有可以吃的了，或者遵医嘱。

不能吃：禁食禁饮。

在手术之后，我们如何从营养的角度加速康复呢？

术后 24 小时

1. 不能吃东西，嘴巴可以先动起来

我之前在美国工作的医院，外科医生会在术后给患者开口香糖的处方，让患者通过咀嚼刺激消化道尽早恢复功能。过去十年也有很多研究都报道了术后咀嚼口香糖有助于术后肠道功能的恢复、尽早排气、降低动力性肠梗阻的发生。咀嚼口香糖没有明显的副作用还便宜，大家可以在手术之后尝试咀嚼口香糖，让嘴巴动起来。有糖无糖的口香糖都没关系，一天嚼三四次，每次大概 15 分钟即可。等到可以吃喝就不用嚼口香糖了。如果咀嚼口香糖让你觉得肚子胀气不舒服，可能是咀嚼过程中吞入了过多的空气，就不要再嚼了。

2. 饮食

大部分患者术后一般不需要长期禁食，胃肠手术的患者也是一样的。手术后当天就可以小口慢饮清流质，推荐先慢慢喝水或者清茶。肠道功能的恢复并不是要等到排气排便之后的。术后早期恢复饮食有利于胃肠功能的快速恢复，有助于维护肠黏膜功能，防止肠道菌群失调和肠道细菌移位，还可以缩短术后排气时间，降低术后感染发生率，减少术后住院时间。

3. 运动

大部分患者不需要术后一直躺着休养，除非是一些需要固定位置恢复的手术，或者医生明确表明术后不可活动。术后清醒即可半卧位或适度在床上活动，一般

手术后当天即可下床活动。术后早期下床活动，有助于整个身体的康复，促进呼吸、胃肠、肌肉骨骼等多系统功能的恢复，有利于预防肺部感染、褥疮和下肢深静脉血栓的形成。俗话说，躺着养病，其实一直躺着真的不是养好了病，而是养出了病。

术后 1~3 天

1. 饮食

术后次日就可以开始流质饮食，如米汤、清汤、牛奶（如果病前喝牛奶会腹胀腹泻、有乳糖不耐受的，此时则不应该喝含乳糖的牛奶）、豆浆、特殊医学用途配方奶（推荐术前营养不良的患者优先选择这类饮品）。

2. 运动

根据自己的适应程度活动起来，且每日逐渐增加活动量。

下图中的小朋友是我以前工作的医院的小患者，她刚做完了开胸的心脏手术，身上还连着各种各样的管子，大家都鼓励她在重症监护室就活动起来。小朋友都走起来了，你呢？

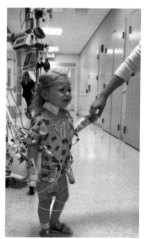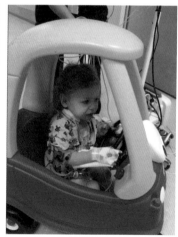

开胸手术后的小患者

图片来源：美国约翰斯·霍普金斯医院（Johns Hopkins Hospital）儿童重症监护室的推特（Twitter），已获得许可在本书中使用。

1. 术后补充营养助力康复

术后的饮食根据耐受情况，逐渐由流质饮食转为半流质饮食，逐渐增加饮食量，慢慢过渡到正常饮食。

术后身体要恢复、伤口要愈合，离不开营养的供给。通常，在流质饮食期间，不容易吃够营养，我们传统饮食文化中的流质饮食就是汤、稀粥、藕粉等这类蛋白质和维生素都很低的食物。建议参考《如何让每一口都吃好？》来优化饮食的营养密度，参考书后食谱自制营养糊糊，还可以考虑使用特殊医学用途配方食品的营养液。如果已经是营养不良的患者，就推荐在流质饮食期间直接使用特殊医学用途配方食品的营养液，以提供全面均衡的营养。当饮食过渡到正常饮食的时候，如果吃的量不够，也还是可以通过特殊医学用途配方食品的营养液来补给。如果还是吃不下多少东西，或者术后一周都吃不到正常饮食量的 2/3，就要和医生商量，考虑通过肠内营养管饲的方式来提供营养了。

2. 根据手术调整饮食

不少恶性肿瘤的手术会显著影响消化道的生理功能，很可能手术以后，不能在短期内回到正常的饮食模式，还需要特别注意一些营养素的补充，如胃癌手术、食管癌手术、肠癌手术等，在后面的内容中和大家进一步分享。

注意：每一个患者的个体情况和手术情况不同，还请遵从医生的具体建议。希望在手术的战场中，你用营养武装好自己，赢得胜利！

得知自己罹患乳腺癌后，我对自己说，世界上受苦的人那么多，为什么不能是我？自此，便坦然接受手术、8 次化疗、25 次放疗。如今一年半了，我依然还算正常地活着，只是更加明白了生死不由人，过好每一天最重要！愿每一个被死神亲吻过的生命都能活得比生病前还要精彩些！

——张煜欣

（"菠萝因子"公众号读者留言）

补充营养也会危及生命吗?

本文要点

对于重度营养不良的患者,快速大量补充营养反而可能危及生命。营养不良的癌症患者是再喂养综合征的高危人群。患者应该主动和医生交流自己的体重改变情况和近期的饮食情况。进行营养补充,尤其是人工喂养的时候应该先补充维生素 B_1,营养给予由少到多,循序渐进,密切观测,按需补充电解质。

我在医院工作的时候,有一天,病房里来了一个头颈癌的患者,一眼看过去非常消瘦,在过去的 3 个月内,体重掉了近 20% 的日常体重,而且过去一周都没怎么吃东西,已经算是重度营养不良了。住院医生看了患者后跟我说:"这营养状况太差了,得快点补充营养,不知道消化吸收功能怎么样,再给他上一个静脉营养吧!"我着急地大声说道:"不可以太快的!"住院医生愣了一下,问我:"你怎么了呀?平日最关心患者营养状况的是你,最迫切要给患者进行营养干预的也是你。"

看了前面的文章,大家应该都了解了营养对于癌症患者的治疗和康复都是至关重要的。但是,对于重度营养不良的患者,快速大量补充营养反而有可能危及生命。

我们最开始发现这个现象是"二战"时期,对重度营养不良的囚犯以及饥荒中长期饥饿的人重新给予大量食物,发现他们出现了神经系统和心肺功能的异常状况,这些人之前都没有这样的疾病。后来又陆续发现给长期饥饿的人重新喂养,还出现了电解质紊乱,尤其是血液中磷过低的情况。当我们在临床中开始使用肠内肠外营养支持时,发现给长期饥饿、重度营养不良的患者快速且高剂量的营养输入还会导致患者死亡。临床工作者给这个症状取了一个非常形象的名字,叫"再喂养综合征"。

在医院工作的时候,每年我都要给新来的住院医生上课,为了引起他们对再喂养综合征的重视,都会讲道:营养相关的操作在绝大多数情况下,可能是大家会经历的各种医学操作中最不容易出人命的;无论手术还是给药,出人命的风险都大大高于营养相关的操作。但是再喂养综合征确确实实是喂养就可以把患者喂死的。

这到底是怎么回事呢？营养，竟成了鬼门关的推手？

当我们正常饮食的时候，吃下去的食物会经过消化吸收以及一系列体内的生化生理反应变成我们需要的营养物质，被身体内的细胞利用，维持身体正常的生理功能和日常活动。我们熟悉的三大营养物质：碳水化合物（糖类）、蛋白质、脂肪，就是身体主要的能量来源。维生素、矿物质，还有很多植物营养素等，虽然不提供能量，但也是身体正常运作不可缺少的，比如维生素 B_1 就参与碳水化合物的代谢，还有大家熟悉的钙和维生素 D 帮助骨骼健康等。

对于绝大部分人，在我们吃东西的时候，最优先给身体提供能量的就是碳水化合物。碳水化合物大部分在身体通过消化变成葡萄糖，葡萄糖进入我们血液中，通过胰岛素的帮助，葡萄糖和一些电解质就可以进入我们的细胞，在细胞中进一步代谢，为我们的身体提供能量。胰岛素就像一把钥匙，控制着细胞的大门，决定多少葡萄糖可以进去。用不完的葡萄糖会变成脂肪储存起来。

当长期饥饿的时候，身体中的营养物质不足，蛋白质、脂肪的合成就会被抑制，并且身体中的脂肪和蛋白质会分解为我们提供能量，维持身体的基本功能，这也是我们会看到饥饿很久的人出现身体消瘦的原因。

当给长期饥饿的人快速大量补充营养的时候，大量葡糖糖进入血液里，刺激了胰岛素的分泌。胰岛素把细胞的大门打开以后，葡萄糖就携带着血液里的电解质（钾、磷等）一起进入细胞内。身体长期饥饿，得不到供给，体内的电解质和维生素本来就少。同时，由于供给了食物，身体又开始合成脂肪和蛋白质，这个过程也消耗我们身体的电解质以及维生素，最显著的就是磷、钾和镁，同时还有参与碳水化合物代谢的维生素 B_1。这就导致了血液里的磷、钾、镁等电解质进一步降低，以及出现维生素 B_1 的缺乏。这些降低和缺乏就带来了显著的临床状况，如体内围积体液、神经系统异常、心肺功能异常、代谢性酸中毒，严重的会出现昏迷、癫痫、呼吸障碍、心脏衰竭或骤停，甚至猝死。

听起来很吓人，那是不是对饥饿和营养不良的患者就不要采取营养干预了呢？答案是"不是的"。

确实，不采取营养干预或者再次喂养，是不会出现再喂养综合征的。但是，持续营养不良也是会带来多重器官衰竭甚至死亡的。所以，无论医护人员还是患者，我们都应该对再喂养综合征有正确的认识，并且谨慎进行营养干预。

那我们需要怎么做呢？原则就是预防为先，避免出现再喂养综合征。对高危人群的营养支持，由少到多，循序渐进，密切观测。

哪些是高危人群呢？癌症患者就是高危人群，由于疾病本身的消耗和治疗的副作用，已经占据一个高危因子，剩下需要关注的是体重和进食情况。下面具体说明：

（1）体重过低：可以通过体质指数（BMI）来评判，对于成年人如果 BMI < 18.5 即为体重过低，如果 BMI < 16 则风险更高。

举例：头颈癌患者老张，体重 65kg，身高 1.75m，老张的 BMI 为 21.2（65kg ÷ 1.75^2），不算体重过低。

（2）近期有明显的体重下降：在过去 3~6 个月内体重下降超过 10%；如果体重下降超过 20% 则风险更高。

举例：老张现在体重 65kg，他正常体重是 78kg，过去两个月中，体重下降显著。老张体重下降百分比为 16.7%[（78kg–65kg）÷78kg × 100%]（大于10%，体重下降明显）。

（3）进食量少：过去 1 周进食量极少，甚至没有进食；如果超过两周都没怎么进食，则风险更高。

举例：老张患头颈癌，基本吃不下什么，过去 1 周就只喝点米汤。

综上可以看出，老张虽然目前体重还不错，但是近期体重下降显著，16.7%的下降，又患有头颈癌，并且过去 1 周进食量极少，只喝点米汤。老张发生再喂养综合征的风险高，给予营养支持需要循序渐进，密切观察血液指标。

如何给予营养支持呢？

（1）对于有风险的患者，在给予营养前 / 喂养前至少半小时给予维生素 B$_1$（对于成人，口服 200~300mg，或者静脉 / 肌内注射 100mg），每天给予 1 次，持续 1 周。同时每天给予复合维生素矿物质补充剂。

（2）如果血电解质指标异常，需要补给相应的电解质后再开始喂养 / 给予营养干预。

（3）一般情况下，吃普通的膳食是不容易发生再喂养综合征的，只需不过分强迫高风险的患者进食。不过通常这样的情况下，吃普通膳食是满足不了营养不良患者的营养需要的，所以也需要一边观测一边慢慢增加营养以满足身体的需要同时预防再喂养综合征。

（4）如果使用口服营养补充液，第一天的时候建议不要超过 800kcal，之后每天可以增加 250~500kcal，同时监控电解质，一旦血电解质指标异常，就需要补给相应的电解质，并且暂缓增加营养供应的量。

（5）如果需要管饲或者静脉营养，第一天不要超过目标热量的 25%，或者对于成人患者不超过 10kcal/kg 体重，并且在未来 5~7 天逐渐增加到目标剂量，一旦血电解质指标异常，就需要补给相应的电解质，并且暂缓增加营养供应的量。

作为患者和家属，我们可以做些什么呢？

（1）主动和医生交流自己体重改变情况和近期的饮食情况。例如，告知医生自己平常的体重、确诊前的体重、目前的体重，最近 1 个月是否有体重变化；目前食欲如何，最近 1 周的进食量如何？可以和日常进食量做比较，例如只是日常进食的一半，或者没吃什么。

（2）请营养科会诊，和主治医生一起制定营养干预方案。

（3）如果医生开始每日检测电解质，不要质疑医生过度检测，只是在营养干预的第一周内密切观测，一旦出现电解质紊乱就可以及时补给，不至于产生严重不良后果。

（4）大家也不要过度担心，更不要因为再喂养综合征就拒绝营养支持，要配合医生，认识到再喂养综合征的风险，采取积极的预防措施，循序渐进地增加营养供给就不会有生命危险。

　　我是一名宫颈癌患者……孩子今年才 5 岁大！我只想说在我生命里最最重要的人就是他，如果我不坚强，那孩子岂不是更可怜！所以为了我最最爱的孩子我会加油！也希望所有的患癌患者都坚强！加油！

——耿

（"菠萝因子"公众号读者留言）

治疗结束以后怎么吃？

本文要点

治疗结束以后，吃得健康有助于降低疾病复发、发生二次癌症以及其他慢性疾病的风险，还能提高生活质量。健康饮食做到"四少三多二不一维持"这10点建议：①少喝甜饮料；②少吃高脂高糖的深加工食物；③少吃红肉和加工肉类；④少吃过咸的食物；⑤多吃蔬菜、水果和菌菇；⑥多吃全谷物；⑦多吃植物蛋白；⑧不抽烟喝酒；⑨不依靠膳食补充剂来预防癌症复发；⑩维持健康的体重。

治疗结束！身体慢慢恢复，生活也慢慢恢复。新的生活即将开始，更健康的生活方式能帮助降低复发，降低发生二次癌症以及其他代谢性疾病的风险，也能让你有更多的精力来过好当下的每一天。

健康的生活方式包括 4 个方面：吃、动、睡、心情。这部分内容我们主要来聊聊如何吃得健康。凌霞给大家总结了健康饮食的 10 点建议：四少三多二不一维持。

四少

① 喝甜饮料

大量的临床研究证实，多喝含糖的甜饮料会增加多种癌症的风险。一方面，甜饮料导致血糖和胰岛素显著升高；另一方面，多喝含糖的甜饮料也是导致超重和肥胖的一大原因，而超重和肥胖又会增加超过 10 种不同癌症的发病率。

行动计划：

- 不喝含糖甜饮料，如可乐、雪碧等；想喝甜的饮品可以自制带渣果蔬汁（不滤渣可以保留更多维生素、矿物质和膳食纤维，更有益于健康）。
- 多喝水，水是很好的饮品，如果觉得白水没味道，可以参考书后食谱中清流质章节给水增加味道的健康方法。

少 吃高脂高糖的深加工食物

高脂高糖的深加工食物不但会增加身体的炎症反应，也是长胖神器。慢性炎症和肥胖都会显著增加多种癌症、糖尿病、血脂异常等慢性代谢性疾病的风险。而且，深加工的过程中使很多有益健康的营养素显著流失，如膳食纤维、维生素、矿物质、植物营养素等。

行动计划：

- 少吃西式快餐和深加工食物，如比萨、炸薯条、薯片、炸鸡、甜点等。

少 吃红肉和加工肉类

红肉和加工肉类与癌症风险的增加有明显的相关性，尤其是结直肠癌和胃癌。世界癌症研究基金的研究报告明确建议减少红肉和加工肉类的食用量。

行动计划：

- 少吃红肉（如猪肉、牛肉、羊肉、马肉、驴肉等）。如果每天都吃红肉，可以尝试在1周内先替换2顿红肉，一顿红肉换成鸡肉，一顿红肉换成鱼或虾。建议1周总的红肉食用量不超过350~500g熟重（500g熟重大概是700g生重）。烹饪的时候多用蒸、煮、炖，而非烤制、油炸。注意：是少吃而不是不吃红肉！红肉是铁、锌、维生素 B_{12} 等营养素的优质来源。
- 尽量不吃加工肉类（如香肠、腊肉、火腿、干巴、熏肉、培根等）；吃一口过个年没关系，少吃就好。

少 吃过咸的食物

在我们国家，大家的日常膳食中，盐的食用量是普遍高于膳食指南的推荐量。吃太多过咸的食物也对健康不利，增加罹患高血压和癌症的风险，尤其是胃癌。

行动计划：

- **不吃**中式咸鱼，这是世界卫生组织公布致癌清单中上榜的明确致癌物。
- **少吃**咸菜、酱菜等含盐高的食物。
- 烹饪时，控制高钠调料，如盐、酱油、豆瓣酱的使用。可以多使用植物香料烹饪，增加食物的风味，如葱、姜、蒜、薄荷、迷迭香、香叶、八角、花椒、茴香籽等；另外多搭配提味的食材，如鸡蛋、蘑菇、洋葱、柠檬、菠萝等。

三多

多 吃蔬菜、水果和菌菇

蔬菜、水果、菌菇不仅富含膳食纤维，也富含维生素、矿物质以及多种植物营养素，菌菇还有多糖类物质，对健康都是极其有益的。强有力的证据表明多吃蔬菜水果有助于降低患癌和很多代谢性疾病的风险。

行动计划：

- 顿顿有蔬菜，天天有水果，每周有菌菇
  - 每天都吃 500g 非淀粉类蔬菜、300g 水果，颜色和种类越丰富越好。不同的颜色含有不同的植物营养素，对防癌和滋养身体都是极其有利的。

    非淀粉类蔬菜，如绿叶菜、辣椒、花菜、茄子、豆芽、洋葱、萝卜、西红柿等；而玉米、马铃薯、红薯、豌豆等属于淀粉类蔬菜。淀粉类蔬菜可以作为主食，替代部分米饭、面条、馒头等。
  - 蔬菜中，推荐每周至少吃 5 次十字花科的蔬菜。多吃十字花科的蔬菜有助于降低罹患多种癌症的风险，如肺癌、乳腺癌、结直肠癌、前列腺癌等。十字花科的蔬菜含有多种有益健康的营养素，不仅有目前研究较多的抗癌明星成分吲哚（indoles）和异硫氰酸酯（isothiocyanates），还有 β - 胡萝卜素、叶黄素、玉米黄质、多种维生素矿物质等很多有益的营养成分，这些多种营养素一起，帮助身体健康，降低患癌风险。

    十字花科的蔬菜，如卷心菜（包菜）、花椰菜（菜花）、西兰花、大白菜、小白菜、上海青、青菜、油菜、鸡毛菜、羽衣甘蓝、抱子甘蓝、西洋菜（豆瓣菜）、芥菜、芝麻菜、菜薹、榨菜头、苤蓝、乌塌菜、小红萝卜等。

多 吃全谷物

全谷物（糙米、燕麦、大麦、高粱、全麦面粉等）比我们常吃的白米白面含有更多的膳食纤维、维生素和矿物质，营养价值更高，更有益健康；同时，膳食纤维还能帮助降低患癌风险。

行动计划：

- 主食可以用五谷杂粮代替部分精白米面
    - 每餐都是白米饭、白面馒头、米粉、白面条的人可以尝试糙米饭、全麦面条或者用不同的谷物混合白米制作五谷饭，还可以将薯类蒸熟代替白面馒头，也可以将薯类切丁混合玉米粒等一起焖饭。
    - 不用急于求成，先一周尝试 2 次，慢慢增加次数，争取到每天主食的一半来自五谷杂粮。

🥜多吃植物蛋白

以植物为基础的膳食是一个预防癌症发生和复发，以及降低代谢性疾病风险的膳食模式，同时也对生态环境友好。以植物为基础的膳食不是不吃动物食品的素食，而是相对减少动物食品，不用每一餐都吃肉，不吃肉的时候可以多吃富含蛋白质的植物食品，如豆类、豆制品、坚果、种籽以及全谷物。这些食物不但含有植物蛋白质，而且富含膳食纤维以及多种植物营养素，有益健康。

行动计划：

- 每周选择一到两餐，将红肉换成大豆和大豆制品（如豆腐、腐竹等）。
- 主食可以尝试五谷杂豆煮饭或者五谷杂粮粥。

二不

🚫不抽烟喝酒

烟、酒都是已经明确的致癌物。无论是什么酒，就算不贪杯，只是一天一杯，也会增加患癌症的风险。治疗结束后，烟、酒都戒了吧。

🚫不依靠膳食补充剂来预防癌症复发

目前，并没有可靠的证据表明某一种或者几种膳食补充剂结合使用可以预防癌症、降低癌症复发或者预防二次癌症。甚至还有证据表明，从膳食补充剂中食用高剂量的 β 胡萝卜素会增加吸烟者罹患肺癌的风险。虽然有一些研究表明，钙可以降低患直肠癌的风险，但是从补充剂中摄入的钙过高又可能会增加患前列腺癌的风险。

　　膳食补充剂，是用来补充的，吃的不够或者身体缺乏才需补充，不能依赖补充剂来预防癌症的复发，尤其应该避免盲目使用高剂量的补充剂。健康均衡的膳食才是王道，从食物中获取营养素才是安全有效的。如果有营养素的缺乏，请在专业医生/临床营养师评估后，遵医嘱进行补充，并且随访监测评估。

一维持

维持 健康的体重

　　良好的饮食可以滋养身体，帮助康复，配合运动还能帮助我们保持一个健康的体重。体重过高也会增加患癌症的风险。乳腺癌和前列腺癌的患者在治疗结束以后容易体重增加，更加需要关注体重，用健康饮食和规律运动的方式把体重维持在一个健康的范围之内。体重的健康范围可以用 BMI 来简单衡量，我们国家成年人的健康 BMI 范围是 18.5~23.9。

注意

　　（1）这个饮食攻略是针对泛癌症患者，一些癌症患者治疗结束以后有特殊的饮食注意，请遵医嘱。

　　（2）切记：健康的膳食是一个模式，不可轻信吃某种单一的超级食物可以获得健康，食物多样性才能达到均衡全面的营养，才能带来多种滋养身体的营养素，促进健康。

　　肿块其实早就摸到了，只是一直觉得自己应该不会得癌症，所以拖了一段时间。现在经过了化疗、放疗，头发也开始长出来啦，又回归了以前的生活，突然想想，其实日子还是一样过。每个人都在向死而生，只是我们似乎被贴上了某个标签，以至于在人群里显得有点特别。

——Cathy

（一位乳腺癌患者，"菠萝因子"公众号读者留言）

第二部分
癌症治疗相关副作用与营养

经过三年来与癌症的斗争，本人总结有三点：

（1）积极与医生配合治疗，相信医学，不可相信江湖郎中；

（2）面对现实，不悲观失望，放下包袱，心态要像以前一样乐观向上；

（3）条件许可的情况下可多出外旅游，多登山登高望远。我几乎每天登山（因我家周围有几个小山）。

——黄山松

（肺腺癌晚期患者，"菠萝因子"公众号读者留言）

食欲差怎么办？

癌症治疗过程中，食欲下降是很常见的。10 个有助于提高食欲的方法可以尝试：①少食多餐；②不要等饿了再吃；③优先提供蛋白质；④刺激多重感官；⑤降低嘴里的异味感；⑥吃不下可以喝；⑦尽量活动起来；⑧使用增加食欲的膳食补充剂；⑨使用增加食欲的药品；⑩使用肠内管饲营养支持。

很多患者说，我知道要好好吃饭，也知道保障营养很重要，可是治疗期间，就是没有食欲，啥也吃不下，嘴里还有怪味，体重也掉了，这可怎么办呢？

事实上，正像大家所说的那样，癌症治疗过程中，食欲下降是很常见的。主要原因包括：

- 癌症本身增加身体炎症，会一定程度抑制食欲；
- 放疗（尤其头颈部、胸），以及一些化疗药物容易导致食欲低下，或者使味觉发生改变；
- 治疗常常会使身体疲惫，降低进食意愿；
- 治疗期间活动量减少，也可能导致食欲降低。

下面 10 个提高食欲的方法，希望能对大家有所帮助。

食欲不好的时候，看到很多食物容易觉得压力山大，结果就是更不想吃了。推荐多次少量用餐：不用定时每日三餐，可以每天五餐、六餐或者每隔两三个小时就吃一点东西。不要觉得做饭的压力剧增，并不是要每一餐都如平常正餐般丰盛。每天花时间做一两顿正餐，其他的几餐更像是高营养密度的零食 / 加餐：可以是一个鸡蛋、一杯奶、一些熟的坚果、洗干净的水果或蔬菜等。可以在病房或者家里准备一些随手拿起来吃的食物，这样就有更多的机会吃到东西，增加营养供给。

不要等饿了再吃

没有食欲的时候不会觉得饿，也就想不起来要吃东西，事实上，很多时候要靠吃的过程来激发食欲。同时，也要做些心理暗示，饮食营养是跟放化疗、手术、吃药同等重要的，不能因为不想吃就不吃，吃饭是为身体对抗疾病提供必需的物质基础。可以尝试给自己定个时间，就算是不饿，也可以每三小时就提醒自己吃一点东西。

优先提供蛋白质

食欲不好，吃的就少，每一口能吃下去的食物都尽量增大营养密度、优化组合，以便保证营养。比如，喝粥的时候，可以在粥里加肉末、碎鸡蛋、牛油果泥、坚果碎、椰蓉、烤芝麻、橄榄油等高热量、高蛋白的健康食物。这样既增加了食物的多样性，有助于营养全面摄入，也增加了吃进去的热量和蛋白质。下一篇文章会详细介绍如何最大化每一口食物的营养密度。

刺激多重感官

能影响食欲的，除了身体饥饱的感知，还有多重因素。例如，眼睛看到食物的颜色和摆盘，看到别人吃美食酣畅的表情，用鼻子闻到饭菜的香味，听到烹饪煎炸煮炖的声音或者别人吃饭的声音，刺激多重感官是可以帮助增加食欲的。

从视觉上，我们可以尝试把饭菜做得色彩鲜艳一些，摆盘漂亮一些，也可以将餐桌布置得有仪式感。彩色的甜椒、胡萝卜、西红柿、西兰花、紫甘蓝都是颜色鲜艳、营养丰富的优质食材。在味觉方面，可以尝试不同的调味料，如果没有口腔溃疡，可以尝试一些酸味的调料增进食欲，比如醋、柠檬汁或者用西红柿、菠萝等做菜。另外，家人一起用餐也可以帮助患者增进食欲。

降低嘴里的异味感

治疗期间，一些化疗药物会影响舌头上的味蕾，进而改变对味道的感知，吃食物的时候会尝到一些异味，如泥土味、金属味等。饭前刷牙漱口可以一定程度上减少异味，也可以尝试自制碱盐水漱口（1 茶匙小苏打 +1 茶匙食盐 + 1000 mL 水）。吃饭时，餐具选择竹子、木头、瓷制品，不使用金属餐具。另外，尝试多样性的食物，选择那些味道还能接受的品种。烹饪的时候也可以选择一些酸味的调料，或者其他辛香料，如洋葱、姜、蒜等。

吃不下可以喝

食欲不好的时候，尤其是疲乏的时候，吃固体的饭菜比较困难，但是喝饮品就会相对容易一些。推荐尝试营养丰富的流质饮食。可以自己在家使用食物料理机或者搅拌机制作流食，只要能把食物打碎搅拌就好，没有必要买昂贵的破壁搅拌机。不同的食物搅拌以后配上奶或水，就可以制作成流食。比如，可以把煮好的五谷杂豆、坚果、煮熟的鸡蛋、蔬菜、水果、牛奶或豆奶搅拌在一起，成为一杯营养丰富的奶昔。如果食欲很差，优质蛋白的食物吃得少，可以在这个奶昔中加入乳清蛋白粉。书后的食谱部分有一些大家可以尝试的搭配。奶昔的制作和保存一定要注意食品安全，推荐现做现吃，如果一次做多了，在没有饮用的情况下可以加盖储存在冰箱，但不要超过 24 小时。

如果想方便省事，或者患者的营养状态已经很差了，那么推荐直接使用商业成品的口服营养补充液，也就是特殊医学用途配方食品或者肠内营养液。这类产品通常是全营养的，提供多种营养素，通常会有粉剂和液体两种。粉剂像奶粉一样冲泡就可以吃，液体像常温牛奶，即开即饮。不想喝的话，也可以拌到粥或者米饭里，还可以冻起来制作成冰棒或者沙冰，或者用来做馒头点心之类的。当出现中性粒细胞减少症，或者是骨髓移植后的 3 个月内，推荐使用正规厂家生产的商业成品口服营养补充液，无论是粉剂还是液体，出厂都会做杀菌处理。如果有条件，优先使用液体独立包装的特殊医学用途配方食品。从生产工艺的角度，液体比粉剂产品的灭菌程度更高，同时不需要冲调，即开即饮，减小了人为操作可能带来的感染风险，更可确保无菌卫生。

尽量活动起来

不一定要做什么激烈运动，每天尽量尝试做些活动会有助于增加食欲。在病房和家里都可以做一些运动，如打太极、快步走等。如果有体力，可以尝试一些负重力量练习，更好地维持肌肉组织和功能；如果体弱做不了太多，尽量下地走一走，不要一直躺在床上。久卧会增加肺部感染、血栓、褥疮等不良事件发生的风险。如果无法下床，也可以尝试在床上做一些被动运动，如果没有物理治疗师，家人也可以帮助患者伸展四肢、翻翻身等。

使用增加食欲的膳食补充剂

欧洲临床营养与代谢学会 2016 年发表的《癌症患者营养治疗指南》中推荐尝试使用 ω-3 脂肪，也就是大家常听说的深海鱼油来帮助增加食欲。ω-3 脂肪可以在一定程度上降低疾病带来的炎症，增进食欲，增加体重。

有效的剂量大概每天 2g ω-3 脂肪酸（不低于每天 1.5g），或者短期使用 EPA（二十碳五烯酸）每天 2.2g。剂量不是越高越好，如果是较为长期的使用，安全剂量为 EPA 不高于每天 1.8g 且 EPA 和 DHA（二十二碳六烯酸）总和不超过 5g。注意：在选购鱼油补充剂的时候，不推荐选择只含 DHA 的，虽然 DHA 和 EPA 都有抗炎的功效，但研究证据最多的还是 EPA，两者搭配更佳。另外要注意选择可信赖的厂家，质量过关的产品，关注鱼油中鱼的来源，优先选择汞含量低的小鱼，如沙丁鱼或者凤尾鱼。

使用增加食欲的药品

如果上述方法还是不能增加食欲，建议和医生讨论选择适合的可增加食欲的药品。在美国常用的药物有泼尼松（prednisone）和甲地孕酮（megestrol）。这两种药物都是经过大量临床验证，可以增加食欲和体重的药物。其他临床也使用的增加食欲的药物有激素类药物地塞米松（dexamethasone）、抗抑郁药物瑞美隆（mirtazapine）。

值得注意的是，这些药物都是有副作用而且有效性通常是短期的。且也有一些研究表明增加的体重多是脂肪组织。另外，甲地孕酮和瑞美隆一般使用以后不是立即起效，需要几天以后才有效果。所以使用要慎重，务必咨询医生，也不建议长期使用。

使用肠内管饲营养支持

对于成人癌症患者，如果连续一周饮食量都达不到目标需要量或者达不到生病之前食量的 60%，就需要考虑利用管饲来给予营养。管饲是帮助身体获得营养的好帮手，不是吃不下东西的惩罚，也不是重度营养不良的时候才考虑的措施。

建议大家积极主动多跟医生交流自己的进食情况，如有需要尽早开始管饲营养，避免等到重度营养不良，已经对治疗和康复产生不良影响以后才去干预。如需开始管饲，可以申请营养科会诊。

希望以上 10 个方法能帮助大家改善食欲，好好吃饭，优化营养状态，保障治疗顺利进行。

我是一名癌症患者，我的愿望是活着就好！感恩所有关心我的人，努力活着就是对他们最好的回报！

——曼陀罗

（"菠萝因子"公众号读者留言）

如何让每一口都吃好？

本文要点

生病治疗期间，我们需要给身体提供足够的营养物质，满足热量、蛋白质以及多种微量营养素的需要。但是在治疗期间，很多患者都食欲低下，吃得不多，那么我们就需要增加食物的营养密度，最大化每一口食物的营养，主要的原则就是在膳食中想办法增加优质脂肪和蛋白质的量。

你以为你吃了很多，其实营养不足，吃的一碗还不及别人的一口。怎么办呢？

生病治疗期间，我们需要给身体提供足够的营养物质，满足热量、蛋白质以及多种微量营养素的需要。然而，传统上我们中国人在生病时常吃的食物，如粥、汤、藕粉、米糊等，都是热量低、蛋白质低、微量营养素低的膳食，并不能很好地为身体提供所需的营养。而且治疗期间，患者常常食欲不振，吃得不多，最大化每一口食物的营养密度可以在有限的食欲下，尽可能多地为身体提供营养。

听起来很抽象，具体怎么做呢？主要的原则就是在膳食中想办法增加优质脂肪和蛋白质的量。三大供能营养物质中，单位质量的脂肪提供的热量是碳水化合物或者蛋白质的 2.25 倍。健康的优质脂肪就是帮助我们增加热量的好帮手。吃够蛋白质不但能提供热量，还能帮助我们身体抵抗感染、提升免疫力、术后恢复。

下面列举一些常用的可以帮助增加膳食热量和蛋白质的食材。

肉松 / 茸

肉可以提供优质的蛋白质，肉茸很容易添加到各种食物中。新鲜的猪肉、牛肉、鸡肉、鱼、虾都可以烹饪熟，然后搅成肉末；也可以自己将新鲜的肉制作成干的肉松，吃起来又香又营养。

肉茸可以加到粥、面条、豆腐脑、水蒸蛋里，还可以拌到蒸好捣碎的土豆泥、红薯泥里，为饮食增加优质的蛋白质。

坚果 / 种籽

各种坚果、种籽都是富含优质脂肪和蛋白质的食材，同时还富含多种有益健康的微量营养素和膳食纤维。核桃、花生、大杏仁（巴旦木）、松子仁、芝麻、南瓜子、葵花籽、火麻子仁、亚麻籽、奇亚籽都是可以使用的优质食材。坚果酱也是好吃且容易增加热量的食物，如芝麻酱、花生酱、大杏仁（巴旦木）酱等。4个核桃、一小把巴旦木、一汤匙芝麻酱或者花生酱就有大概 100kcal 的热量和 4g 蛋白质。

坚果、种籽打碎或者搅拌成粉可以加到各种食物中，如汤、粥、奶、米饭、酸奶、蒸好捣碎的土豆泥、红薯泥里面，还可以配合其他食材做成营养奶昔。坚果酱可以抹到面包、馒头、饼干上吃，比用果酱来抹可以提供更多的热量和蛋白质。

坚果酱还可以用来蘸蔬菜水果，作为加餐小点心，好吃又营养，比如苹果配花生酱、香蕉配大杏仁（巴旦木）酱、胡萝卜或者黄瓜配芝麻酱、芹菜或者彩椒配花生酱等，大家可以尝试随意组合。

如果是骨髓移植后 3 个月以内的患者或者中性粒细胞减少症的患者，不推荐吃生的坚果，可以煮熟或者用高压锅处理以后再吃，降低有可能食物不洁而带来的感染风险。

乳制品、豆制品

牛奶、豆浆、奶粉、酸奶除了单独吃，还可以加到不同的食物里增加热量和蛋白质。例如，煮好的粥里加入奶粉；蒸熟的薯类（红薯、紫薯、土豆、山药等）可以捣碎加入奶粉或者牛奶，就成了奶香薯泥，再将烤过的坚果捣碎撒到奶香薯泥上，非常好吃。奶香薯泥也可以根据吞咽能力和个人喜好加入不同量的奶液来调整稀稠度。酸奶拌水果也是营养丰富、口感清爽、味道醇美的加餐小食（再撒上椰蓉、烤坚果、火麻子仁、奇亚籽更好吃）。

大豆是植物中少有的完全（优质）蛋白质来源，加餐小食来一点煮毛豆（青豆）或者豆腐干也可以补充蛋白质。豆腐脑（水豆腐）也是容易吞咽、无须咀嚼，提供优质蛋白质的食物。与我们国内患者常吃的米糊、藕粉这些容易吞咽无须咀嚼的食物相比，豆腐脑能给身体提供更多的蛋白质。

高脂肪的果子

牛油果、椰子肉都是脂肪含量高且质量也不错的食材,增加到膳食中可以增加热量。一个牛油果就可以增加 250kcal 的热量。无糖烤椰子片或者椰蓉,大拇指大的一汤匙量也可以提供 50kcal 的热量。一颗新鲜的椰子把椰肉挖出来吃,热量也能有大概 300kcal。牛油果去皮去核切片放到凉菜里,还可以切成丁放到酸奶里,好吃又增加热量。椰肉片、椰蓉都很容易添加到各种食物中,不但热量高也带来了椰香的风味,例如,加到酸奶里,放到自制的豆沙、薯泥上,还可以混合多种蔬菜水果做成营养奶昔。

特殊医学用途配方食品

特殊医学用途配方食品是为不同疾病患者特别制作的一类配方食品,在我们国家刚刚起步。目前,特殊医学用途配方食品主要有完全可以代餐的全营养配方,吃不下饭的患者,可以喝这样的全营养液来满足身体的营养需要。还有一些非全营养的配方,只提供某些特定营养成分,如蛋白粉、中链脂肪等。大部分液体配方跟牛奶长得很像,但是营养更全面均衡,比牛奶提供了更多的维生素和矿物质。一般 100mL 配方液能提供 100~200kcal 的热量以及 3~5g 的蛋白质。液体配方除了像牛奶一样地喝,还可以做成冰棒、冰块、冰沙来吃。粉剂配方可以方便地加到其他的食物中,如粥、汤、饭、薯泥,用来增加营养。蛋白质粉也可以直接加到不同食物里,进一步增加蛋白质的量。但不建议单吃蛋白粉,建议搭配其他食物一起,让身体可以更好地吸收和利用吃下去的蛋白质。

我们传统文化中生病常吃的食物如何优化营养呢?

1. 给粥加点料

生病喝粥在我们的饮食文化里源远流长。大家觉得粥好消化、湿润,容易入口吞咽。一般在病房见到大家吃得最多的就是大米粥、小米粥。如果煮粥的食材只有米,营养单一,热量和蛋白质都不够。我们传统的八宝粥、菜肉粥、海鲜粥的营养就比单一的米粥要好很多。米和豆搭配在一起，能优化两个食材中的植物蛋白质，提高蛋白质在身体内的利用率。菜肉鱼等混在粥里，增加食材的多样化，丰富了营养价值，提供了更多的身体治疗康复需要的蛋白质。煮粥的时候还可以煮得干一些，少放一些水，然后通过加奶或者营养液的形式让它变稀，这样也能增加热量和蛋白质。粥里多加点料，营养就上去了，下面的例子希望能帮你做出一份营养满满的粥。

喜甜的：粥里可以加奶粉/豆浆粉/特殊医学用途配方营养粉、椰蓉、坚果碎、各式种籽，加入捣碎的香蕉、枣泥、枸杞、葡萄干等可以帮助增加甜的口味。

喜咸的：粥里可以加肉末、肉松、鱼片、坚果碎、各式种籽、煮熟切碎的水煮蛋、切碎的豆腐干等。

2. 给汤升个级

在我们的饮食文化中，汤经过熬制，被视为精华。鸡汤、鱼汤、排骨汤，是我们在病房里常见的"滋补"食物。然而，仅仅是汤，营养甚微，大量是水，少量是脂肪和矿物质，几乎没有蛋白质，也没有助力康复的维生素。只喝汤，往往是喝饱了肚子，而营养供给不足，饥饿到了身体。所以，不能只喝汤，汤里的鱼肉、鸡肉、排骨肉都应该吃下去。很多患者喝汤的时候，咬不动肉或者不想吃固体食物，可以把汤中的肉和其他食材捞出来，用搅拌机打碎，再把汤浇上去，变成一个类似于芝麻糊的状态，就可以连喝带吃，营养翻倍。如果就只想喝汤汤水水呢，可以在一碗汤里加入 2 勺乳清蛋白粉，大概就能增加 50kcal 的热量和 12g 的蛋白质。

优化了生病时候我们常吃传统食物的营养，再给大家推荐一个增加食物营养密度的好办法——大杂烩搅拌。

大杂烩搅拌

混合食物营养多，多种食材可以混合到一起，用搅拌机做成营养糊糊或者营养奶昔。不但营养丰富，而且看起来体积小。食物用搅拌机一搅，食物的体积看起来就会小很多，对于食欲不佳的患者，看到大量的食物往往觉得压力山大，更吃不下了。搅拌机搅拌一下，就相当于把食物浓缩了很多。

　　营养糊糊和营养奶昔可以根据个人喜好来制作。例如，五谷杂豆加上坚果煮熟，水煮蛋剥皮与苹果、胡萝卜一起放到搅拌机里搅拌就成了营养糊糊。营养奶昔可以是不同的蔬菜水果加上乳制品或者豆制品。我最喜欢的是羽衣甘蓝香蕉奶昔，羽衣甘蓝（或者是水里烫过一下的菠菜），加上香蕉、酸奶、牛油果、豆奶、核桃、椰子肉、亚麻籽、奇亚籽一起搅拌，非常好吃。香蕉是做奶昔的神器，它提供的甜味足以让奶昔香甜可口，完全不用加糖；类似的增加奶昔香甜的神器还有芒果和木瓜。

　　上面列举的这些食材，只是一些例子，大家只要选取一些日常生活中容易买到的、自己喜欢的即可，完全不用上面每一个食材都一一打卡。书后也有一些食谱供人家参考。

　　好了，分享了这么多，快动手试一试吧！

　　疾病就交给医生去治，我负责开心就好，人生的转折点已经来了，也许换一个活法会有惊喜在等我。

——蓝风
（肺黏液腺癌患者，"菠萝因子"公众号读者留言）

没办法吃东西了怎么办？

本文要点

肠内营养包括大家常听说的口服营养补充（oral nutrition supplement，ONS）以及管饲。管饲是通过一根管子将营养液输入消化道里进行人工喂养。肠内营养能给患者提供维系正常生理功能的营养物质，同时继续使用消化道，有助于维系消化系统的生理功能，对整个免疫系统也有积极的作用。相比较于肠外营养，肠内营养更加安全，感染风险低，还能防止有害细菌在身体里移位而进一步引发感染，也更加经济实惠。管饲根据管子放置的方式分为不同的类型。管饲营养支持就是一个桥梁，在患者身体虚弱吃不了太多东西或者无法正常吃东西的时候，给身体足够的营养，帮助身体恢复。患者和家属要对管饲营养支持摆正心态，积极主动地跟医生交流自己的饮食情况，如有需要尽早开始合适的营养支持，避免等到重度营养不良，已经对治疗和康复产生不良影响以后才进行干预。

1881 年，美国第 20 届总统詹姆斯·A. 加菲尔德（James A. Garfield）遇刺，手臂和腹部被枪击中。身为总统，接受的当然是当时全国最好的治疗。可是总统不能吃喝，这可怎么办呢？

为了维系他的生命，医生就通过一根管子从肛门里给他打入喂养液。喂养液都有啥呢？大概 60mL 的牛肉提取物（用牛肉、盐酸、盐加工而得），约 7mL 的预消化过的牛肉（beef peptonoids）和约 18mL 的威士忌。每 4 小时喂一次，医生们也随时观察总统的消化情况，看他是否能排便。5 天后他们还尝试了增加鸡蛋黄，但是发现产气太多就放弃了。就这样，一直喂养了 37 天，维持加菲尔德的生命到逝世。

通过这根管子从肛门喂养，让加菲尔德总统在不能吃喝的情况下，维系了超过一个月的生命。这就是人工喂养临床实践的典型例子，是肠内管饲营养支持在历史中的记录。肠内营养就是通过消化道给予营养物质，包括我们常听说的口服营养补充以及通过管子进行人工喂养的管饲营养支持。

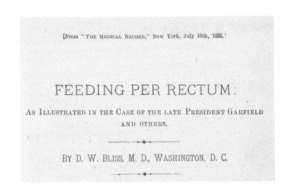

加菲尔德总统治疗笔记的文书

图片截图于 WILLARD B. Feeding per rectum: as illustrated in the case of the late President Garfield, and others[M/OL].[2020−08−02]. New York: Medical Record, 1882. https://collections.nlm.nih.gov/ext/dw/101470778/PDF/101470778.pdf

什么是管饲营养支持？

管饲营养支持是现代临床医学的重要治疗手段，对于癌症患者是十分重要的。无论是癌症本身还是治疗都很可能给我们习以为常的吃饭带来很多障碍。比如，食欲实在差，吃不下也吃不够；肿瘤堵住了食管，吞咽困难；又或者是昏迷在床，无法清醒过来自己吃东西等。如果身体都得不到应有的养料，如何抵抗疾病，如何从疾病中康复呢？这时候，通过肠内管饲营养的方式，就能给我们患者提供维系正常生理功能的营养物质，而且可以继续使用消化道，有助于维系消化道的生理功能，对整个免疫系统也有积极的作用。同时，相比较于肠外营养，肠内管饲营养更加安全，感染风险低，还能防止有害细菌在身体里移位而进一步引发感染，也更加经济实惠。

如今，管饲营养支持应用很普遍，不再是加菲尔德总统那时只有总统才能用的了。在临床治疗中，如果成人患者 3~5 天没办法正常吃饭，或者食欲不佳，尝试了鼓励进食以及改善食欲的方法，也提供了口服营养补充产品后，进食量还是达不到目标剂量或者生病前日常膳食量的 60%，就应该考虑提供管饲营养支持。如果是重度营养不良的癌症成人患者或者是儿童患者，进食量3天都达不到目标剂量的75%，就应该考虑提供管饲营养支持来防止营养状况进一步恶化而影响治疗的顺利进行。

营养如何通过管子进入我们身体呢？

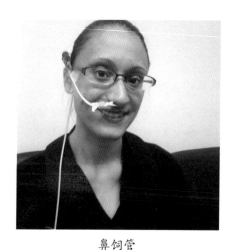

鼻饲管

图片来源：The Oley Foundation
（已获得照片本人丽贝卡（Rebekah）
的许可在本文中使用）

管饲营养支持有不同的方式，目的就是通过一个小管子，把营养素运送到消化道里。当然，我们现在会选择更符合生理进食的方式，优先把喂养管放到胃里，而不是像100多年前，加菲尔德总统那样放到肛门里。

常用的有鼻饲管，包括鼻胃管和鼻肠管，就是将管子从一边鼻孔放下去，通过食管，最后达到胃或者穿过幽门达到小肠（十二指肠或者是空肠）；这是无创伤的，随时可以把管子抽出来。放置的时候没有特别不舒服，可以使用药物舒缓鼻子的不适感；而且一边放管子一边喝水吞咽也会使放置过程容易不少，同时帮助管子更顺利地进入胃或者小肠里，而不是误入呼吸道。

如果是需要长期（大于3个月）使用管饲营养支持，就可以考虑安置一个胃造瘘或者是小肠造瘘。通常，我们都优先选择胃造瘘，食物在胃里消化更符合我们的生理消化吸收特点。胃造瘘根据手术操作的不同，分为手术胃造瘘（gastrostomy，GT）或者是经皮内镜下胃造瘘（percutaneous endoscopic gastrostomy，PEG）。只有当胃不可以用，比如胃全切、胃潴留严重、误吸风险很高（容易将液体误吸入肺里）的情况或者高位肠梗阻，我们才会将管饲营养支持的管子的末端放置到小肠。

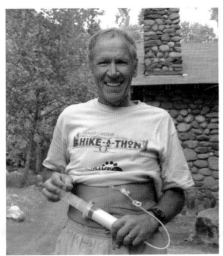

瑞克（Rick）说这是他在美国亚利桑那州大峡谷国家公园的 Phantom Ranch 吃午餐。他由于疾病，没法正常吞咽，通过管饲给自己打营养液，让他能继续旅游和精彩的生活。

图片来源：The Oley Foundation（已获照片本人的许可在本文中使用）

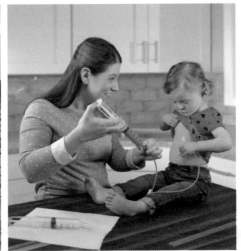

用大的针管向胃造瘘管打营养液

图片来源：https://www.compleat.com/blog/what-you-need-know-transitioning-real-food-tube-feeding-formula（已获得许可在本文中使用）

对于营养不良风险高，治疗严重影响进食的疾病，例如头颈癌，临床上还会建议已经营养不良的患者在放化疗前就安置好 PEG，这样在治疗开始后，就算是吃不下，也可以通过 PEG 来进行管饲营养支持，为身体提供需要的营养，进而保障治疗的顺利进行。等恢复正常吃饭以后，这个管子也是可以很容易拿掉的。

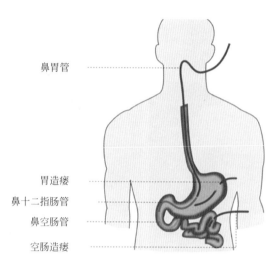

鼻胃管

胃造瘘
鼻十二指肠管
鼻空肠管
空肠造瘘

不同位置的喂养管

图片来源：根据此网址（https://www.cirse.org/patients/ir-procedures/jejunostomy/）图片翻译而得

喂养的营养液是什么呢？

现在去看 100 多年前给加菲尔德总统喂的营养液实在是太不靠谱了，缺少很多身体必需的营养素，还给他喂酒这种十分不利于身体健康代谢的食物。但是那个时候，人们连维生素 C 都还不知道呢，又怎么知道有那么多的营养素是人体所必需的呢？而如今，随着我们对营养学不断地探索和更加深入地认识，肠内营养液也越来越成熟，可以提供目前已知的人体必需营养素，还尽量涵盖更多的重要营养素，来更好地满足身体的需要；同时还对营养素做处理，满足患者不同消化功能的需要，也会增加或者调整不同的营养素来满足不同疾病患者的需要。现在已经有了商业成品的肠内营养液以及特殊医学用途配方食品，可以方便地在临床中使用，给需要的患者提供适合的管饲营养支持。

很多患者听到管饲营养支持，心里第一个反应就是抵触，觉得这是自己吃不下饭菜的一个惩罚。其实不然，管饲营养支持是一个好帮手。食欲不好、饭菜难以下咽是疾病本身和治疗共同影响的结果，患者一定不要自责，家属也不要给患者太大的压力。疾病本身就已经让大家身心疲惫，吃不下的时候，可以鼓励，但不要强迫。还是吃不下，进食有困难的，管饲营养支持就是一个很好的解决办法。它就是一个桥梁，在身体虚弱吃不够东西的时候，给身体足够的营养，帮助身体恢复，等恢复好了，就可以自己好好吃饭，不再需要管饲营养了。

希望患者和家属对管饲营养支持摆正心态，也建议大家积极主动，多跟医生交流自己的饮食情况，如有需要尽早开始管饲营养支持，避免等到重度营养不良，已经对治疗和康复产生不良影响的时候才进行干预。

癌，也让我体会了生活的不一样，我现在很快乐，很珍惜现在的一分一秒和家人、朋友共处的时光，活得真诚，感恩遇见。

——熊猫

（"菠萝因子"公众号读者留言）

消化道没有功能了如何补充营养？

本文要点

肠外营养就是不使用消化道，直接将营养物质通过静脉滴注的形式打到血管里，为身体提供营养。在治疗中，营养针、静脉营养就是肠外营养。肠外营养可以通过中心静脉导管（如 PICC^①、输液港等）直接将营养素运送到血液里，给身体提供营养物质。肠外营养是消化道没有功能或者通过消化道喂养满足不了身体需要时，无奈之下的选择。适时且恰当地使用十分重要。

一天不吃东西，饥肠辘辘；一周不吃东西，生命堪忧；那一年，不，是 30 年不吃呢？还能好好活着吗？

能！还能生儿育女，甚至还有了孙辈！

1986 年，一位年轻的患者周绮思，由于肠坏死，手术切除了全部小肠和部分结肠。没有了绝大部分的肠子，她无法正常吃东西，更没法使用消化道获取营养，但手术后，她活了 30 年。30 年没法正常吃饭，周绮思是靠什么维系生命的呢？从手术后到 2016 年逝世，这 30 年她完全是靠着肠外营养存活，而且还怀孕生女。在逝世前，她还看到了小外孙女的出生。

什么是肠外营养呢？

肠外营养就是不使用消化道，直接将营养物质通过静脉滴注的形式打到血管里，为身体提供营养。在治疗中，大家常常听到的营养针、静脉营养都是肠外营养。肠外营养是 20 世纪医学方面最重要的突破之一。在临床可以成熟使用静脉来给予营养之前，消化道严重受损的患者就会因为营养供给不足，而等不到疾病治好就离开这个世界了。

---

① PICC：peripherally inserted central catheter，经外周静脉穿刺的中心静脉导管。

肠外营养里有些什么？

静脉滴注我们大部分人都打过，药水通过吊针打到我们血管里。要想满足我们身体的营养需要，肠外营养液里需要包含维系生命的必需营养素，大家熟悉的宏量和微量营养素都得有：身体必不可少的碳水化合物在肠外营养液中就由葡萄糖来提供，构造身体基础的蛋白质是由单体氨基酸来提供，当然不能少了重要的供能物质——脂肪，还有一定不能或缺的多种维生素、矿物质等。

为了能更好地满足我们的身体需要，科学家和临床医护人员一直都在不断地对肠外营养液的成分进行优化。例如，肠外营养的脂肪乳最开始仅仅只有大豆脂肪，对肝脏并不友好，有一定促炎的作用。后来使用了混合油脂，就好很多。这就像我们吃饭似的，食物多样化更健康。现在还有了针对胆汁淤积等肝脏问题的全 ω-3 鱼油脂肪乳。针对不同年龄和疾病状态的患者，也有不同配比和种类的氨基酸来更好地进行营养供给。

这些肠外营养液如何打到身体里呢？

两种途径可以将这些营养物质通过静脉滴注的形式打到血管里：一种是通过周围静脉，就像我们平常打吊针时那样在手背上扎针；还有一种就是通过中心静脉，如 PICC、输液港。

要通过肠外营养全量提供我们所需的营养物质，中心静脉注射会更好。因为静脉营养液比较浓，而且营养物质放进去的越多就越浓，而外周静脉血流量小，较高浓度的营养液对外周静脉血管的压力就会比较大，所以利用外周静脉很可能运输不了能满足我们身体所需的足量营养物质，只能作为部分营养物质的补给，而且长期使用外周静脉提供肠外营养液，也不利于外周静脉血管的健康。中心静脉导管的末端位于连接心脏的大静脉里，所以血流量大，营养液输入进去以后可以迅速被血液稀释，不会给血管壁造成过大负担，并且能随着血液带到全身。利用中心静脉就可以足量并长期提供我们身体所需的营养。大部分癌症患者都会安置中心静脉导管（如 PICC、输液港等），都是可以用来打肠外营养液的。

什么时候使用肠外营养呢？

对于癌症患者而言，可以在消化道丧失功能，或者因消化道功能严重受损而无法很好地耐受食物或者肠内营养的时候使用肠外营养。

在癌症治疗过程中，疾病本身以及治疗都会给我们消化道功能和正常进食带来显著的影响，例如，严重且治疗无效的呕吐和腹泻、严重的肠梗阻、放射性肠炎等，这些都会令患者没法好好使用消化道。而癌症患者属于营养不良高风险的人群，保障营养供给才能保障治疗的顺利进行。因此，肠外营养是癌症患者治疗过程中的重要工具。

但是，并非所有癌症患者都适合使用肠外营养。是否需要肠外营养，什么时候用，用多久，都要根据患者自身的营养状况、临床情况以及治疗目标和方案，由专业医务人员综合评估来决策。如果胃肠道有功能，一定要优先使用胃肠道来喂养（如正常饮食或管饲肠内营养）。因为消化道除了消化吸收营养物质，还有维系免疫系统的重要功能。所以，使用消化道，不只能提供营养，还能保障免疫，降低感染风险。肠外营养是消化道没有功能时，或者通过消化道喂养满足不了身体需要时，无奈之下的选择。而且，如果患者营养状况好，那么在手术前、化疗前、放疗前随意使用肠外营养并没有什么好处，反而会增加治疗费用以及感染风险。

所以，当我们吃不下，满足不了身体的营养需要的时候，不能简单粗暴地用一个营养针进行肠外营养，而是应该首先请专业的医生、临床营养师进行营养评估，判断最适合的营养干预方式。

使用肠外营养的时候患者需要注意什么呢？

1. 不要求也不接受只选用单个营养素

肠外营养应该以全营养的形式供给，给予的时候要有葡萄糖、氨基酸、脂肪乳、维生素以及矿物质等微量元素。不应该输单瓶只给单个营养素，例如只输脂肪乳提供热量或者只输氨基酸提供蛋白质，各个营养素之间需要配合运作，只给单个营养素是不利于改善患者的营养状态的。

另外值得注意的是，如果有低蛋白血症，是不能通过仅输单瓶的氨基酸来立即增加白蛋白解决低蛋白血症的；同样，如果想通过输白蛋白来改善营养问题，也是没有效果的。

2. 配合医生做好监控工作

肠外营养开始的第一周，基本每天都要检测电解质，用来调整营养液里不同营养素、电解质的成分，以便更好地满足身体的需要。希望患者能理解医生，不要拒绝血液生化检查。

3. 配合医护人员做好日常护理

做好肠外营养的通路（如中心静脉导管）的日常护理，帮助降低感染风险。PICC 和输液港等的护理，可以请教专业的医护人员。

4. 不可急于求成

肠外营养从开始到达到目标剂量需要 3~5 天，循序渐进地增加供给量（通常不是液体量，而是里面营养成分的量）才能更安全，让身体更好地适应，操之过急可能会引起高血糖、电解质紊乱或者其他不良症状。

5. 不要以为使用肠外营养或者营养针就万事大吉了

多和医护人员交流，帮助监测消化道功能的恢复，尽量早点使用消化道。在可以通过消化道喂养后，再逐渐减少肠外营养，保障营养的不间断供应。如果是通过外周静脉提供肠外营养，建议不超过 1 周。时间太久，不利于血管的健康。

希望患者和医护人员都能科学合理地使用肠外营养，用得恰当、用得适时、不盲目，才能有最好的治疗效果。医学营养学一直在不断发展，一百年前想都不敢想的没有肠子该如何生活，到如今，我们看到只靠肠外营养就能长期维持生命，生儿育女；在疾病治疗过程中，也能有效地给无法正常饮食的患者提供营养，为康复和回归正常的生活架好一座桥。未来，临床营养定会给我们带来更多的希望与惊喜。

癌症让我更好地记住生命中那些值得我们感激和热爱的人和事情。但同时，它也让我更容易对那些不顺利的事情勇敢放手，工作也好，恋爱也好。生命每一刻都是奇迹，所以千万不要留恋那些让你过得糟糕的事情。勇敢放手，让你自己每一刻都是最棒的！

——诺瓦·洛维罗·斯普里克（Nova Loverro Sprick）

（《纽约时报》专栏，摘自"菠萝因子"公众号）

恶心呕吐怎么办？

本文要点

恶心呕吐是癌症治疗期间常见的副作用。缓解症状可以尝试选择恰当的食物和烹饪方法，改变吃饭的频率和时间，穿着舒适的衣服，调整心态，还可以尝试按压穴位。无法缓解的话，要积极和医生沟通，及时选择适合的药物干预。

在癌症治疗过程中，放化疗是常使用的治疗手段，但也带来了很多影响饮食的副作用。恶心和呕吐是治疗中最常见的副作用，几乎每个患者都有经历。化疗药物、头颈部或消化道的放疗都容易引起恶心或者呕吐。癌症本身带来的生理和代谢的改变也会引起恶心和呕吐。另外，心理因素也不容小觑。恶心和呕吐不仅会严重影响饮食营养的摄入，严重的呕吐还会造成脱水以及体内电解质的紊乱，一定要及时到医院进行干预，避免严重脱水导致的生命危险。

如何缓解治疗期间恶心呕吐呢？下面的几个方法希望可以有所帮助。

选择恰当的食物和烹饪方法

1. 建立食物档案，选择更适合自己的食物

诱发恶心呕吐的食物，因人而异。做食物档案可以大概知道什么样的食物会引发自己恶心或呕吐，以后就避免在治疗期间吃这些食物。通常，口味清淡的食物相比高油脂和味道重的食物更容易被患者接受。这里的口味清淡，只是烹饪调料的清淡，并不是滴肉不沾、小米粥配水煮菜。肉、蛋、奶、禽帮助提供治疗期间必不可少的优质蛋白质。猪肉、牛羊肉以及海产品可能味道比较大，有些患者会加重恶心的感觉；鸡肉味道不大，通常更易接受。但也要注意因人而异，根据自己的情况选择适合自己的即可。

2. 选择吃室温的食物

高温加重食物的气味和味道，而冷的或者常温的食物不容易引起恶心或加重

恶心的感觉。食物做好后，可以稍晾一下再端给患者。

3. 避免油炸烹饪

油炸食物或味道 / 气味比较重的食物容易引起恶心，尽量不要给患者提供这些食物，也不要在患者面前吃这些食物。

4. 避免油烟

油烟也容易引起恶心呕吐，尤其是很多家庭做饭的时候油烟比较大。建议做饭时，让患者待在通风好的地方，不要待在充满油烟的厨房。

5. 选择有帮助的食物和味道

姜是个好东西，姜糖、姜汁水或者其他含姜味的食品对缓解恶心有一定帮助，可以尝试。酸味的东西，如柠檬水等，也有一定的帮助。早晨起床如果觉得恶心，可以尝试吃苏打饼干，有一定的缓解作用。腹胀有时也会引起恶心。如果腹胀，可以先暂时避免吃容易胀气的食物，如干豆类（黑豆、红豆等）、豌豆、西兰花、卷心菜等。

6. 呕吐之后饮食循序渐进

呕吐完全停止再吃东西。可以先试试清流质，如水或者没有油脂的清汤。如果没有严重的不舒服，再慢慢增加其他食物，从清淡无味的食物（如米粥、馒头、鸡蛋羹等）到加入调味的食物。

改变吃饭的频率和时间

1. 少食多餐

胃空或者吃得太饱，都容易引起恶心和呕吐。少食多餐，每餐不要吃得太饱。可以定好时间，每隔两三小时就吃一点东西。不需要根据常规的吃饭饭点用餐，只要是自己不太难受的时候，都可以吃一点东西。一次饮水不要太多，胃胀容易引起恶心呕吐。手边放一个杯子，少量多次小口饮水。

2. 饭后不要立即平躺

吃过饭后，可以先坐一会儿，或者把枕头垫高。食物刚刚下肚就平躺，容易增加呕吐风险。

3. 治疗前 2 小时内停止进食

对于呕吐症状严重的患者，可以在治疗前 2 小时停止进食，这样不会导致治疗期间呕吐。

衣着舒适

衣服过紧，也有可能增加恶心呕吐的风险。选择宽松舒适的衣服，如有松紧的裤子，不用系腰带或皮带。

调整心态

1. 坚持进食

不能因为恶心呕吐，觉得反正吃了都是要吐出来的，就拒绝进食了，还是应该尽量吃。

2. 听舒缓音乐

不少研究表明，冥想、放松、心理暗示、听舒缓音乐都有助于缓解症状。尤其是在给化疗药物之前，或者是放疗之前尝试，有一定帮助。

3. 专业心理指导

治疗期间心理压力大，可以尝试自我调节，或者咨询专业心理医生。

按压穴位

临床研究表明，按压内关穴，有助于缓解呕吐，对化疗 / 放疗引起的呕吐也有效果。可以两手交替，各按压 2~3 分钟，在饭前或者是睡前按压，也可以一天多次按压。针对成人和儿童癌症患者，都有不少这方面的研究，美国顶尖肿瘤中心纪念斯隆 - 凯特琳癌症中心（Memorial Sloan Kettering Cancer Center）也推荐。不要钱又没有副作用，大家不妨试一试。

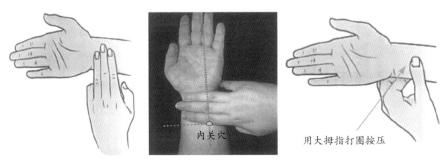

内关穴

用大拇指打圈按压

按压内关穴

图片来源：YOUSEF Y E, ZAKI N, SAYED A. Efficacy of acupressure on nausea and vomiting among children with leukemia following chemotherapy[J]. Journal of Nursing Education and Practice, 2018, 9(1): 89−97.

药物控制

恶心呕吐如果比较严重，上述方法无法缓解，建议和医生讨论选择适合的药物来控制。针对恶心呕吐的药物有很多种，如果一个药物没有效果，还可以再尝试其他的。同时，如果已经对某一种化疗药物出现严重的恶心呕吐症状，可以和医生商量在下一次用药的时候，提前干预。例如，在化疗开始前半小时，还没有出现恶心症状的时候就给一些控制恶心的药物，帮助降低化疗药物带来恶心呕吐的副作用。

我是乳腺癌患者，治疗后12年过去了。唯一体会的是心灵要放空，不被"癌"字困扰，且心中对坏细胞常念"咒语"。战略思想是你强它弱，你进它退。内心的强大足以证明自己生命的强大。

——枫叶

（"健康不是闹着玩"公众号读者留言）

便秘怎么办？

便秘是癌症治疗期间常见的症状。预防和缓解便秘可以尝试喝充足的液体，吃富含膳食纤维的食物，每日适当运动，将排便作为每日例行的公事，尝试改变如厕姿势。如果还是不能缓解，要积极跟医生沟通，及时选择适合的药物干预。

由于癌症本身以及治疗过程会对消化道产生显著的影响。很多癌症患者都经历过便秘。一般人每日都会排便，有的人可能会隔一两天才排便一次。临床上一般将每周排便次数少于3次定义为便秘。无论是化疗药物、腹部放疗，还是止痛药，都有可能引起便秘。如果平常就有排便困难、大便干燥的问题，需要及时告诉医生，采取预防措施。治疗中一旦发觉排便不符合自己以前的规律，就要注意引起便秘的原因，并及时跟医生以及营养师交流，不要拖延，时间越久处理起来越困难。

便秘容易影响食欲，减少进食量，进而影响营养状况，而严重便秘还可能会导致肠道供血不足、肛门撕裂、低位肠梗阻等。

从营养护理的角度，我们可以做些什么呢？

喝得充足

喝足够的液体，可以是水，也可以是汤，还可以是蔬菜汁、果汁。一般情况下，推荐每天至少2000mL摄入量。便秘的时候容易腹胀，建议不要喝苏打水、碳酸饮料，避免用吸管喝水，这样可能会吸入过多的气体，加重腹胀。

吃富含膳食纤维的食物

膳食纤维，可以帮助肠道蠕动，刺激便意，增加大便含水量，避免大便过于干燥，进而帮助缓解便秘。

哪些食物富含膳食纤维呢？蔬菜、水果、全谷物食品、杂粮、豆类、坚果、种籽等食物中含有丰富的膳食纤维。吃的量可以循序渐进，忽然一下子吃太多可能会使肠道不适应而腹痛。一定要注意，多吃含膳食纤维高食物的同时，需要保障饮水充足才可以缓解便秘。有研究表明洋车前子 (psyllium) 的膳食纤维补充剂能增加大便含水量，对缓解便秘有一定帮助，可以尝试。火龙果、猕猴桃帮助排便的效果也不错，也可以尝试。

便秘时也可能会觉得腹胀，如果吃太多易产气的食物，却还没有排便，可能会更不舒服，可以适当回避易产气的食物，如西兰花、圆白菜、豆类、洋葱、芦笋等。

如果已经是重度便秘，就不建议单纯通过吃大量高纤维的食物来帮助排便，而是应该就医，采取必要的医疗手段来帮助排便。

每日适当运动

运动也可以帮助肠道蠕动，促进排便。并不一定要激烈运动，轻度活动就能有一定的帮助。在治疗期间，患者一般都比较虚弱，但建议尽可能地下床走一走，或者在床上做一做简单的拉伸运动。

每日例行公事

每天争取固定时间排便，无论是否有便意都试着去上厕所。早上起床后，可以喝一杯温热的水，有助于促进胃肠蠕动，刺激便意。

改变如厕姿势

排便的姿势也会影响到排便的难易程度。上厕所蹲着排便会比坐在马桶上容易一些。如果坐在马桶排便，可以放一个小凳子，将脚踩到小凳子上，这样的姿势可以帮助弯曲臀部并将骨盆置于更自然的下蹲位置，排便会容易一些。

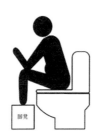

踩脚凳如厕

图片来源：https://www.bidmc.org/-/media/files/beth-israel-org/centers-and-departments/rehabilitation-services/all about constipation booklet 2016 05 rev.pdf

药物治疗

有不少缓解便秘的药物，作用机制不同，可以跟医生讨论选择适合的药物来缓解便秘。同时在使用一些大剂量镇痛药的时候，很容易出现便秘，也可以和医生讨论提前使用一些缓解便秘的药物预防便秘的发生。

---

32 岁时诊断为肿瘤，上周还出现左耳突发性耳聋，与其想为什么又是我，还不如好好活着，一步步来，工作、生活两不误，接受治疗，配合治疗，定期复查。

——接拉拉

（"菠萝因子"公众号读者留言）

腹泻怎么办?

本文要点

腹泻是癌症治疗期间常见的症状。腹泻发生以后要保证充足的液体摄入,避免脱水;尝试吃一些可溶性膳食纤维;同时避免过于油腻的食物;避免甜食,少吃糖醇;注意自己是否对乳制品不耐受;避免刺激的食物;在专业医生和临床营养师的指导下选择合适且质量有保证的益生菌进行尝试。如果还是不能很好缓解,要积极和医生沟通,选择适合的药物干预。

腹泻也是几乎所有癌症患者都经历过的。癌症本身,尤其是影响脑神经的肿瘤、结直肠癌、胰腺癌等,容易引起腹泻;治疗(放化疗、手术、造血干细胞移植)会对消化系统带来显著的影响,也容易导致腹泻,同时还会伴随食物不耐受和吸收不良;另外感染和长期使用抗生素也容易导致腹泻。严重的水样腹泻还可能引起脱水,危及生命,这一类腹泻一定要及时就医。

从营养护理的角度,我们可以做些什么呢?

保证充足的液体摄入

腹泻会导致大量液体和电解质流失,需要及时补充,避免脱水和电解质紊乱。通常建议一天补充不少于 2000mL 的液体,但是在补充水分的同时,还应注意电解质的补充,可以选择口服补液盐。建议咨询医生,选择适合的口服电解质补液盐产品。由于治疗期间,电解质会受很多因素的影响,如果腹泻很严重的话,医生可能会采取静脉补液。

选择适合的膳食纤维

少吃富含不可溶性膳食纤维的食物,如芹菜、韭菜以及蔬菜水果的皮,那种咬起来比较粗糙、不容易咬碎的纤维。腹泻期间,全麦、糙米等高纤维的主食可以由白米白面类主食替代。水果、蔬菜可以采取去皮煮熟的方式，来减少不可溶性膳食纤维，增加可溶性膳食纤维。

可溶性纤维可以溶于水成胶状，帮助大便成形，对腹泻有一定帮助作用；更重要的是一些可溶性膳食纤维在肠道发酵，可以作为肠道菌群的食物，帮助调节肠道的微生态平衡，促进肠道功能的恢复。腹泻期间，可以使用一些可溶性膳食纤维补充剂。像小麦糊精 (wheat dextrin)、部分水解瓜尔胶 (partially hydrolyzed guar gum) 的膳食纤维补充剂都是目前研究证据比较多、常用且比较容易买到的品种。

以前美国医院会推荐腹泻严重的患者短期尝试 BRAT 餐：只吃香蕉、煮熟的米饭、苹果泥（苹果去皮切块煮熟成果酱状）、烤的白面包片，等症状改善后再慢慢增加其他食物。其实这也是一个低不可溶性膳食纤维的膳食，我们中国人用白米粥、烤馒头片也是一样的。不过这样的膳食，由于食物种类很少、营养不足，吃得久了会导致营养不良。随着医学食品的研发，现在腹泻患者可以尝试使用只含有可溶性膳食纤维而不含不可溶性膳食纤维的全营养特殊医学用途配方食品，这样既保证营养摄入的全面均衡，又可以补充所需品类的膳食纤维帮助缓解腹泻。

避免高油高脂食物

过多食用油腻的食物会加重腹泻，尽量在腹泻期间不吃油炸食物、肥肉、肉皮等。胰腺癌患者可能会出现胰腺酶分泌不足而导致的脂肪泻。如果看到大便漂浮在水面上，闪着油光，务必告知医生。对于脂肪泻，可以使用胰腺酶来帮助脂肪的消化吸收，缓解脂肪泻。

避免甜饮料，少吃糖醇

吃过多精制糖容易增加腹泻。避免饮用可乐、雪碧等甜饮料；控制果汁的量或者用水稀释果汁。糖醇是一类甜味剂，大量食用容易引起腹泻。糖醇通常会出现在无糖的甜味食品中，看配料表的时候留意 xxx 糖醇、xxx 醇，如木糖醇、山梨糖醇等。

注意乳制品

治疗会影响消化系统的正常功能，有的时候会产生继发性暂时的乳糖不耐受。如果喝牛奶后，腹胀、腹泻加重，就考虑先不吃乳制品，或者选择乳糖酶处理过或无乳糖的乳制品，如舒化奶等。

避免过于刺激的食物

辣的食物、咖啡因（在咖啡、浓茶、巧克力里）可能会加重腹泻，根据自己身体的情况适量食用。过冷或过热的食物也会刺激消化道，可能加重腹泻，可以选择温的食物。

考虑益生菌

益生菌对腹泻有一定的帮助，尤其是长期使用抗生素使得肠道菌群紊乱而导致的腹泻。但是益生菌在免疫抑制人群中的使用有一定争议。而且，市场上的益生菌种类繁多且质量参差不齐，购买使用前请咨询医生和营养师给出具体建议，选择适合自己且质量有保证的产品。

药物治疗

有不少帮助缓解腹泻的药物，作用机制不同，可以跟医生讨论根据实际情况选择适合药物来控制。

我越来越不孤单，无论环绕身边的风暴有多的猛烈，我更加专注当下，享受现在。我的目标不只是生存，更要精彩！

——汤姆·马西里耶（Tom Marsilje）

口腔黏膜炎怎么办？

本文要点

　　如果发生口腔黏膜炎，可以尝试 7 个办法：①保持口腔湿润；②保持口腔卫生；③避免太酸、太辣、太咸的食物；④选择软的不太需要咀嚼的食物；⑤选择用吸管来喝有营养的液体食物；⑥重度的口腔黏膜炎可以在医生指导下使用药物和恰当的营养支持措施；⑦忌烟、酒、气泡水或苏打饮料。预防口腔黏膜炎可以尝试：①口含冰的食物；②使用蜂蜜或者蜂胶漱口。

　　很多人时不时就会遇到口腔溃疡，嘴里一个小白点就足以让人疼痛不已，吃也吃不好。而在接受高剂量化疗或头颈部放疗的患者中，大部分人都可能出现口腔黏膜炎，如果大面积的口腔溃疡一旦出现，患者常常感觉疼痛不已，正常饮食会受到极大的影响，进而影响患者的营养状况，营养不良又对治疗的效果产生不利影响。那如何缓解口腔黏膜炎带来的不适呢？可以试试下面的建议。

保持口腔湿润

　　保持口腔湿润，每天漱口 5~6 次。不要选择含有酒精的漱口水，这类产品容易使口腔变干。可以使用小苏打漱口水，具体配方是 1 茶匙小苏打配 250mL 温水；还可以使用蜂蜜，或者蜂胶漱口来缓解不适，帮助口腔黏膜愈合。

保持口腔卫生

　　保持口腔卫生也很重要，刷牙要温柔，使用软毛的牙刷。如果还是很痛，可以考虑用纱布、海绵等柔软的东西擦牙齿，保持口腔清洁。如果戴假牙的患者，选择只在吃饭的时候戴。

避免刺激性食物和饮品

避免太酸、太辣、太咸的食物，这些食物可能会加剧疼痛。如柑橘类水果、柠檬、西红柿等这类酸味食物，以及烟、酒、气泡水或苏打饮料（如可乐、雪碧等），对口腔的刺激比较大，会加重不适感。咖啡和浓茶也尽量少饮用。

选择质软易嚼食物

选择软的不太需要咀嚼的食物，如粥、麦片、鸡蛋羹、搅碎的肉泥等，蒸熟捣碎的根茎类蔬菜（如红薯、芋头、胡萝卜）也是不错的选择；避免干的、硬的食物，薯片、饼干、烤馍片就不要吃了，实在想吃就放到液体里泡软再吃。

善用吸管

可以选择用吸管来喝有营养的液体食物，减少食物与口腔的接触，这样可以帮助缓解疼痛。

药物治疗和营养支持

如果是重度的口腔黏膜炎，就需要医生特别处理，给予药物帮助缓解症状和止痛。如果还是严重影响吃饭，不能保障营养，就需要积极配合医生使用肠内管饲或肠外静脉营养支持。

如何预防口腔黏膜炎

以上这些方法都是针对已经发生的口腔黏膜炎，但其实，放化疗引起的口腔黏膜炎一定程度上是可以预防的，而且预防的方法便宜又没什么副作用。你可能想不到，一块最寻常的小东西，就能帮上忙！

经常都有患者互相告诫，癌症治疗期间，冷的、凉的食物一定不能吃呀！可事实上，放化疗期间吃冰，有助于预防和缓解由于治疗引起的口腔黏膜炎。这可不是信口开河，而是经过多个临床研究证明的！

在美国，很多医院的临床营养师都会建议患者在接受化疗药物治疗时口含冰块。目前研究证据支持最多的，是在使用 5- 氟尿嘧啶（5FU）期间，以及造血干细胞移植前使用高剂量的美法仑（melphalan）类药物期间，口含冰块可以显著地减少口腔黏膜炎的发生率（下降率高达 60%），就算发生了，含冰块也能帮助降低口腔黏膜炎的严重程度、缩短康复时间。

虽然亚洲地区的居民不太喜欢生病期间吃冰的东西，但新加坡的医院也会建议患者使用冰块和冰的饮品，患者也觉得效果不错。

因为没有办法做双盲实验（患者怎么可能不知道自己嘴里放了块冰呢？），所以不能排除有一定安慰剂的效果。也就是说，症状的缓解可能是因为患者心里觉得有用。不过对照实验数据也表明，口腔黏膜炎的发生率确实下降了。况且这样便宜、安全，又基本没啥副作用的措施，就算是有点安慰剂效果，患者觉得有用，也是值得尝试。甚至有学者呼吁，应该将口含冰块作为正常治疗流程中的一个基本操作。

为什么小小的冰块有这样的功效呢？化疗期间吃冰的食物，可以降低口腔温度，使得口腔血管收缩，减少了含有化疗药物的血液进入口腔，进而减少药物对口腔黏膜细胞的毒副作用。和这个原理相同的还有乳腺癌患者在化疗期间给头皮降温，可能有助于减少掉头发。

对于化疗药物奥沙利铂 (oxaliplatin)，医生曾经不建议使用冰块疗法，因为奥沙利铂对末梢神经毒副作用比较大，会出现手足神经麻木，这种反应在温度低的情况下更是严重。一般在使用奥沙利铂期间，会建议患者保暖，避免接触冰的东西。但是，2019 年发表的一个随机对照研究表明，患者在奥沙利铂注射期间含冰块有助于缓解使用奥沙利铂以后口腔对冷敏感的副作用，降低敏感程度，尤其是奥沙利铂常会和 5-FU 连用。所以，现在越来越多的癌症中心，也会建议患者在使用奥沙利铂的时候含冰块了。例如，美国西雅图癌症护理联盟，医生都会开具冰块的医嘱，给患者在接受奥沙利铂注射的时候使用。

那么，放化疗期间，该如何正确吃冰？

1. 什么时候吃?

在注射化疗药物的整个过程或者是接受放疗的过程中。从药物注射前 5 分钟开始使用，持续 30 分钟到 2 小时或者整个化疗药物的注射过程。

2. 吃什么样的冰？

冰块：饮用水冻成冰块即可，尽量不要买外面已经制好的冰块，因为原料或制作过程的食品安全未知，存在风险。可在制作冰块的水里加入姜汁，对恶心症状有一定的缓解。

冰镇饮品：喜欢的饮品冰镇一下，或者多放几块冰块进去。在整个化疗药物输注的过程中，持续小口喝到嘴里。营养不良的患者，推荐使用冰镇的口服营养补充液，可以是特殊医学用途配方食品，或者在临床营养师指导下自制的营养液。

冰棒或冰激凌：普通冰棒、冰激凌虽然温度低，但营养价值低且高糖，所以可以改良一下，将口服营养补充液冰冻，制成小冰块含在嘴里，也可以制成拿在手里的冰棒，还可以把冰块做好后用食物搅拌机打成冰沙。这样既有冰的温度，又能增加些营养。

除了冰块，还有什么东西可以预防口腔黏膜炎的吗？

蜂蜜和蜂胶。

不少研究都发现，放化疗前后，尤其是头颈部化疗，含蜂蜜也能帮助降低口腔黏膜炎的发生，尤其是重度口腔黏膜炎，就算发生口腔黏膜炎，严重程度也低于不用蜂蜜、用水或者生理盐水的患者，还能减轻疼痛和提高生活质量。除了蜂蜜，也有研究支持使用蜂胶漱口来预防口腔黏膜炎。

如何使用蜂蜜？临床研究验证有效果的方案是：一天 3 次，放疗前 15 分钟，放疗后 15 分钟，以及放疗后 6 小时。可以每次含 20mL 蜂蜜，或者 50mL 蜂蜜用 20mL 的水稀释，或者 20mL 蜂蜜稀释到 100mL 水里来漱口，使蜂蜜能够接触到整个口腔，再吐出来。半小时后再吃饭。

希望这些小方法可以对患者有所帮助。

在这条路上，我们拥抱所有，包括忧伤恐惧，包括幸福快乐，包括平静安宁……

——吴军

（前细支气管肺泡癌患者，"菠萝因子"公众号读者留言）

吞咽困难怎么办？

本文要点

　　食物难以下咽？一喝汤就咳嗽？因确诊吸入性肺炎而入院治疗？这些都跟吞咽困难有关。肿瘤本身和治疗都会导致吞咽困难。吞咽困难会导致脱水、营养不良、吸入性肺炎，甚至死亡。改变食物质地，让食物稀软，使用增稠剂可以帮助缓解吞咽困难。如果吞咽障碍严重，可以使用肠内营养支持管饲的方式来提供营养和充足的水分。

　　食物难以下咽？一喝汤就咳嗽？因确诊吸入性肺炎而入院治疗？你也遇到过这样的问题吗？

　　我们常常觉得咀嚼吞咽是一件很平常不起眼且与生俱来的事，其实将食物咀嚼并能顺利吞咽是一项浩繁的工程，动用了 6 根不同的脑神经和超过 25 块肌肉，凝聚了不同器官之前的协调合作。能好好吃饭、顺利吞咽，是一件值得感恩的事！

　　恶性肿瘤患者不少都经历了吞咽障碍的问题。一种大家比较熟悉的就是吞咽有困难，吞咽时有阻滞感、咽不下去或者吞咽疼痛；另一种大家不太熟悉的吞咽障碍就是误吸。误吸是食物不小心顺着气管跑到不该去的肺里，而没有顺着食管进到胃里。

　　食物怎么会跑到气管里呢？我们每次吃东西可以把食物咽下去就是食物从口腔到达咽喉部位，再顺着食管到达胃。咽喉处有一个小阀门叫会厌，在我们吃东西的时候，会厌就把食管旁边的气管盖住，不让食物进到气管里。当吞咽功能受损，会厌这个小阀门不能有效地在我们每一次吃东西的时候把气管口盖好，一些食物就可能误入到气管里了。越是稀的液体流得越快，当吞咽功能受损的时候，机体的吞咽反射延迟，会厌还没来得及将气管口关闭，液体就有机会进入气管，引发呛咳，长期不采取干预，就会引起吸入性肺炎。

　　误吸分为显性误吸和隐性误吸。喝汤喝水发生呛咳就是显性误吸的一种表现；咳嗽、干呕其实是生理的保护机制，把误吸到气管的东西咳出来。隐性误吸就没那么好察觉了，而且没有了咳嗽、干呕这样的生理保护机制，危害也就更大。一般如果发现吃喝完东西马上说话的时候声音跟平常不太一样，沙哑或者有水汽咕噜声，这就有可能是存在隐性误吸，建议到医院请专业的医务人员来做诊断。

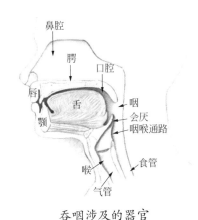

吞咽涉及的器官

图片来源：https://zh.wikipedia.org/zh-tw/ 食管

吞咽障碍在癌症患者中十分常见

超过一半的癌症患者发现自己存在吞咽障碍的问题，由于很多患者可能意识不到隐性误吸，所以实际的吞咽障碍发生率更高。吞咽障碍在头颈癌患者中更是普遍，接近 90% 的头颈癌患者都有吞咽障碍，84% 的头颈癌患者有误吸，其中隐性误吸高达 80%，甚至在放疗结束超过 1 年都还有隐性误吸的发生。接近 80% 的肺癌患者也存在吞咽困难。

是什么导致吞咽障碍的呢？

对于恶性肿瘤患者，主要有两方面的原因导致吞咽障碍：一方面是肿瘤本身影响到吞咽器官的正常功能，如头颈癌、食管癌，或者是肿瘤影响控制吞咽功能的神经，如脑癌。另一方面是治疗的影响，例如，脑瘤手术损伤到控制吞咽的脑神经部位；头颈癌、食管癌手术损伤到作用于吞咽的器官；或者是头颈、胸腔的放疗使得唾液分泌减少、口腔干燥，而食物难以下咽了；另外头颈、胸腔的放疗也可能会引起吞咽的器官组织纤维化或者结痂，进而影响到吞咽。

吞咽困难有什么危害呢？

吞咽困难带来的最直接的影响就是吃不下，进而导致营养摄入不足，进一步恶化恶性肿瘤患者的营养状况，营养不良又显著降低患者对治疗的耐受程度，不利于治疗的顺利进行和康复。还有一个严重的影响就是脱水，因为喝液体容易咳嗽或者不舒服，患者就尽量不喝了，这就导致液体饮用不足而脱水，严重的脱水也是会危及生命的。另一个重要的影响就是食物误吸到肺部，如果不进行干预，长此以往，就会导致吸入性肺炎，又得住院治疗了，甚至危及生命。在一项研究中报道过，在 55 个接受放化疗的晚期头颈癌患者中，有 5 个因为吸入性肺炎而死亡。

所以，要保证治疗的顺利进行以及更好地康复，吞咽困难需要引起重视，尽早诊断，并及时采取有效的干预。

面对吞咽困难可以做些什么呢？

主要是两个方法，首先是改变食物的质地，在吞咽功能受损的情况下，让食物更容易吞咽或者是吞咽更安全。其次，如果改变食物的质地还是不能解决吞咽困难，无法保障患者吃够身体所需的营养，就需要考虑肠内营养，通过管饲的方式将作为食物的营养液在不需要吞咽的情况下，打到胃里，保障我们身体的营养供应。管饲可以作为一个桥梁，短期使用，给身体提供所需的营养，帮助身体康复，等吞咽功能恢复后，就可以重新开始自己吃东西了。也有部分患者，可能需要较长时间的管饲，医生也会根据患者具体的情况给予适合的管饲喂养方式并且按需锻炼口腔和吞咽功能。

有条件的患者一定要到医院寻求专业医务人员的帮助。在欧美等国，都有言语病理学家（speech-language pathologist, SLP）针对有吞咽障碍风险或者存在吞咽障碍的患者，给予专业的评估及干预措施。SLP 通常会根据患者的吞咽障碍类型和程度，对食物的质地给出具体的指导意见。国际吞咽障碍食物标准行动委员会（International Dysphagia Diet Standardisation Initiative，IDDSI）给食物的质地由稀到稠到固体食物，做了 8 个等级的划分，通过改变食物的质地使吞咽更容易和更安全。

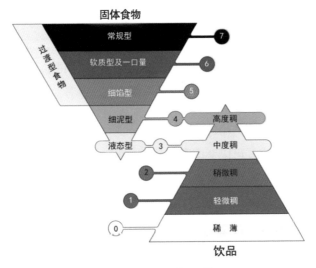

按质地划分的食物等级

图片来源：The International Dysphagia Diet Standardisation Initiative Https://iddsi.org/framework

专业的 SLP 在我们国家还没有很普及，那么在没有专业人员评估的情况下，患者可以做些什么呢？下面讲讲在家里我们可以如何改变食物的质地来帮助有吞咽困难的患者好好吃饭。

1. 将食物切碎

针对咀嚼吞咽功能较弱的患者，切碎的食物可以减少咀嚼，容易下咽。可以提供软的、切碎的小块食物。烹饪的时候采用肉末，蔬菜瓜果切小、切碎。

2. 将食物做成湿润的泥状

针对放化疗后口腔干燥、食管狭窄、食管结痂或纤维化的患者，可以采用将食物做稀软的方式来让吞咽变得容易一些。可以参考婴儿辅食的质地，泥状食物稀软，布丁食物湿滑，基本不需要咀嚼也很容易下咽。注意：泥状饮食是没有块状的、质地均匀光滑的食物。

通常我们在做泥状和布丁类食物的时候，大部分用的是富含碳水化合物类的食物，而癌症治疗期间，身体对蛋白质的需要量比平时更高了，所以一定要想办法加入富含蛋白质的食物，如根茎类蔬菜做熟压碎后加入奶液做成泥状，这样不但使食物稀软，还增加了蛋白质。泥状的食物里也可以加入乳清蛋白粉来增加蛋白质的摄入量。紫薯奶泥、青豆泥、果蔬泥都是可以尝试的泥状食物。水蒸蛋、豆腐脑等是可以尝试的布丁类食物。书后有食谱可以参考。

3. 将食物做成营养丰富的液体

如果还是吞咽困难，可以考虑流质食物，也就是液体。液体食物也要注意营养搭配，一定不要以为喝汤就够了。不管是肉汤鱼汤，能提供的营养都非常不足，不能满足患者在治疗和康复期间的营养需要。

推荐的液体食物有营养糊糊、营养奶昔等，可以参考书后的食谱部分。也可以考虑用市面上售卖的特殊医学用途配方食品中的全营养配方，这种商业成品是全营养的，可以作为唯一营养来源满足身体的需要，就相当于是将一餐营养全面均衡的饭菜做成粉剂或者液体奶的状态。

4. 增稠液体，防止呛咳和误吸

除了将食物变稀软，帮助吞咽，我们还要关注吞咽的过程是否有呛咳或者误吸。如果喝水、喝汤经常发生咳嗽，或者喝完发现说话声音不太对，就可能是食物跑到了不该去的肺里，这时候，我们可以通过将液体食物增稠，以利于安全顺滑的吞咽，降低呛咳或误吸的风险。

如何让液体变稠呢？常用的增稠剂有淀粉，如木薯淀粉、玉米淀粉、藕粉，还有婴儿米粉等；另外，就是市面上有销售专门针对吞咽障碍的商业化产品的增稠剂，主要有淀粉类、刺槐豆胶、黄原胶等作为原材料。普通淀粉类食物用于增稠很多时候对温度有要求，且增稠以后的黏度并不能持续维持。商业成品的增稠剂由于特殊的工艺，可以维持黏稠度稳定。淀粉类增稠剂也会使被增稠的液体看起来不再透明，观感不好，但是有利于塑形，可以把一些泥状的食物做成喜欢的样子刺激食欲。含有刺槐豆胶、黄原胶等的增稠剂不会让液体变得不透明，增稠水和饮品的时候有一定优势。根据不同的液体食物，加入不同剂量的增稠剂，可以达到不同的稠度。

5. 及时就医

对于吞咽障碍患者，个体化的饮食指导非常重要，条件许可的患者应及时就医。如果上面方法并不能帮助顺利地好好吃饭、获取足够的营养，请务必和医生交流，是否需要用管饲的方式提供肠内营养支持。只有给身体补充好营养，才能更好地接受治疗和顺利康复。

吞咽障碍是恶性肿瘤患者中的常见问题，给患者治疗的顺利进行和康复带来严重的影响，希望这篇文章能给大家一些实用的方法好好吃饭。

这段经历改变了我，（让我）看清了许多，也更懂得珍惜眼前的一切。

——妮子

（乳腺癌患者，"菠萝因子"公众号读者留言）

烧心、心悸怎么办？

本文要点

　　胃食管反流和倾倒综合征是胃癌和食管癌患者术后容易出现的症状，都是手术改变了消化道的结构而导致的。患者常常会出现咳嗽、烧心、头晕、心悸等症状。可以尝试少食多餐、戒烟戒酒、小口吃、多咀嚼、干稀分开吃、饭后不立即躺下、避免进食加重胃食管反流的食物以及高糖的食物。

　　不少患者在食管癌、胃癌术后，出现咳嗽、烧心、头晕、心悸等情况，很可能就是由于手术改变了消化道的结构而产生了胃食管反流和倾倒综合征。

　　我们正常饮食的时候，食物通过口腔咀嚼，再到吞咽，经过咽喉部进入食管，食管的蠕动将食物慢慢往下推，经过食管和胃的连接口——贲门，进入胃里。在胃里，食物通过胃的蠕动和分泌液进一步被消化加工，再慢慢地通过胃和小肠的连接处——幽门，一点点运送到小肠里，继续在肠道里消化吸收。

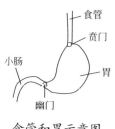

食管和胃示意图

　　食管癌和胃癌的手术会改变食管和胃的结构。如果手术切除了贲门，就如同把食管和胃连接的阀门拿走了，已经到达胃里的食物糜就可能会反流到食管，甚至反到口腔里。由于胃里的食物糜混合了胃酸，反流到食管和口腔就会导致烧心、胸痛、咳嗽、口腔泛酸、呼吸困难、吞咽困难等症状，我们称为胃食管反流。

　　如果手术切除了幽门，胃和小肠之间的阀门就没有了，本来是在幽门这里的肌肉（幽门括约肌）的收缩控制下，将胃里消化过的食物一点一点慢慢地推进小肠。现在没有这个阀门了，食物就会快速地冲到小肠里，进而引起一系列身体不适症状，称为倾倒综合征。

面对胃食管反流怎么办？

（1）少食多餐。

（2）戒烟、戒酒。

（3）避免容易加重胃食管反流的食物，如含咖啡因的饮品（咖啡、可乐、浓茶）、酸辣的食物、巧克力、薄荷等。

（4）饭后不立即躺下。

（5）睡觉的时候可以尝试用枕头等垫高头部。

面对倾倒综合征怎么办？

倾倒综合征主要分为早期倾倒综合征和晚期倾倒综合征。

早期倾倒综合征的出现是因为大量食物快速地冲到小肠后，渗透压高，为了稀释这些食物，身体中的大量体液涌入小肠，造成了腹部的不适。如果吃的食物中，简单碳水化合物（例如糖）过多，消化吸收过快，使得血糖快速升高，促使大量胰岛素分泌，进而使血糖快速下降，就出现了晚期倾倒综合征的低血糖症状。

并不是每一个胃癌术后的患者都会经历倾倒综合征，有的只有早期，有的只有晚期。

1. 早期倾倒综合征

通常发生在进食以后的 10~60 分钟内，大概 75% 的倾倒综合征都是这种情况。

症状：易饱腹（吃一点点就饱了）、恶心、呕吐、腹痛、心悸、头晕、头痛、出汗，面色苍白等。

2. 晚期倾倒综合征

通常发生在进食以后的 1~3 小时，大概 25% 的倾倒综合征都是这种情况。

症状：颤抖、出汗、难以集中精力、饥饿、反应迟钝等低血糖症状。

预防倾倒综合征的饮食策略：

（1）少食多餐，不要局限于一天 3 顿，可以吃 6 顿或者更多。

（2）充分咀嚼，小口吃（可以尝试每一口食物，咀嚼 30~40 次）。

（3）避免高糖的食物，如甜饮料、糖果、甜点。

（4）干稀分开，吃饭的时候不要喝水或汤，也不要吃汤泡饭之类的。要喝的话，在饭前 45 分钟或者饭后 1 小时以后。

其实生命真的是有限的。安排好生活，抓紧做自己想做的、开心的事。尽量少些遗憾。

——大洋

（癌症患者家属，"菠萝因子"公众号读者留言）

治疗期间血糖高怎么办？

本文要点

　　癌症治疗期间，疾病本身和治疗都很可能会对血糖产生影响，很多患者常常出现血糖升高的问题。应对的方法包括：少吃高升糖指数的食物；吃含高淀粉食物时混合富含脂肪、蛋白质的食物一起吃；多运动；不要排斥胰岛素；对于已经患有糖尿病的癌症患者，癌症的治疗会对血糖产生影响，务必告知主治医生自己的糖尿病情况，同时积极和专业的医生沟通糖尿病药物和胰岛素剂量是否需要调整以及如何调整。

　　癌症治疗期间，常常出现高血糖问题，有不少读者问，治疗期间血糖高该如何吃？

　　首先我们来看看癌症治疗期间一般什么时候会出现高血糖的问题：

- 大量使用激素类药物，如地塞米松、泼尼松等
- 患者本身就患有糖尿病
- 疾病重症应激期间

高血糖是如何产生的？

　　要想知道高血糖怎么办，那就先来看看血糖是怎么升高的。

　　我们吃的食物到了体内就会被消化分解，吃的主食（米、面、根茎类食物）是碳水化合物，到了体内消化，化大为小，吸收到血液里，以葡萄糖的形式存在。葡萄糖在血液里如果不及时送到细胞里，血糖就升高了。如果升得太高，就成了高血糖。葡萄糖要被身体利用，就需要从血液中进到细胞里。等葡萄糖进到细胞以后，血液里的葡萄糖浓度就下降了，也就是血糖降低了。葡萄糖怎么才能进到细胞里呢？细胞就像是一间房子，葡萄糖要进去，就需要把细胞的门打开，胰岛素就像是钥匙，可以打开细胞大门上的锁，门打开了，葡萄糖就可以进到细胞里了，给细胞供能，维持身体的日常生理活动，而多余的糖就到肝脏以肝糖原的形

式暂时存储起来。

治疗期间，如果使用了大量的激素固醇类药物，这些药物会产生胰岛素抵抗，就相当于细胞大门上的锁生锈了，就算有胰岛素这个钥匙也不容易打开门；而且这些药物还会压迫肝脏释放更多的糖出来，这样，我们血液里的葡萄糖就更多了，于是出现了高血糖。

如果是重症应激期间，身体一系列的激素改变以及碳水化合物代谢都发生了变化，也会引起了胰岛素抵抗。

对于糖尿病患者，简单地说，1型糖尿病患者大部分就没有钥匙或者钥匙不够；2型糖尿病患者早期，大多是锁生锈了（如肥胖导致胰岛素受体不敏感），后期也会出现钥匙不够的情况。

影响血糖升高的因素主要有哪些？

1. 吃什么

不同的食物对血糖的影响不同。能快速被身体消化吸收分解成葡萄糖的食物对血糖升高的影响就更大一些。怎么来衡量食物的这种特点，我们有一个升糖指数的概念。升糖指数(glycemic index，GI)表示单位质量的某种食物对血糖的影响。例如，葡萄糖的升糖指数为100，煮熟的糯米为87，白米饭为73，白面包80，剥皮以后的香蕉为51，草莓40，核桃15，西兰花是10。肉、油等没有碳水化合物的食物，就谈不上升糖指数了。书后附录有常见食物的升糖指数列表。

2. 吃多少

升糖指数高并不表示这个食物就一定比升糖指数低的食物对血糖的影响大。吃的量也很重要。当我们把升糖指数和量一同考虑时，就有了升糖负荷（glycemic load，GL）。就比如一名同声传译员，时薪是1200元，这一周口译会议5小时，那么这周的收入是6000元；一名速记员，时薪是300元，这一周工作了40小时，那么这周的收入是12 000元。只看时薪，口译员的收入远远高于速记员，然而工作的时长一算上，这一周速记员的收入就是同声传译员的2倍。时薪就像是一个食物的升糖指数，只有将时薪和工作量（吃多少）结合在一起，才知道这周收入的高低（血糖升高的程度、升糖负荷）。所以，如果想控制血糖，对某一个升糖指数高的食物又特别想吃，最好的办法就是吃一口解解馋，并找人一起分享。

3. 和什么一起吃

除了吃的量，和什么一起吃也很重要。食物的组合也会影响血糖的升高。就像凌霞（长跑渣）有一次跟着跑马拉松的好朋友一起去跑步，她说带着我跑严重影响她的速度，凌霞就是个拉后腿的。那什么样的食物可以在升血糖的道路上起到拉后腿的作用呢？含脂肪、蛋白质以及膳食纤维的食物。比如，全麦面包就比白面包纤维多，升血糖就比白面包低。混合含有脂肪和蛋白质的食物，就可以将一些容易升高血糖的食物对血糖的影响变得缓和一些，程度低一些。例如，在吃烤红薯的时候，放上一些脂肪和蛋白质的食物，如乳酪、无糖酸奶，或者肉松；吃白粥的时候加入杂豆、坚果、虾米等，血糖的上升程度就比单吃要缓和很多。

4. 食物是怎么烹饪的

不同的烹饪方法也会让食物对血糖的影响不同。例如，生红薯的升糖指数是32，煮红薯是63，而烤红薯却是90。这是因为长时间高温烹饪，影响了淀粉的糊化，也就是影响了食物中淀粉好消化的程度。长时间高温烘烤，可以让食物里的淀粉更好地糊化，有部分淀粉甚至会分解成更好吸收的糖分，如烤红薯流出了糖浆。

而用水煮食物通常对血糖要更友好一点。这可能是因为有些淀粉分解后的糖分会流失到水里，减少了食物本身易于吸收的糖分。煮得久一些，通常升糖指数会更低一些，当然不要把煮的水也喝了。

高血糖怎么办？

知道了血糖升高的原因和影响因素，面对治疗期间由于药物和疾病应激导致的高血糖，该怎么办呢？

1. 少吃高升糖指数的食物

例如主食选取高纤维的全麦面代替白面，糙米代替白米；多吃蔬菜、瘦肉；

尽量不吃甜点（蛋糕、冰棒等），忌口甜饮料（包括商业成品的果汁）。

2. 食物混合着吃

在吃土豆、红薯这种淀粉含量高的食物的时候，混合富含脂肪、蛋白质的食物，如土豆炒肉丝、红薯配坚果碎、无糖酸奶搭配全麦苏打饼干等。

3. 多运动

运动可以缓解胰岛素抵抗，帮助降低血糖。癌症患者在治疗中常常觉得疲乏，不想运动。其实，不需要多剧烈的运动，走走路、伸展四肢都会有帮助。如果有力气多做一些，那就更好了。

4. 不要排斥胰岛素，该用要用

不少患者觉得用了胰岛素是不是就有依赖性了，其实不然。在治疗期间，如果血糖一直升高对治疗是很不利的，患者更觉疲乏，还容易脱水，尤其是手术的患者，高血糖非常不利于术后伤口的愈合，对于重症的患者，持续高血糖还会增加死亡率。所以，当上述的饮食和运动无法帮助控制血糖的时候，使用胰岛素可以帮助血糖回归正常范围，等药物或者应激期结束后，血糖慢慢恢复就不再需要胰岛素了。

同时患有糖尿病的癌症患者怎么办？

糖尿病患者患一些癌症（如胰腺癌、肝癌、肠癌、乳腺癌、膀胱癌等）的风险也高于健康人，成人癌症患者中大概有 20% 已经患有糖尿病了。

1 型糖尿病患者都需要用到胰岛素，治疗期间胰岛素的剂量可能就需要调整。如果是接受放疗的患者，也要注意打胰岛素的位置避开放疗的区域。2 型糖尿病患者一般可以通过改变生活方式（如饮食和运动）来控制血糖，也有一些患者需要口服药物或者胰岛素。

对于本身就是糖尿病患者而言，癌症治疗期间血糖的波动会跟平常很不一样。治疗期间的激素固醇类药物的使用，会让血糖更高，可能就需要增加糖尿病的用药；有的化疗药物会引起血糖升高，如门冬类药物；而放疗有可能会引起血糖降低；放化疗的副作用导致的食欲差、吃不下东西，用平常的糖尿病用药剂量，就容易出现低血糖。低血糖是非常危险的，一定要注意。所以，糖尿病患者在治疗中，建议对血糖进行更高频率的监控。平时不检测血糖的 2 型糖尿病患者也建议监测血糖。而且务必告知肿瘤科医生自己的糖尿病史以及用药情况，同时请内分泌科的医生会诊，调整药物或者胰岛素的使用量。

　　最后，也是最重要的，在癌症的治疗过程中，会遇到很多的问题，我们要学会抓大放小，认准主要矛盾。如果患者有糖尿病，但食欲非常差，这时候就要优先满足食欲，而糖尿病的饮食禁忌就成了次要矛盾，这个时候就不需要纠结糖尿病饮食的禁忌，等吃的量上去了，再来根据糖尿病的病情调整饮食。

　　　一个小女孩儿问她的爸爸，当他知道自己得了 4 级晚期癌症后打算做些什么。爸爸的回答是：我打算今晚和往常一样，在你睡觉前给你读一个故事，然后明天早上像每天一样醒来！生活依然要继续。

　　　　　　　　　　　　　　　　　——汤姆·马西里耶（Tom Marsilje）

怎么吃能帮助升高血象？

本文要点

癌症治疗期间，没有某一种单一食物可以升血象，升高血象需要保证营养摄入，既要吃得够又要吃得对。多吃富含蛋白质、叶酸、维生素 B_{12}、铁、铜等营养素的食物有助于帮助升高血象。

癌症治疗期间，骨髓抑制是常见的副作用，不少患者都在问：吃点什么可以升高血象？血象低是疾病和治疗产生的，通常随着疾病的治疗和身体的恢复就会有所好转，我们需要的是给身体提供所需的营养，帮助身体在造血和恢复的过程中有合适的原材料。

血象低并不能通过某一种单一食物解决，但是一系列食物和良好的整体膳食模式可以帮助血象的提升，进而有助于降低感染风险、减少血制品的输注，也能让治疗按计划顺利进行。对于严重的情况，医生也会给予适合的药物治疗，如我们常说的升白针等。在药物治疗的同时，好好吃饭也不可忽视，吃得营养能帮助药物产生更好的效果。

饮食方面要做到吃得够且吃得对。治疗期间如何判断自己吃得够不够，如何增加营养摄入，本书前面的篇章已经讲过。这里给大家介绍如何选择每日的膳食，帮助大家吃得对。

要想吃得对，切不可迷信某一种食物可以升高血象。帮助身体造血的是一系列营养素，如蛋白质、叶酸、维生素 B_{12}、铁、铜等，这些营养素来自于多种食物。可以参考如下 7 点建议安排一天的饮食。

1. 优质蛋白质

（1）每天一个鸡蛋。

（2）每天 1~2 次乳制品（一杯牛奶或特殊医学用途配方食品营养液、一份无糖酸奶等）；如果已经是营养不良的患者，乳制品可以选择特殊医学用途配方食品而非普通纯牛奶。

（3）每日从下面优质蛋白质含量高的食物种类中选两类来吃，吃的总量为一天 2~3 个自己的手掌那么大、那么厚的量：

- 肉（猪、牛、羊肉等）；
- 禽（鸡、鸭等）；
- 水产（河鱼、海鱼、虾、蟹等）；
- 大豆或大豆制品（青豆 / 毛豆 / 黄豆、豆腐等）。

2. 猪肝

一周可以吃一次猪肝。

3. 蔬菜

每天都要吃蔬菜，每天 500g，尽量选择颜色丰富的（颜色越丰富，有益健康的植物营养素就越多），如深绿色、红黄色蔬菜。其中多吃深绿色蔬菜（深绿色蔬菜富含叶酸），如菠菜、芥蓝等。如果在治疗期间吃多蔬菜肚子感到胀气，可以吃一部分，另一部分打成蔬菜汁滤渣喝。

4. 水果

每天 1~2 个自己拳头那么大的量的水果（优选维生素 C 含量高的，可参考书后富含维生素 C 的食物列表）。

5. 坚果

每天一小把（剥壳后，自己的手可以握住的）原味坚果（大杏仁、核桃、开心果等），可以将不同的坚果混合起来吃，或者隔几天变换吃不同的坚果。

6. 种籽

每天一小勺（搪瓷勺，大概 10mL 容积的勺子）种籽（葵花籽、芝麻、亚麻籽、南瓜子、奇亚籽、火麻仁等），可以将不同的种籽混合起来吃，或者隔几天变换吃不同的种籽。

7. 主食

主食不要忘了，每天 2~3 份自己拳头那么大的主食（可以是米饭、面食、杂粮等）。

如果食欲不佳，可将上述食物用搅拌机加工，制作成像书后食谱中介绍的糊状饮食，食物的量看起来就会少很多。

值得注意的是，食物来源的营养素比膳食补充剂或微量营养素补充剂药物更加安全且有效，除非是明确缺乏或者是因为药物的影响需要额外补充，否则在治疗期间不建议在没有专业临床营养师的指导下自行随意使用高剂量的膳食补充剂。

2019年9月乳腺癌化疗刚结束，2020年3月又患甲状腺癌，6月正常全职上班还没有双休，除了复查日以外从没把自己当患者，开心是一天，不开心也是一天，何不开心地活好当下。

——笑着面对

（"菠萝因子"公众号读者留言）

第三部分

流言的是是非非

人类的智慧和勇气是无限的，只有信仰科学，才能战胜疾病！作为一个专门研究肿瘤的医生，我做梦也不会想到，正是十几年前我参与研发的药物救了我的命。更神奇的是，万一我复发，我病前正在研究的免疫疗法，竟然有可能成为唯一的希望。老天爷跟我开了一个天大的玩笑，但也一定会帮我穿越生死，涅槃重生。

——李刚

（"菠萝因子"公众号读者留言）

吃不下打营养针就够了吗？

本文要点

直接静脉滴注氨基酸并不能及时纠正低蛋白血症，也不能达到改善患者营养状态的目的。如果想通过营养针也就是肠外营养来补充营养纠正营养不良，需要给予全面的营养，不但要有氨基酸提供蛋白质，还要有碳水化合物、脂肪、多种维生素和矿物质，尤其是当患者吃不下东西、没有别的营养来源的时候，只输氨基酸或者只输脂肪乳而不加其他营养物质是不科学的，也是正常情况下不应发生的。营养针不是补充营养的首选，只要消化道可以使用，就应该优先通过消化道给予食物。消化系统的功能用进废退，只有经消化道喂养，才能保障整个消化道功能的完整性以及免疫功能。

朋友的爷爷住院了，说是结肠癌术后两年，现在又扩散了。我问起在医院的饮食，他说："胃口也不是很好，不过没关系，给打营养针了。"

我一脸疑惑："啊，打营养针了呀，那爷爷自己能吃得进东西，可以排便吗？"

"可以的呀，就是食欲不太好，查血发现白蛋白低，用营养针打点氨基酸补充营养。"

朋友一家觉得营养重要，需要给爷爷补充营养，在战略上，做到了重视营养，可是，战术是最合适的吗？打点氨基酸就能帮爷爷补充营养吗？

我们平常说的营养针，在医学上称为肠外营养或者静脉营养，就是将营养物质直接通过静脉滴注的形式输送到血液里。通常，营养针提供的营养物质包括身体必需的宏量营养素，如碳水化合物（主要以葡萄糖的形式）、蛋白质（主要以单体氨基酸的形式）、脂肪（以单一或者混合脂肪乳的形式），还有多种维生素、矿物质等。

爷爷血检白蛋白低，直接输氨基酸并不能及时纠正低蛋白血症，血液里面白蛋白确实低的时候，医生应该输入血白蛋白，而不是氨基酸。白蛋白低有可能是身体应激期合成减少，也有可能是营养不良。如果想通过营养针来补充营养纠正营养不良，那么就应该给予全面的营养，不但要有氨基酸提供蛋白质，还要有碳水化合物、脂肪、多种维生素和矿物质，因为各个营养素在人体中是起相互协调作用的。尤其是当我们吃不下东西、没有别的营养来源的时候，只输氨基酸或者只输脂肪乳而不加其他营养物质是不推荐的。

那么使用营养针给予全面营养素就可以了吗？其实不然，营养针只是一个退而求其次的选择，不是首选！

只要消化道可以使用，我们就应该优先通过消化道给予食物。不要小瞧我们的肠道，它不仅能把吃进去的食物消化吸收，肩负着身体消化系统的重任，还包含着身体很大一部分的免疫系统。消化系统的功能就像学外语一样，用进废退。只有经消化道喂养，才能保证整个消化道功能的完整性。

就算吃不下太多东西，微量的喂养也是很重要的，因为肠道也需要被滋养。肠道的表面不是平滑得像水管一样，而是布满了密密麻麻的绒毛，像一个刷子，这些绒毛增加了肠道的表面积，帮助人体能更好地吸收食物中的营养。如果长期不给肠道喂养食物，这些绒毛就会耷拉下去，功能减退，再有食物进入肠道以后，就容易出现不耐受，如腹胀、腹泻、消化不良等，营养物质的吸收和利用也会受到影响。

通过肠道喂养，还可以防止大肠里的细菌移动到身体其他本来无菌的器官或组织，造成感染。同时，打营养针不得不给血管打个孔，这也增加了环境中细菌进入身体并造成感染的风险。

那么，对于吃得不好、不够或者食欲不佳的患者，怎样才是获取营养的最佳方式呢？这就要从营养支持的不同方法来解释：

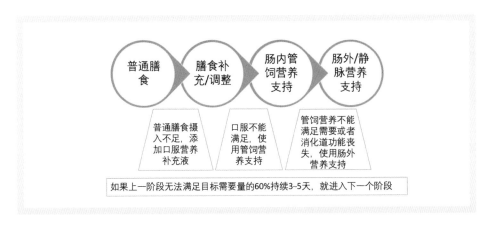

对于吃得不好、不够或者食欲不佳的患者，首先应当考虑的是从日常膳食入手，改善膳食，促进食欲，最大化每一口食物所包含的重要营养物质。同时要在心理上重视起来，吃的不是食物，是帮助身体对抗疾病、配合治疗、促进康复的营养。此时，吃饭与吃药同等重要。

其次，如果膳食的改变还是不能满足营养的需要，可以考虑口服营养补充液，使用特殊医学用途配方食品或者药字号的肠内营养液。这一类食物是专为生病的患者设计的，主要特点是营养密度高，很多都是全营养配方，营养全面均衡；有的还是特定疾病配方，更好地满足不同疾病状态下患者的营养需要；有的是蛋白质预消化配方，对于消化吸收功能障碍的患者可以更好地提供营养。在形态上，有的是液体，即开即喝，方便地给患者补充营养；有的是粉剂，可以像冲奶粉一样的冲调来喝，还可以加到日常膳食中，如放到粥里、汤里；还有的像布丁一样，作为高营养密度的零食吃。不少患者在食欲不好的时候，吃不下固体食物，喝液体就要容易多了，使用高营养密度的液态食物既可以补充水分，又可以补充营养。

再次，如果还是喝不下，吃不够，或者没法口服进食，比如术后或者昏迷的患者，那么就可以考虑肠内营养管饲的方式：给身体插入一根细细的管子直接到胃里或者小肠里，营养液可以通过这个管子到达消化道，给身体提供营养，继续使用消化道，维持消化系统的消化吸收以及免疫功能。

最后，当消化道没有功能，或者管饲的方式无法满足患者营养需要的时候，才用肠外即静脉营养给身体提供营养物质。

因此，希望大家不要盲目到医院要求打营养针，一定要咨询专业医生和临床营养师，根据自己的饮食和营养状况、治疗和用药情况，综合考虑最适合的营养干预方式，这样才能在保障营养、对抗癌症的"战役"上打个漂亮仗。

人人都有那一天，生命的最大意义是因为存在过，而使世界从此不同。

—— Joanne Jia

（"菠萝因子"公众号读者留言）

名贵补品值得买吗？

本文要点

名贵补品到底值不值得买呢？不值得买。这些名贵补品可能干扰治疗和手术的顺利进行，缺少明确有助于癌症治疗和康复的临床数据，还存在安全隐患，并且性价比低。如果一味吃这些补品，影响了正常饮食，反而加重营养不良，对治疗和康复不利。根据癌症患者的"营养膳食一二三"，好好吃饭更有帮助。

人参、灵芝、冬虫夏草，这些名贵的补品在抗癌路上，被很多患者和家属寄予了厚望，只要是家里买得起，都不能亏了患者。这些名贵补品到底值不值得买呢？

答案是：不值得买！

这些名贵补品不但价格昂贵，甚至可能干扰治疗和手术的顺利进行；就算是非手术期间吃，也存在安全隐患；就算是产品质量有保障，这些名贵补品的性价比低，缺少明确的有助于癌症治疗和康复的临床数据。如果一味吃这些补品，影响了正常饮食，反而加重营养不良，对治疗和康复不利。

干扰治疗和手术

有研究显示冬虫夏草会增加血红细胞的前体细胞的增殖，而这些细胞和产生髓系白血病的细胞同源（也就是来源于一样的家族），所以对于急性髓细胞白血病或慢性髓细胞白血病的患者目前是不建议使用冬虫夏草的。

灵芝对免疫调节有一定的影响，在癌症治疗期间，需要使用免疫抑制剂，比如骨髓移植的时候，吃了灵芝很可能增加排异的风险，所以也不建议随意吃灵芝。

人参和一些抗癌药物，例如伊马替尼（imatinib）有一定相互作用，很有可能增加药物对肝脏毒性。

人参、灵芝、冬虫夏草都有一定程度的抗凝血作用，手术前吃可能会增加手术失血的风险。尤其是人参，已经有明确的临床建议是术前至少一周不要吃人参。

人参和冬虫夏草对血糖的控制有一定影响，如果在使用胰岛素或者降低血糖的药物，尤其是磺酰脲类药物（如格列美脲、格列齐特、格列吡嗪、格列喹酮、格列本脲）期间，不建议随意吃人参和冬虫夏草，会增加低血糖的风险。低血糖是有可能危及生命的。

安全隐患

手术结束之后伤口也愈合了，是不是可以吃一点这些补品呢？大可不必。这些补品不少都被报道检测出重金属超标，而且还确实对人体造成了伤害。北京某肿瘤医院的医生就曾分享过一个患者的真实经历。这个患者家里是做冬虫夏草生意的，他患癌以后，每天都吃很多冬虫夏草，结果又因为重金属中毒入院了。

性价比低

虽然有研究提示人参、灵芝、冬虫夏草对一些癌症的治疗或康复有利的数据，但绝大多数都是细胞外研究或者动物研究，真正临床用在人体身上有实际益处的却鲜有高质量临床研究的支持。

人体内的机能是非常精妙与复杂的，体外环境完全不能比，在体外杀死和抑制癌细胞很容易，但是绝大部分方法到体内就完全失败了；动物研究也有很大的局限性，动物模型的肿瘤和人体的肿瘤生长方式很不一样。无论什么方式的研究，都是在为最终能登上临床抗击癌症的舞台搭建台阶。体外研究通常是第一级台阶，动物研究搭建第二级台阶，人体临床研究是第三级台阶，只有第三级台阶都走稳、走好了，才能挺直腰板最终登上临床治疗帮助患者的舞台。只有经过严格的以患者为对象、设计严谨科学的临床研究，我们才知道某一个补品是不是真的有用，是否有害，对哪些人有用，怎么用才是对治疗有利，需要多少的剂量才能起到效果。最担心的就是花了心思、花了银子、捡了芝麻丢了西瓜，最后还可能有害。

盲目使用这些名贵补品，不但很可能是钱打了水漂，而且还对药物和手术的治疗带来不利的影响，更可能因为只看重这些名贵补品而忽略了真正有效且应该重视的基础膳食营养。癌症的治疗，就像参加一场重大考试。我们都知道考试考得好，基础题一定不能丢分，营养均衡全面的膳食就是抗癌这场战役的基础题。不要小瞧日常食物，它们提供的营养才是保障身体机能的基础，无论是抵抗疾病还是疗愈康复，这些营养都是不可或缺的。也只有把这些基础膳食都做好了，才能为身体更好地赋能，为打赢癌症这场"战役"增兵强将。如果能把基础膳食都做好，实践在每天的饭菜中，我坚信：这绝对比吃几个冬虫夏草、几根人参、几片灵芝对治疗的帮助要大得多的多。

所以，名贵的补品大可不必，根据癌症患者的"营养膳食一二三"，好好吃饭。

我要用我和癌症的故事向我的女儿们展示永远不要放弃希望（无论是精神上的坚定还是对医学进步的信念）、不放弃努力，不因为生命中的困苦而失去乐观精神。

——汤姆·马西里耶（Tom Marsilje）

发物问题从何而来？

本文要点

不吃这些形形色色的发物，真的可以帮助癌症患者吗？真的可以不吃发物就不复发了吗？盲从并不能帮助疾病，因为一个现象的产生，背后有很多的原因。中医名家也说广义上的限制各种发物是没有必要的，需要在专业中医医师的指导下根据个体情况来进行食物回避。对于不同的忌口建议，不要盲目相信，而是静下来想一想：这样的信息来源是否可靠；这些信息观点是否适用于自己；这些信息观点背后的利弊究竟是什么？

癌症患者病友群里，高频话题就是"发物"，哪些是需要忌口的发物。病友们常常闻"发"色变，只要是可能的发物，通通束之高阁——不吃，小心为妙。然而，不吃这些形形色色的发物，真的可以帮助癌症患者吗？真的可以不吃发物就不复发了吗？在你心中，你对发物怎么看呢？你的这些观点和认识是从哪儿来的呢？你思考过为什么会有这样的观点吗？

一谈到发物，我们普遍看到的是三种类型的观点：

- 民间典型事例型：张三就是吃了虾然后满身湿疹，伤口愈合很慢；李四吃了鱼，癌症就复发了；王五吃了韭菜，就腹胀腹泻，病不得愈。所以鱼、虾、韭菜都是发物，要忌口。

- 中国传统医学型：某食物是热性的，和患者疾病属性相冲，所以这个食物需要忌口；某位患者的治疗方法就是压制疾病，而某食物是生发型的，和治疗方法相冲，所以治疗时候要忌口。

- 现代西方医学型：没有有力的科学证据证明所谓的发物有问题，这些忌口发物的观点都是没有临床依据的，所以不用禁忌，放心吃。

下面我们不妨逐一讨论。

民间典型事例型

典型事例真的可以指导我们的实践吗？如果张三吃了虾出了问题，李四吃虾也一样有问题吗？

我们常常会忽略，张三和李四的体质很可能是不同的，比如张三对虾过敏而李四则不一定会。通过大量的研究样本，我们可以一定程度上消除个体差异化的影响，比如 100 个人吃完虾满身湿疹，1000 个人也是，10000 个人都是，并且这些人跟你的体质接近，那么你去吃虾也满身湿疹的可能性就相对大了，比仅仅通过一个人吃出问题，就判断自己相同饮食的后果要靠谱多了。所以，一个人饮食导致的问题，并不能成为其他人的实践指导。

再回头看张三的湿疹，就真的是吃虾导致的吗？

我们通常会把时间的先后性或者事物之间的相关性误当作因果性。张三先吃了虾，然后产生了湿疹，那么就判断湿疹是吃虾导致的，可是还有很多原因会影响到症状。比如，我昨天吃了鸡蛋，今天一出门就咳嗽了，是吃鸡蛋导致咳嗽吗？殊不知，今天重度雾霾，一出门就咳嗽很大程度上是空气质量不好导致的。所以，当我们看到一个现象的时候，不能草率地去归因，而是应该认真思考可能的原因有哪些，如何排除，如何去寻找真正的原因。

大家常常说到要禁忌的发物有牛奶、鸡蛋、鸡肉、猪肉、牛肉、羊肉、狗肉、鹅肉、鱼肉、虾蟹、香菇、辣椒、韭菜、葱、姜、蒜等，从古至今，这些食物都被称作发物，是需要患者禁忌的。我们需要思考的是，到底是这些东西本身出了问题，还是其他原因呢？

（1）猪牛羊肉、鱼虾蟹都是高蛋白食物，而高蛋白的食物容易腐败变质，古时候食物储存和运输条件有限（冰箱和飞机不也是近代才有的吗？），很多人吃到这些高蛋白食物的时候可能已经不新鲜了，患病的时候人身体的抵抗力就差一些，吃了不是很新鲜的食物就比普通人更容易产生食物中毒的症状，如恶心、呕吐、腹泻、出疹子等。现在有了有效的食物存储和运输条件，食物的安全也有了较好的保障。

（2）吃牛乳制品而腹胀很可能是对牛奶中的乳糖不耐受。中国成年人中不少人缺乏乳糖酶，吃了乳糖以后身体没有足够的乳糖酶去分解乳糖使我们可以消化吸收，就导致了不耐受、腹泻腹胀等症状。

（3）鱼、虾、蟹、牛奶、鸡蛋也属于容易过敏的食物，一些人对这些食物过敏了，发生了腹泻和湿疹等症状，但是并不表示所有人都会对这些食物过敏。过敏是身体免疫的一个超敏反应，因人而异。

所以一个现象的产生，背后有很多的原因，只有不盲从，冷静分析，才能寻找真实的原因，才有可能判断相关性和因果关系。

总之，通过典型事例来指导我们的实践是非常站不住脚的，下次再听到 xxx 是发物的时候，是不是应该再多想几个为什么呢？

传统医学型

我从不认为传统医学和现代医学是对立阵营的。科学是开放而审慎的，对不同的观点应持开放态度，而不是一锤子打死，但是要寻找证据，用数据来分析，慎重审查真伪，判断局限性。

对于中国传统医学凌霞知之不深，特别请教了两位有名望的中医专家，其中一位是享受国务院特殊津贴的专家，他的观点是：中医治疗讲究的是搭配，中医开出的药物，目的是要抑制疾病，如果某种食物会影响药性，中医就会建议患者在治疗期间限制这种食物摄入，但并不是民间所流传的发物都是中医意义上真正的发物。如果患者没有用中医的治疗方式，就没有必要在饮食上限制这些发物。

另一位是中医世家，中医专业委员会的主任委员。她的观点是：中医讲究个体化治疗，因人而异，对某个人不适合食用的食物，对其他人并不一定不适合；在治疗某个疾病时不宜食用的食物，在治疗另一个疾病时不一定要规避。所以，要根据患者个体情况和疾病情况来确定，广义上的限制没有必要，并没有哪种食物就是完全不能吃的。

所以，中医名家都说了，广义上的限制各种发物是没有必要的，你还要谈"发"色变吗？

现代西方医学型

现代西方医学和营养学中都没有发物这个概念，同时也还没有严谨科学的研究来证明，癌症患者吃这些发物会增加复发的概率或是增加死亡率，所以限制这些发物是没有科学依据的。

可是现代医学和营养学的观点很难说服大众，大家总是"宁可信其有，不可信其无"，为了把可能的危害都降到最低，宁愿相信这些民间积累的"经验"，要不然怎么会辟谣辟了那么久，发物仍然是患者群里亘古不变的话题呢。

一旦确诊癌症，患者和家属的耳边常常充斥着形形色色的信息，尤其是与饮食相关的，每个人都成了专家，都能给出不同的忌口建议。希望大家不要盲目相信，而是静下来想一想：这样的信息来源是否可靠；这些信息观点是否适用于自己；这些信息观点背后的利弊究竟是什么。

科学是不断探寻未知的世界，相信随着更多研究的深入，我们对传统意义的发物会有更清晰的认识。然而现阶段，一味忌口发物并没有什么明确的利，那么，一味忌口发物是否会有明确的弊呢？很可能会！下面我们就来分析一味忌口发物给治疗带来的不利影响。

我要对那些癌症的患者、幸存者和癌症的照料者大声说，我们绝对不只是一日的英雄。

——汤姆·马西里耶（Tom Marsilje）

发物到底能不能吃？

本文要点

一味地禁忌发物，有明确的弊端。因为一味禁忌发物，几乎不能满足癌症患者在治疗过程中身体代谢和保障治疗所需要的蛋白质的量，导致患者营养不良、肌肉组织减少，进而增加治疗药物毒副作用及手术并发症的风险，降低存活率。一味地禁忌发物，会给治疗中的癌症患者带来明确的弊端，然而是否有利，我们还不确定。利弊权衡，明确的弊和不明确的利，你怎么选？

大家常常说到的发物有：牛奶、鸡蛋、鸡肉、猪肉、牛肉、羊肉、狗肉、鹅肉、鱼肉、虾、蟹、香菇、辣椒、韭菜、葱、姜、蒜等。

我们可以看到，发物中大部分是动物肉类，也就是高蛋白食物都成了禁忌，也就是所谓"荤菜"。禁忌这些荤菜对癌症患者会有不利影响吗？很可能会！

因为肉、蛋、奶、禽能给我们的身体提供优质蛋白质，而蛋白质对人体健康是十分重要的：

- 蛋白质是人体的三大营养素之一（另外两个是碳水化合物和脂肪），它参与身体的代谢，为身体提供能量；

- 蛋白质构成人体的组织，如肌肉、皮肤、指甲、头发、大脑等；

- 蛋白质以酶的形式参与身体各种生化反应，比如用来消化食物的胰腺酶、唾液淀粉酶等；

- 人体离不开的激素也是蛋白质，如大家熟知的生长激素、胰岛素等。

蛋白质对人的正常生理功能至关重要，而对于癌症治疗中的患者，蛋白质更为重要。癌症的机制很复杂，会影响身体代谢，加速体内蛋白质的分解，减慢蛋白质的合成；而且癌症的治疗尤其放化疗和手术，也不同程度地加速了蛋白质的周转，导致蛋白质流失。

也就是说，蛋白质，这个对人体生命活动如此重要的东西，在癌症患病和治疗过程中，合成变少了而损失增加了，也就是入不敷出，越来越少。我们常常看到癌症患者肌肉衰减、身体机能下降，就是代谢改变的表现。不少人觉得，"瘦就瘦点吧，不是因为生病了嘛"，其实不然，体重的降低和肌肉量的减少，直接影响癌症患者的治疗效果和生存率。

科学家在研究了近 8000 名成人实体瘤患者后，发现瘦体（肌肉）组织减少，产生了肌少症的患者，癌症药物剂量相关的毒副作用也会增加，有的药物的毒副作用甚至增加到两倍，而且产生了肌少症的患者，其死亡率增加 44%！

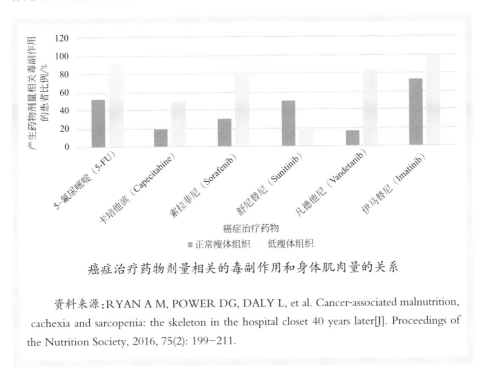

癌症治疗药物剂量相关的毒副作用和身体肌肉量的关系

资料来源：RYAN A M, POWER DG, DALY L, et al. Cancer-associated malnutrition, cachexia and sarcopenia: the skeleton in the hospital closet 40 years later[J]. Proceedings of the Nutrition Society, 2016, 75(2): 199−211.

大家都知道，目前常用的癌症药物，大部分都有一定的毒副作用，医生要做的就是在患者身体能承受的毒副作用下，给予最大剂量的药物以杀死癌细胞。如果体重下降、肌肉组织减少，就承受不了有效的治疗剂量，而且还要承担药物带来的更大的毒副作用，治疗效果显然是要大打折扣的。

不仅是药物治疗，手术也是，就算是体重正常的患者，肌肉减少显著的，手术的并发症也显著增多。这些都不利于癌症患者的治疗和生存。而足够的蛋白质摄入可以帮助改善身体蛋白质的储备、弥补蛋白质的损失、保护这些重要的瘦体组织。所以在临床中营养师通常会鼓励癌症患者在治疗期间多吃富含蛋白质的食物，尤其是多吃富含优质蛋白质的食物，也就是富含完全蛋白质的食物，如肉、蛋、禽、鱼、虾、奶、大豆和大豆制品，建议至少一半的蛋白质来源于优质蛋白质。

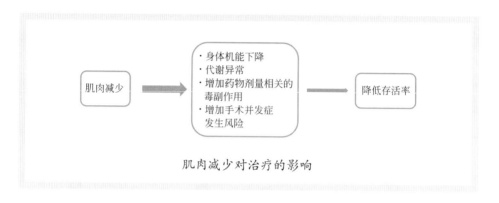

肌肉减少对治疗的影响

欧洲肠内肠外营养学会在 2016 年发布的癌症患者的营养指南中明确指出，基于目前的研究，推荐癌症患者蛋白质的摄入量不低于每千克体重 1g 蛋白质，争取每千克体重 1.5g 蛋白质（普通成年人只需每千克体重 0.8~1g 蛋白质），同时优质蛋白质至少占一半。目前也有研究表明在临床营养师的指导下，治疗期间增加蛋白质摄入到每千克体重 2g 蛋白质，能帮助增加癌症患者的肌肉量。

推荐的蛋白质的量到底是什么意思呢？

举个例子：一个成年人体重 60kg，癌症治疗期间每天蛋白质的需要量是每千克体重 1.5g 蛋白质，那么他一天需要的蛋白质就是 90g（60kg×1.5g/kg 体重 =90g），优质蛋白质至少占一半，也就是达到 45g（90g÷2=45g）。

我们设计一个一天的食谱，把前面提到的常忌口的发物都去除了，看看能不能保证蛋白质摄入量呢？（表 3-1）

表 3-1　无发物食谱举例

	食物	数量	热量估计^/kcal	蛋白质估计^/g	提供优质（完全）蛋白质的量 /g
早餐	馒头	1 个（100g）	223	7	0
	小白菜汤*	1 碗（小白菜约 50g）	47	0	0
	豆腐干	1 份（约 50g）	80	7	7
加餐	苹果	1 个（约 200g）	100	0.4	0

续表

	食物	数量	热量估计^/kcal	蛋白质估计^/g	提供优质（完全）蛋白质的量/g
午餐	醋熘土豆丝*	1份（土豆约100g）	109	1.9	0
	西红柿炒豆腐*	1份（豆腐100g，西红柿约100g）	200	6.6	5.7
	白灼芥蓝*	1份（芥蓝约100g）	100	3	0
	米饭	一碗（约200g）	230	5	0
晚餐	阳春面*	1份（面条约200g）	210	6	0
	芹菜青椒腐竹	1份（约100g）	74	4.7	4.3
	水煮花生	1碟（花生约100g，20~30粒）	400	17	0
加餐	橙子	1个（约200g）	96	1.6	0
总量			1869	60.2	17

* 已计算炒菜用油的热量；

^ 热量及蛋白质估计来源于薄荷网及《中国食物成分表》（第六版）。

注意：这个菜单不是推荐的菜单，不是推荐的，不是推荐的！重要的事说三遍！只是用来举例子的。

在这个菜单中，总热量1869kcal，满足了普通癌症患者的所需热量（每千克体重25~30 kcal），但是蛋白质摄入远远达不到推荐量，仅达到了普通人的蛋白质需要量，不能满足癌症患者疾病和代谢所需要增加的蛋白质，更不要提满足优质蛋白质的推荐量（优质蛋白质的摄入量仅仅达到推荐蛋白质量的19%，建议至少达到50%）。

在写这个菜单时，我特意多选了大豆制品（如豆腐、豆干、腐竹）来提供优质蛋白质。也曾看到有的地方说大豆、豆腐也是发物，那真的不知道还可以从哪里去找足够的优质蛋白质来满足癌症患者的需要量了。在植物食品中，目前已知的富含所有人体必需的氨基酸的优质蛋白质的食物来源主要有大豆（及大豆制品）和藜麦。

通过这个并不推荐的菜单大家应该能看到，把普遍认识的发物都忌口了，真的很难吃到足够的蛋白质。不容忽视的是，大部分癌症患者食欲都不太好，治疗的副作用易出现恶心、呕吐、食欲低下等症状，也就是说，很多患者进食量是很少的，能把这个菜单上食物都吃完的患者，真的不多。所以，在癌症的治疗过程中，从营养的角度，患者更要最大化每一口食物所含有的营养。

既然蛋白质那么重要，关系到治疗药物毒性、手术并发症、存活率，那治疗中的癌症患者就更应该增加优质蛋白质的摄入，尤其是在食欲不好、吃得不多的情况下，保证蛋白质的进食量不至于太低，争取吃够，保护我们的瘦体（肌肉）组织。

一味地禁忌发物，几乎不能满足癌症患者在治疗过程中身体代谢和保障治疗所需要的蛋白质量，会给治疗中的癌症患者带来明确的弊端；然而是否有利，我们还不确定。利弊权衡，明确的弊和不明确的利，你怎么选？

这里针对不同心理的读者给出现阶段我认为比较好的几种解决方案。

1."发物不是事儿，好好吃饭注重营养"

要是看到这里，你是这样认为的，那么就可以依照前面讲的"营养膳食一二三"：一个中心，两个基础，三个调整。合理安排饮食，保障食品安全，忌口食品安全风险高的食物即可。

有的患者本身对一些食物有过敏或者不耐受的反应，在治疗过程中应回避这些食物。在治疗过程中出现身体免疫力异常时，很多患者可能会对不耐受的食物更加敏感，这些食物，需要根据患者自身的情况来忌口。如果对多个食物不耐受或过敏，务必咨询专业的临床营养师，做营养评估，获得科学的建议，在回避这些食物的同时保障营养的供给、避免营养素的缺乏。

还有一些患者，除了癌症，本身还有其他慢性疾病，如糖尿病、高血脂、肾病等，这些情况在成人癌症患者中是比较常见的。这一部分患者的饮食原则是：在患者食欲不好的情况下，没有必要用这些疾病的特殊膳食（如糖尿病膳食、高血脂膳食等）来限制饮食。因为患者的食欲很差，吃进去的很少。如果食欲还不错，可以咨询专业的临床营养师，其会根据具体的疾病状况和实验生化指标给出具体的膳食建议和禁忌。

2."我还是心有余悸，觉得传统医学里的发物还是有道理的，你说的'蛋白质很重要'我也认同"

建议有这种心理的读者去咨询专业可靠的中医专家（而不是打着中医旗号骗

人的那种），中医医师会根据你的具体病情，给出食物是否需要禁忌的具体指导建议。通常是不会忌口所有高蛋白食物的，而且前面也讲过，中医专家都认为所谓忌口要有针对性。对于那些可以不忌口的蛋白质含量高的食物，需要多吃，尽量能保证满足治疗期间蛋白质的需要量。

3. "我还是要忌口所有可能的发物，民间说法和传统医学我都相信，专业且可靠的中医的个体化医疗我也找不到，不过蛋白质很重要我同意，我该吃些什么？"

如果要忌口所有可能的发物，那就很难从普通食物里面获得治疗期间所需的足量的蛋白质。如果用其他方式满足蛋白质的需要量，推荐考虑口服营养补充液（特殊医学用途配方食品或者药字号的肠内营养液），因为还没有中医文献或者民间案例说特殊医学用途配方食品或者药字号的肠内营养液是发物，而且这个是可以提供蛋白质和其他营养素的。

要是你纠结于特殊医学配方食品的原料有牛奶蛋白或者大豆蛋白，那就只能推荐补充氨基酸配方粉了，这里只有 100% 氨基酸，没有食物蛋白质来源，你应该就不会有担心的发物了吧。只是氨基酸配方粉口味不是很好，价格也不低。这可能是现阶段在没有任何所谓的发物的基础上，找到的可以给你提供优质蛋白质的食物来源了。

我相信食物和心理的关系，如果吃一个东西你百般不愿意，心里幻想无数有害的可能，担心满满，就算是有益的食物吃进去对身体也不一定有好处，对整个治疗也不一定有好处。希望这篇文章，能帮助在治疗中的你，不要谈 "发" 色变，吃得明白，吃得安心，吃得营养。

　　癌症改变了我的家，因为妈妈相信她可以做任何事情！妈妈写了一本书，制作了一部电影。妈妈实现了好多的梦想。我觉得妈妈生病后，我们的生活变得更好了。
　　——妈妈凯蒂·威尔（Katy Weil），女儿安娜贝尔·威尔（Annabel Weil，8 岁）（《纽约时报》专栏，摘自 "菠萝因子" 公众号）

治疗期间要不要吃保健品？

本文要点

癌症治疗期间要不要吃保健品？看情况。5 个使用原则供参考：

（1）摆正心态：没有任何一种保健品或膳食补充剂可以独立治疗癌症或者预防癌症的发生及复发。

（2）膳食是基础：食物能带给我们的远远多于保健品或膳食补充剂。

（3）避免伤害：过量有风险，天然不等于安全，谨慎对待不实宣传。

（4）针对性补充：在缺乏或者有缺乏风险时补充，并寻求专业人员指导。

（5）选择质量有保证的产品：安全是关键，拒绝没有生产资质、个人或者小作坊自行配制的产品。

"听说维生素 C 可以帮助治疗癌症？"

"抗癌要多吃硒？"

"治疗期间不要乱吃，会影响癌症治疗效果的。"

被确诊癌症后，什么该吃什么不该吃的问题，从食物到膳食补充剂，周围的人就开始贡献各种点子，网上也充斥着内容各异的说法。那癌症治疗期间到底要不要吃膳食补充剂，要吃些什么膳食补充剂呢？

通常，膳食补充剂也是大家常说的保健品，包括维生素、矿物质、植物提取物、益生菌等。针对这些膳食补充剂，我给大家总结了 5 个使用原则。

（1）摆正心态：没有任何一种保健品或膳食补充剂可以独立治疗癌症或者预防癌症的发生及复发。

（2）膳食是基础：食物能带给我们的远远多于保健品或膳食补充剂。

（3）避免伤害：过量有风险，天然不等于安全，谨慎对待不实宣传。

（4）针对性补充：在缺乏或者有缺乏风险时补充，并寻求专业人员指导。

（5）选择质量有保证的产品：安全是关键，拒绝没有生产资质、个人或者小作坊自行配制的产品。

下面就具体谈谈这些原则。

摆正心态

首先，摆正心态尤为重要。选择使用这些保健品，是基于什么呢？同病房的老王在吃，我也吃？还是网上搜集到的抗癌偏方，抑或是反正没坏处，吃点心安的自我安慰？

必须明确的是，目前，没有任何一种膳食补充剂可以独立治疗癌症或者预防癌症发生及复发。所以，当听到"xxx 可以治疗癌症或者预防癌症"就可以直接忽视了，基于防癌、抗癌而吃的补充剂也可以停药了。

膳食是基础

一定要记住，膳食补充剂是补充膳食的，保障营养全面且均衡的膳食才是关键和基础，切不可捡了芝麻丢了西瓜。食物能带给我们的远远多于膳食补充剂。不注重日常饮食，想靠每天吃膳食补充剂来收获健康，往往事与愿违。研究还发现，对于吸烟的人，多吃深黄、深绿色等富含胡萝卜素高的果蔬有助于降低肺癌的风险，但是直接吃胡萝卜素补充剂却会增加肺癌的风险！所以，食物来源才是最安全且最优的！

避免伤害

治疗期间不建议使用的有：

- 自行在无临床证据的情况下使用超高剂量的维生素或者矿物质，以及任何植物提取物。
- 除非有明确的临床需要，否则在治疗期间不使用有抗氧化功能的补充剂以及植物提取物。很多植物提取物会影响化疗药物和免疫抑制药物的功效。
- 拒绝有类似于包治百病、强调短时间达到某种效果、突出可以替代常规治疗、祖传偏方秘方等宣传语的产品。

膳食补充剂并不是没害处的。"这些是身体必需的，补补没有害。""都是植物天然提取的，没有害。"通通都是谣言。

维生素、矿物质等确实是我们人体正常生理活动所必需的，但是并不是多多益善。过量食用是会中毒的！各个国家膳食指南都对目前已知的必需的微量营养素给出了推荐量，并且针对部分营养素给出了一般情况下可耐受的最高剂量（书后附录有营养素可耐受最高剂量的表）。超过最高可耐受剂量可能会带来中毒的症状，如过量补充维生素 A 会导致头晕、恶心和骨质减少、关节痛以及不可逆的肝脏损伤。同时，各个营养素之间是会相互影响的，如锌补充剂长期大量吃会造成铜的缺乏，缺铜也会产生贫血和神经病变等症状。

当一种营养素缺乏的时候，矫正缺乏使用的剂量是可以高于膳食指南推荐的最高可耐受剂量的，但也只是短期使用，并且要求在医务人员的指导和监测下使用。不推荐自行在无临床证据的情况下使用超高剂量的维生素或者矿物质。

植物提取物在天然以及自然的面具下面，不知道隐藏的是天使还是恶魔。很多天然植物都有毒副作用，神农也是冒着生死安危去尝的百草。市面上的植物提取物补充剂质量不过关的非常多，提取技术、加工过程、产品纯化都存在不少问题。暂且不说有没有效，基本的安全是否能保证都打了问号。所以，就算某种植物提取物是好的，也不能保证这个提取物的产品对患者就是无害的。更需注意的是，不少植物提取物和癌症治疗药物有相互作用，会影响癌症治疗药物的疗效，如圣约翰草（St. John's wort，又称贯叶连翘）影响化疗药物伊马替尼的药效，而人参则很可能增加伊马替尼对肝脏的毒性。

一定要擦亮眼睛识别不实宣传。一般过度宣传的产品都是没有科学依据的不可靠的产品，费钱不说，还很有可能把患者置于危险之中。

针对性补充

那是不是膳食补充剂就没有用了呢？不是，膳食补充剂很重要。补充的前提是，有缺乏风险或者明确缺乏的时候再进行针对性补充。对于癌症患者，具体有哪些情况需要进行补充呢？下面列举癌症治疗和康复期间可以尝试的产品以及使用的场景。

1. 多种维生素矿物质

- 治疗期间食欲低下，没有使用全营养肠内营养液，肠外营养液没有添加微量营养素。

- 康复期患者，膳食多样性还有待提高。

- 轻度褥疮。

- 骨髓移植或者免疫抑制期间，饮食过度限制，如蔬菜水果高温高压反复加热。注意：这种情况需要使用的是**不含铁**的复合多种维生素、矿物质。骨髓移植，常需使用血制品，容易出现铁过量，一般情况下不推荐使用含铁的补充剂。

2. 单独维生素或矿物质：缺乏或者明确缺乏风险高才额外补充，补充也是有不同剂量和时长要求的，务必在专业医生及临床营养师的指导下进行

- 维生素 B_1

预防再喂养综合征：重度营养不良，超过一周几乎没有营养摄入的患者，先给一次维生素 B_1（50~300mg/d），再开始重新补充，并且持续使用 5~7 天。

- 维生素 D

维生素 D 非常重要，不但是骨骼健康必不可缺的营养素，也是影响身体免疫系统的重要营养素。我通常推荐癌症患者都需要关注这个营养素，很多微量营养素血检都不能很好地反映这个营养素在身体里的存储，但是维生素 D 是少有的血检指标是比较可靠的。所以我会建议癌症患者都测一下，如果缺乏或不足（测量血清 25- 羟维生素 D 低于 30ng/mL，即 75nmol/L），应使用补充剂来给予补充。另外下面几种情况，是务必要关注维生素 D 水平，考虑使用补充剂的：

（1）使用高剂量激素类药物，如泼尼松（prednisone）、地塞米松（dexa-methasone）。

（2）乳腺癌使用芳香化酶抑制类药物（aromatase inhibitors），如阿那曲唑（anastrozole）、依西美坦（exemestane）、来曲唑（letrozole）。

（3）骨髓移植期间。

（4）胰腺癌患者，胰脂肪酶分泌功能受损。

（5）肝脏和胆管相关癌症患者，脂溶性维生素吸收受限。

（6）长期住院患者，没有机会晒太阳。

- 钙

（1）使用高剂量激素类药物，如泼尼松（prednisone）、地塞米松（dexa-methasone）。

（2）乳腺癌使用芳香化酶抑制类药物（aromatase inhibitors），如阿那曲唑（anastrozole）、依西美坦（exemestane）、来曲唑（letrozole）。

（3）长期使用使用胃酸抑制剂（质子泵抑制剂或者是 H_2 受体拮抗剂），如奥美拉唑、兰索拉唑、西咪替丁、雷尼替丁等。

（4）胰腺癌、胃癌术后。

（5）纯素食患者。

- 铁

（1）胰腺癌、胃癌术后。

（2）长期使用胃酸抑制剂。

（3）大手术前，筛查缺铁性贫血，例如检测血清铁蛋白（比血红蛋白更灵敏）。

- 锌

（1）严重的褥疮。

（2）伤口不愈合，且检测血浆锌低于正常值 70 mcg/dL (10.7 μmol/L)。

（3）严重腹泻。

（4）纯素食患者。

- 维生素 A

（1）严重的褥疮。

（2）伤口不愈合，且检测是维生素 A 缺乏，例如查血清视黄醇浓度。

（3）胰腺癌患者，胰脂肪酶分泌功能受损。

- 维生素 C

（1）严重的褥疮。

（2）入住重症监护室的患者。

- 叶酸

（1）药物相互作用，如甲氨蝶呤（methotrexate）、培美曲塞（pemetrexed）。

（2）胰腺癌、胃癌术后。

（3）巨幼细胞性贫血（也有可能只是维生素 B_{12} 缺乏引起的）。

- 维生素 B_{12}

（1）药物相互作用，如培美曲塞（pemetrexed）。

（2）结直肠癌术后，手术切除了回肠末端连接大肠的地方。

（3）胃癌术后，切除了大部分或者全部的胃。

（4）胰腺癌患者，胰蛋白酶分泌功能受损。

（5）长期使用胃酸抑制剂。

（6）纯素食患者。

（7）巨幼细胞性贫血（也有可能只是叶酸缺乏引起的）。

- 维生素 K

（1）骨髓移植期后使用大量抗生素。

（2）胰腺癌患者，胰脂肪酶分泌功能受损。

（3）凝血功能异常，国际标准化比值（international normalized ratio，INR）和凝血酶原时间（prothrombin time，PT）过高的患者可以考虑。

3. 鱼油

- 治疗期间食欲不佳。
- 治疗期间一周吃不到 2 次深海鱼。

4. 益生菌

- 目前研究证据最多的是用来帮助大量使用抗生素导致的腹泻。
- 肠道菌群和癌症治疗有越来越多的研究，但是通过补充益生菌且真正合理安全地运用到临床上还有一段距离。
- 益生菌是一大类，不同菌株会有不同的影响，不同的剂量也会影响疗效。
- 免疫抑制期间需要非常谨慎，务必在专业医务人员的指导下使用。

* 注意益生菌不可以与抗生素同时服用，建议间隔 2 小时。

选择适合且质量有保证的产品

明确了需要吃什么，吃多少量，吃多久，吃什么剂型，就可以选择适合的产品。最重要的是注意产品的质量安全。吃到肚子里的东西，安全是最首要的，尤其是免疫力受到抑制的癌症患者。需要吃补充剂也建议选择正规厂家的产品，不推荐没有生产资质、个人或者小作坊自己调配的产品。实体企业、大厂家是国家审查的重点，在舆论的风口浪尖，不敢轻易乱搞。也切不可盲目相信只要是欧美澳洲的产品就是好的，每个国家都有不靠谱的商家，且这些国家的政府也都没有对膳食补充剂进行严格的监管。对于国产产品，最好选择经国家相关监管部门批准的注册或备案产品（产品包装上有保健食品"蓝帽子"标识）或者是非处方药品系列（产品包装上有 OTC 标识）。

在过去的几年里，我从与癌症搏斗中学到的一件事就是——只要眼前有一个明确的目标，就不向恐惧低头，不怕冒险。"活下去"就是一个非常明确的目标。

——汤姆·马西里耶（Tom Marsilje）

患癌了需要改吃素吗?

本文要点

患癌了是不是要改吃素? 不用。吃素既不能治疗癌症也不能辅助治疗癌症,还可能有害。改口吃素,不但减少了食物的选择,还增加了获取足够营养(尤其是蛋白质)的难度,也增加了获取足够微量营养素(如钙、铁、锌、维生素 B_{12})的难度。吃素食可能带来的微量营养素缺乏、蛋白质摄入不足,不利于癌症患者的治疗和康复。

不少患者问道:"患癌了,是不是要改吃素,忌口所有荤食?"

答案是: 不需要。患癌以后,改口吃素既不能独立治疗癌症,也不能辅助常规癌症治疗来取得更好的临床效果。

癌细胞并不是只"吃"荤食,吃素并不能断绝癌细胞的营养物质来源。要是吃素就能把癌症治愈,那些苦苦研究癌症药物的科学家还不如去种菜,肿瘤科的医生还不如去卖水果。目前没有任何临床证据表明忌荤吃素可以辅助常规癌症治疗来达到更好的临床治疗效果。更重要的是,癌症患者在治疗期间,改口吃素,反而很可能会拖了治疗和康复的后腿。

改口吃素,减少了食物的选择,增加了治疗期间获取足够营养的难度

癌症治疗过程中,无论是疾病本身,还是治疗的影响,都改变了身体的代谢,加速了体内蛋白质和脂肪的分解,减慢了蛋白质和脂肪的合成,使身体消瘦,而且还抑制了食欲。本身就不想吃、吃不下多少,一忌口荤食,能吃的食物就更少。减少了食物的选择,保障营养摄入的难度就更大了,营养摄入不足导致营养不良,严重影响治疗的效果和身体的康复。

不吃荤不容易满足蛋白质需要

蛋白质是我们身体正常生理功能不可或缺的营养，无论是身体内正常的生化反应、食物的消化吸收，还是对抗感染，都离不开蛋白质。尤其是在癌症治疗期间，身体内蛋白质的合成降低，分解消耗上升，吃够足量的蛋白质就显得尤为重要。荤素食物都能给我们身体提供蛋白质，但大部分素食相较于荤食来说蛋白质含量低，优质蛋白质来源少，而且蛋白质吸收利用率较低。

1. 荤素蛋白质，含量有差别

虽然无论是动物来源的食物还是植物来源的食物，都有蛋白质，但是蛋白质的含量是有差别的。

例如，一个鸡蛋（50g）可以提供 7g 蛋白质，要提供相同量的蛋白质需要 30g 牛里脊，100g 北豆腐，170g 熟的面条，250g 蒸熟的白米饭，400g 大白菜，1625g 苹果。

由此可见，在相同质量下，植物来源的食品中，蛋白质的含量明显低于动物来源的食品。所以，要获得相同量的蛋白质，如果只从植物食品中获取，就需要吃更多的食物。然而，对于癌症治疗中的患者，吃不下、没食欲很常见，而蛋白质的需要量又因为疾病和治疗而增加，几乎是未生病时的 1.5~2 倍。例如，一个体重为 60kg 的患者，要满足治疗期间推荐的蛋白质需要量，得至少吃到 90g 蛋白质，仅仅通过素食来获取足够的蛋白质，要达到这个量就变得比较困难。

补充说明：治疗期间推荐蛋白质的摄入量为每千克体重 1.5~2g 蛋白质（如果没有严重肾功能问题）。而日常健康的人，每千克体重 0.8~1g 蛋白质即可。

2. 荤素蛋白质，组成有差别，质量有优劣

蛋白质是由氨基酸组成的，就像搭积木，氨基酸就是一块块的积木，很多块积木搭在一起就可以变成不同的房子，这些房子就是不同的蛋白质。

我们从食物中获取蛋白质，吃进身体以后，蛋白质被消化、分解，成为氨基酸和短肽，再被我们身体吸收。身体利用吸收来的氨基酸，再组合成不同的蛋白质，满足不同的生理需要。例如，伤口愈合需要蛋白质，体内各种生化反应需要的酶也是蛋白质，运送不同营养物质的载体也是蛋白质，对抗疾病的抗体也是蛋白质。

这些组成身体所需蛋白质的氨基酸中，有的氨基酸是我们人体可以自己合成，有的氨基酸是我们人体不能自己合成或者合成的速度太慢不够用，就必须通过吃富含这些氨基酸的食物来获得的。这些需要依靠食物获得的氨基酸就叫作必需氨基酸。

一个高蛋白食物含有所有的必需氨基酸就被称为完全蛋白质，也叫优质蛋白质。如果缺少一个或者多个必需氨基酸就是非完全蛋白质。由于必需氨基酸对维系正常生理功能必不可少，当吃不下多少东西的时候，吃完全蛋白质就更容易获得所有必需氨基酸。

提供所有必需氨基酸的完全蛋白质有哪些呢？

动物（猪、牛、羊、鸡、鸭、鹅等）的肉、蛋、奶和乳制品（牛奶、羊奶、酸奶、芝士或乳酪等）、鱼、虾、蟹贝类，以及大豆和大豆制品（如豆腐、腐竹、豆浆等）。

大家可以看到，我们常吃的荤菜基本都能提供所有的必需氨基酸，而其植物来源的食物主要是大豆及大豆制品。通过吃荤的食物，我们更容易获取所有必需氨基酸。

癌症治疗期间，身体对蛋白质需要量增加，而消化吸收功能在治疗中又常常受损，我通常会推荐癌症患者在治疗期间保证至少一半的蛋白质来源为完全蛋白质，最好能达到 75%，以便更好地满足治疗期间身体的需要。

3. 荤素蛋白质，吸收利用有差别

就算我们把蛋白质的量吃够了，那是不是吃到我们体内以后吸收都是一样的呢？不是。来源不同的蛋白质，吸收利用率是不同的。对蛋白质的质量，我们有不同的评价标准。通过生物利用率，我们可以评价蛋白质进入我们身体以后，身体能最大限度地利用多少蛋白质进行自身机体组织的合成。动物来源的蛋白质普遍比植物来源的蛋白质生物利用率高。例如，乳清蛋白的生物利用率是 104，而鸡蛋蛋白是 100，牛奶蛋白是 91，酪蛋白是 77，红肉蛋白是 80，大豆蛋白是 74，小麦谷物蛋白是 64。

癌症本身会加速蛋白质的分解，降低蛋白质的合成。身体对蛋白质的需要量增加，应该优先选择吃生物利用率更高的蛋白质。

不吃荤增加了很多营养素的获取难度

完全吃素的话，除了担心蛋白质的质和量，还有不少的营养素主要存在于荤食中，而在素食中含量很低或者没有，而且吸收率也没有荤食中高。改口吃素也增加了获取以下营养素的难度。

1. 钙

钙对骨骼的健康很重要。在一些癌症的治疗中，会使用大剂量激素类药物来治疗，更是增加了骨质丢失的风险，保障钙的摄入量就显得很重要。

乳制品是钙的良好来源，再加上乳糖还能帮助钙的吸收。豆腐类食品根据制作工艺的不同所含钙的量也不相同。加入硫酸钙制成的豆腐（也称石膏豆腐）比加入氯化镁制成的豆腐（卤水豆腐）含钙更多。深绿色蔬菜如菠菜、西兰花、荠菜等的含钙量也不少，但这些食物也富含膳食纤维、植酸和草酸，不利于钙等矿物质的吸收。所以，就算是绿色蔬菜中含有大量的钙，吸收率也比从乳制品中获得的钙低不少。

2. 铁

铁是大家熟悉的营养素，缺铁性贫血也是在治疗中常出现的疾病。补充铁可以帮助改善缺铁性贫血，但需要注意的是，如果已经在治疗中被确诊为缺铁性贫血，则需要使用铁补充剂来帮助矫正贫血，只通过食物，很难及时矫正。

饮食中的铁有两种不同的形式：血红素铁和非血红素铁。一般来说，植物食品中的铁和强化食物中的添加铁都是非血红素的，动物食品中的铁则是既有血红素的也有非血红素的。血红素的铁吸收率比非血红素的铁吸收率要高得多。同时，富含铁的植物类食物，如菠菜和干豆类也富含草酸和植酸，草酸和植酸都会抑制铁的吸收。所以，对于素食者，铁缺乏的风险就比荤素皆吃者要高。

3. 锌

锌是维系我们正常生理功能必不可少的营养素。缺乏锌，不但味觉受损、伤口无法很好愈合，还影响身体的免疫力。

锌在动物食品中的含量通常高于植物食品。与铁一样，植物中锌的生物活性没有动物类食品中的高，而且含锌高的植物类食物如豆类、坚果、种籽，也富含植酸，植酸不利于锌的吸收。所以，如果不吃荤食，锌这个能提升免疫力和帮助伤口愈合的重要营养素的摄入量就很可能会不足。

4. 维生素 B_{12}

维生素 B_{12} 也是身体必需的营养素，参与血红细胞的生成，保障正常的神经细胞功能。维生素 B_{12} 缺乏不但会产生贫血，还会出现认知功能障碍。

维生素 B_{12} 主要存在于动物食品中，或者是特别强化了维生素 B_{12} 的加工食品。营养酵母 [Nutritional yeast，一种失活的酵母，主要来源于酿酒酵母（Saccharomyces cerevisiae）] 也含有维生素 B_{12}，不过在我们国家很少会吃到。维生素 B_{12} 几乎没有植物食品来源，纯素食就非常难从日常食物中获取。

所以，患癌了完全没有必要放弃荤食转为吃素。转吃素不但不能帮助癌症治疗，而且还为打赢抗癌这场"战役"增加了难度系数。在抗癌这场"战役"中，我们得带上一批营养的精兵强将上战场，多样性的食材，好好吃饭，优化营养供给，最大化膳食的营养密度，才能为打赢这场"战役"奠定基础。

那时候的内心特别平静，放下了一切世间纷争的欲望，自助者天助，我开始更多关注自己的内心，练习冥想，与疾病共处。我现在术后两年了，回头看看这些经历虽然很艰辛难熬，现在也依然会忐忑不安，但也有收获，我现在的一切感觉是失而复得，非常的珍惜和感恩。老大昨天还和我说："妈妈你教会了我们什么叫生活。"我觉得这是很高级的赞美和认可。我们一家四口又其乐融融地找到了生活。

——祖贝贝
（乳腺癌患者，"菠萝因子"公众号读者留言）

素食患者就一定吃不好吗?

本文要点

素食患者在治疗期间需要优化膳食,根据素食的不同类型,主要注意蛋白质和微量营养素的摄入。蛋白质需要增加植物来源的完全蛋白质(如大豆及大豆制品),同时注意搭配(如豆子和谷物同食)。微量营养素重点关注钙、铁、锌、维生素 B_{12}。饮食上多吃深绿色蔬菜、水果及坚果、种籽等,考虑使用膳食补充剂。

有的癌症患者自己本身就是吃素的,疾病治疗过程中,素食患者如何优化饮食呢?

首先,我们来看看素食都有什么类型。按照对动物性来源的食品限制程度的不同,通常素食的类型可分为:

- 纯素:所有动物来源的食品都不吃;
- 奶素:在纯素的基础上,还吃乳制品,即纯素 + 乳制品;
- 蛋素:在纯素的基础上,还吃蛋,即纯素 + 蛋;
- 蛋奶素:在纯素的基础上,还吃乳制品和蛋,即纯素 + 乳制品 + 蛋;
- 海鲜素:在纯素的基础上,还吃海产品(鱼、虾、蟹、贝等),但是忌口畜肉、禽肉、乳制品、蛋等,即纯素 + 海产。

素食患者在癌症治疗期间容易出现什么营养问题呢?主要有两个问题:蛋白质摄入不足和微量营养素摄入不足。

蛋白质摄入不足

上一篇文章我们说到过,植物性蛋白质来源的食物较动物食物而言,蛋白质含量低,能独立提供所有人体必需的氨基酸的完全蛋白质少,蛋白质的吸收利用率低。针对这 3 个问题我们用两个办法来优化素食患者的蛋白质摄入:

1. 增加可以吃的蛋白质的量，尤其是完全蛋白质食物的量

对于素食患者，富含蛋白质的食物主要来源于乳制品、蛋类、鱼虾、大豆和大豆制品以及其他杂豆、坚果、种籽等。完全蛋白质就是含有所有必需氨基酸的食物。动物来源的蛋白质大部分都是完全蛋白质，植物来源的完全蛋白质主要是大豆和大豆制品以及藜麦。对于不同种类的素食患者，可以参考如下方法增加蛋白质的量：

对于纯素患者，完全蛋白质来源主要可以依赖大豆以及大豆制品，如青豆（毛豆）、豆腐、腐竹、豆腐皮、素鸡等。注意：绿豆、红豆等干豆类和大豆是不同的，它们并不能成为独立提供所有必需氨基酸的食物，所有豆类中，只有大豆是完全蛋白质，可以独立提供所有必需氨基酸。

对于奶素患者，完全蛋白质来源主要可以依赖大豆以及大豆制品、乳制品。注意：乳制品一定选择巴氏杀菌过的乳制品。

对于蛋素患者，完全蛋白质来源主要可以依赖大豆以及大豆制品、蛋类。注意：蛋类一定要做全熟，治疗期间，溏心蛋是不推荐的。

对于蛋奶素患者，完全蛋白质来源主要可以依赖大豆以及大豆制品、乳制品、蛋类。

对于海鲜素患者，完全蛋白质来源主要可以依赖大豆以及大豆制品、鱼虾贝等海产品。注意：对于刺身、生蚝等生的海产品在治疗期间是需要禁忌的，一定要做熟再吃。

由于素食患者可以选择的完全蛋白质种类少，吃够蛋白质在治疗期间是十分重要的，尤其是纯素食的患者，可以选择的完全蛋白质种类非常有限，所以一定要注意非完全蛋白质的食物的搭配。

2. 非完全蛋白质的食物注意搭配

除了上述列举的含完全蛋白质的食物，素食患者在治疗期间也要多吃其他富含植物蛋白质的食物，并且给这些食物配对（表3-2），可以让氨基酸互相补充，这样的组合就能一起给身体提供所有必需氨基酸了。

下面这些食物虽然不是完全蛋白质食物来源，但是富含植物蛋白质，可以多吃并且巧搭配：杂豆类（绿豆、红豆、赤小豆、芸豆等）、全谷物（燕麦、荞麦、大麦、薏仁米等）、坚果、种籽（南瓜子）。

如何配对呢？如表 3-2 所示。

表 3-2　氨基酸互补配对食物表

富含植物蛋白的食物	缺乏的氨基酸	互补好搭档
杂豆类	蛋氨酸	谷物（米、面等），坚果、种籽
谷物（米、面等）	赖氨酸、苏氨酸	杂豆类
坚果、种籽	赖氨酸	杂豆类
玉米	赖氨酸、色氨酸	杂豆类
高蛋白质蔬菜（如西兰花、菠菜）	蛋氨酸	谷物（米、面等），坚果、种籽

我们人体能存储氨基酸，所以并不一定非要每顿都组合好，只要一天中都能吃到这些组合就可以。

参考食谱：

主食：

杂豆杂粮饭：煮米饭的时候，放入各种各样的豆子。

八宝粥：各种米、豆、坚果一起煮。

坚果燕麦粥：燕麦粥里加入核桃、花生、芝麻等。

馒头蘸芝麻酱，面包夹花生酱，豆沙包，南瓜子豌豆泥。

蔬菜类：

果仁菠菜，芝麻酱汁浇西兰花（书后有食谱可以参考）。

微量营养素摄入不足

除了蛋白质，素食患者还需要注意下列这些微量营养素的摄取。

1. 钙

对于奶素和蛋奶素的患者，乳制品是钙的良好来源。

对于海鲜的素食患者，虾皮和豆腐是钙很好的来源。

如果是纯素食患者，豆腐（加入硫酸钙制成）、香干、豆皮、深绿色蔬菜（如羽衣甘蓝、萝卜叶子、西兰花、菠菜等）、坚果和种籽（如大杏仁、芝麻等）都是富含钙的植物性食物（可以参考书后附录的高钙食物列表）。植物食物中的草酸和植酸不利于钙的吸收，在吃深绿色蔬菜时，可以用沸水快速焯一下，去除一些草酸和植酸。

2. 铁

素食中的铁为非血红素铁，比动物食品中的血红素铁的吸收率低。不过搭配富含维生素 C 的食物，可以提高植物性食品中非血红素铁的吸收率。所以，可以多选择富含铁的植物性食品，如深绿色蔬菜、全谷物等，同时搭配维生素 C 高的食物（可以参考书后附录中高铁和高维生素 C 食物的列表）。

参考的食谱有橙汁配五谷杂豆饭、菠菜拌彩椒，加餐小食可以用水果和坚果或者豆制品搭配，如猕猴桃配南瓜子、豆腐干配橘子。

3. 锌

如果能吃海鲜，贝类是锌的优质来源。

如果是纯素食的患者，坚果、种籽是锌很好的来源（如南瓜子、葵花籽、腰果、芝麻等）。由于植物食物中的植酸不利于锌的吸收，可以在烹饪豆类、坚果和种籽之前，先泡一两个小时，把泡的水倒了，再烹饪。发面过程也能帮助增加锌的吸收，可以考虑全麦馒头、全麦面包等。如果是需要手术或者食欲很差的患者，可以请医生评估是否缺锌，如果缺，考虑使用锌补充剂。缺锌会导致食欲差，也会导致伤口难以愈合。

4. 维生素 B_{12}

蛤蜊中维生素 B_{12} 的含量很高，鱼类（如三文鱼、金枪鱼等中维生素 B_{12} 的含量也很高）。一天 2 杯奶或者 4 个蛋也能满足维生素 B_{12} 的需要。但是纯素食者就几乎无法从日常食物中获取维生素 B_{12}。营养酵母是非荤食中维生素 B_{12} 的良好来源，但在国内基本没人吃，也不好买，所以就建议纯素食者使用维生素 B_{12} 的膳食补充剂。

素食患者没有必要因为治疗而放弃自己生病之前的饮食习惯。毕竟，饮食对于我们而言，不单单是提供营养，还包含了我们的文化、信仰和社会关系。但是，由于治疗和疾病对我们身体的营养需要有了更多的要求，素食患者需要更加努力地调整饮食，并且在医生和营养师的指导下选择适合的膳食补充剂，以更好地满足疾病和治疗期间的营养需要。当然，如果素食患者愿意尝试一些动物性的食物，也是没问题的，只要自己吃起来心里舒畅、身体舒服就完全没问题。希望上面的这些方法对治疗中的素食患者有所帮助。

不要总是想着那些令人失望的消息，而要把注意力放在那些无比美好的值得感激的事物里。

——汤姆·马西里耶（Tom Marsilje）

喝甜饮料能帮助术后快速康复吗？

本文要点

术前补充碳水化合物可以帮助快速康复。补充碳水化合物分为两次：第一次是在术前 8~12 小时补充 100g 碳水化合物，也就是喝 800mL 浓度为 12.5% 的碳水化合物（麦芽糊精提供）饮品；第二次是在术前 2~3 小时补充 50g 碳水化合物，也就是喝 400mL 浓度为 12.5% 的碳水化合物（麦芽糊精提供）饮品。如果患者有一些疾病导致胃排空延迟、胃肠蠕动异常，或者有糖尿病的患者，医生会进一步评估如何安全有效地进行术前的碳水化合物补充。

说到甜饮料，估计大家已经被科普了多次：甜饮料是长胖第一"神器"，号称"快乐肥宅水"，营养密度低，常喝甜饮料既容易长胖又容易长蛀牙，十足的不健康饮品。然而有的时候，医生居然会建议去喝甜饮料，说是可以帮助手术患者快速康复。

这到底是怎么回事呢？我们先来看看做手术会给身体带来什么影响。

手术对代谢的影响

说到自己要接受手术了，心里难免害怕、抵触。我们的身体也很诚实地表达了这种不情愿，在手术的刺激下，身体会释放炎性因子以及压力激素以示抗议。这些炎性因子以及压力激素的释放会抑制胰岛素的功能。胰岛素是打开细胞大门的钥匙，有了它的正常工作，血液里的葡萄糖才能进入细胞，为细胞提供能量，满足正常的生理功能。手术的刺激使得胰岛素不好好工作，不能有效地打开细胞的大门，我们吃下去的食物经过消化成为的葡萄糖就不能从血液进入细胞里，不但让血糖升高，还不能给细胞提供足够的能量。细胞没有能量时，身体就开始动用肌肉和脂肪组织，将蛋白质和脂肪变成糖来给细胞提供能量。这就是为什么我们常常看到患者手术以后血糖升高，而身体消瘦和虚弱，也就是身体的脂肪和肌肉组织减少，肌肉力量减弱。

手术刺激让胰岛素不好好工作可不是短时间的，根据手术程度的不同、失血的多少，胰岛素功能的下降程度从 15% 到 75% 不等，会在手术以后持续 2~4 周，这使得身体持续性的能量不足，继续消耗、分解脂肪和肌肉组织，非常不利于术后的康复。

不但手术本身给身体这么大的刺激，传统的手术准备操作也不利于身体的恢复。以往，医生都会让患者在术前一天禁食禁饮来准备手术，然而，没有了食物来源，身体处于饥饿状态，胰岛素就更不工作了。

有什么办法来减少手术对身体的刺激呢？

一方面，改善手术操作、减少失血等可以帮助减轻手术带来的刺激；另一方面，想办法劝说胰岛素不要罢工，加油好好工作。如何劝说呢？研究发现，如果术前不让患者饥饿，有东西吃进去，就能刺激胰岛素工作，减少术后胰岛素功能的下降。这样看来，胰岛素其实是个好员工，只是被手术吓坏了，如果有工作，还是能干活的。

可是东西也不能乱吃。术前禁食禁饮主要就是为了防止误吸，因为手术的时候需要全身麻醉，如果肠胃道里有东西就容易反流或者呕吐，由于身体被麻醉，不会关闭气管，就容易将呕吐物误吸到肺里，进而产生吸入性肺炎，危及生命。

那怎么让身体吃够食物，有效地刺激胰岛素工作，帮助代谢，又不会有误吸的风险呢？那就要选择可以提供足够量的糖，有效刺激胰岛素工作，同时又要非常容易消化吸收、快速通过胃肠，不会因为在胃里待得太久而增加在手术时误吸的风险。

甜饮料隆重登场！

饮料是液体，比固体更快经过胃排出去，甜的饮料含有碳水化合物也可以刺激胰岛素工作。

那一般的"快乐肥宅水"可以喝吗？

不推荐。一般市面上卖的普通的甜饮料有两种：一种是传统的甜饮料，甜味来自于蔗糖、果糖等可以提供热量的糖；另一种是号称无糖但甜的饮料，是用代糖来提供甜味，也就是大家常看到的零度、健怡、0 卡饮品等。这种无糖饮料不能刺激胰岛素分泌，所以起不到作用。而传统的甜饮料，在提供足够量的糖刺激胰岛素分泌的时候，太甜且渗透压高，胃排空不够快。

那究竟需要喝什么样的甜饮料呢？

由麦芽糊精制作成的甜饮料（一般医院会使用商业成品）。麦芽糊精是淀粉水解后的产品，甜味比蔗糖、葡萄糖等淡不少，而且渗透压低，特别容易消化吸收，胃排空快。

研究发现，相比较术前禁食禁饮，术前给予含有麦芽糊精的碳水化合物饮品，可以帮助患者减少手术前饥饿、口渴、烦躁、紧张等不良反应；减少术后如恶心、呕吐等不适，减少术后胰岛素功能的下降，缓解身体肌肉和脂肪组织的分解代谢，缓解术后虚弱，还可以缩短术后住院时间。

关键时刻，甜饮料还是很厉害的！那什么时候喝？喝多少？

经过一系列的临床研究，总结出一个有效的方案。术前的碳水化合物补充分为两次：第一次是在术前 8~12 小时补充 100g 碳水化合物，也就是喝 800mL 浓度为 12.5% 的碳水化合物（麦芽糊精提供）饮品；第二次是在术前 2~3 小时补充 50g 碳水化合物，也就是喝 400mL 浓度为 12.5% 的碳水化合物（麦芽糊精提供）饮品，这个剂量可以足够刺激胰岛素分泌，而且大致 90 分钟从胃排空出去。

如果患者有一些疾病导致胃排空延迟、胃肠蠕动异常，医生会进一步评估如何安全有效地进行术前的碳水化合物补充。

糖尿病患者也可以用术前碳水化合物补充吗？

目前大部分临床研究都是针对非糖尿病患者的，对于糖尿病患者有一些研究表明术前给予碳水化合物补充也是有利的，但是具体的剂量还有待更多的研究来揭示，临床治疗中，医生会根据患者个体的情况来给予合适的建议。

平日喝甜饮料确实对健康不利，还是把甜饮料留在关键时刻喝来帮助身体从手术中快速恢复吧。

无论风暴多么令人畏惧，专注当下，冷静地处理和战胜眼前的每一个小的困难。不知不觉中，你最终会惊异地发现，你已完成了最大的挑战。

——汤姆·马西里耶（Tom Marsilje）

红薯真的防癌吗？

本文要点

红薯是否能防癌要看怎么吃。不同的吃法确实会影响癌症发生的风险。红薯防癌更多的是增加了膳食纤维和对总热量的控制。没有单一的明星抗癌食物，真正防癌的，是整体的膳食模式和生活方式。某种食物或营养素多吃少吃、吃或不吃对健康的影响，从来不是独立存在的。整体的膳食模式对我们健康的影响远远比单独某一种食物或者营养素更为重要。

有人说红薯防癌，有人说这是谣言，那到底吃红薯能防癌吗？这个答案，其实没那么简单，取决于你要怎么吃！下面这三种吃红薯防癌的方式，你用的是哪一种？

- 信红薯，得永生

有一类人，坚信吃红薯就能防癌，多吃红薯就是给自己降低癌症风险买了一个靠谱保险。进而人生开启飞车模式，抽烟、喝酒啥都来。

烟酒都是一类致癌物，显著增加患癌症的风险。红薯不是神药，天天折腾自己身体，妄想靠吃点红薯来抵御烟酒的伤害，实在是太异想天开了，癌症风险不增才怪。

- 好红薯，只吃你

听说红薯能防癌是个好食物，别的就都不怎么吃了，专吃红薯。肉蛋奶什么的，又不防癌，不吃。

这类人，还没有等到验证红薯是不是真防癌，就先因为多种营养素缺乏、重度营养不良而得上别的病了。如此红薯防癌，得不偿失！

- 爱红薯，多加餐

红薯好，别的食物我也要。所以，在日常饮食习惯不变的基础上，每天多吃一个红薯。

事实上，这种饮食很可能导致热量摄入过度，长此以往，很容易长胖。而体重超重和肥胖会显著增加罹患十多种癌症（如肝癌、直肠癌、乳腺癌、胃癌等）的风险。这样吃红薯，是防癌呢，还是致癌呢？

既然红薯热量有点高，那每次用一个红薯替代一个菜应该可以了吧。等一下，即便如此，你代替的是什么菜，如何烹饪，仍是关键。

例如：

午餐组合本是西红柿炖牛腩 + 西芹炒百合 + 米饭。

改为：红薯 + 西芹炒百合 + 米饭，优质蛋白质就没了，不利于健康；

改为：红薯 + 西红柿炖牛腩 + 米饭，蔬菜就不够了，也不利于健康；

改为：拔丝红薯 + 西红柿炖牛腩 + 西芹炒百合 + 米饭（减量），搭配倒是好一些了，但烹饪方法不太健康。拔丝红薯，油又多，糖又多；偶尔吃一吃无所谓，天天吃，癌症风险不降反增。

如何吃出红薯的防癌效果？

红薯确实有好处，因为相较于我们常吃的主食白米和白面制品，含有更多的膳食纤维以及植物营养素（如红薯的黄红色就来自于有益健康的 β 胡萝卜素）。强有力的科学证据表明，多吃含有膳食纤维的食物可以预防结直肠癌。同时，相同热量的条件下，吃红薯这样含膳食纤维高的食物，相比较于基本没有什么膳食纤维的白米和白面制品更能产生饱腹感，就有可能避免过多的食物摄入，进而防止体重增加和肥胖。体重超重和肥胖也会增加患多种癌症的风险。

因此，吃红薯防癌的正确做法是，用红薯作为主食，替代我们日常膳食中的部分白米或白面制品，这样每日摄入的热量不会升。同时在整个膳食基础上，不过多摄入油和糖。也就是说，拔丝红薯就不要天天吃了，蒸红薯就好。如果这样吃红薯，确实是可以防癌的。

所以，方式不同，场景不同，红薯可防癌也可能致癌。在饮食营养中，最忌讳的就是标榜明星食物的万能性。在没有前提条件和具体场景之下，单纯神话或贬低任何食物，都是不科学的。

防癌的本质是吃红薯吗？

大家应该看出来了，红薯防癌的本质更多的是膳食纤维与能量摄入的控制。其他蔬菜也有膳食纤维，所以，这并不是红薯的专利。通过控制能量摄入帮助控制体重，这和整体的膳食模式以及运动习惯都关系重大。所以，真正防癌的，是整体的膳食模式和生活方式。

当我们讨论吃或不吃、多吃或少吃某种食物时，不能单看这种食物本身，而是应该从总的膳食摄入和生活习惯的角度，来看它对健康的影响并分析本质原因。如果要多吃某一种或某一类食物，对整体能量摄入有影响吗？需要同时减少哪些食物的摄入呢？所谓"多吃"，到底是吃多少呢？

红薯之所以既能防癌又能致癌，就是因为单个食物放到我们日常生活的场景中，不同的情况，整体的影响不同。同样，对于某些应该少吃的食物，少了以后用什么来填补这个空缺也很重要。

世界上没有绝对完美的单一食物。比如，为了降低高饱和脂肪摄入带来的心血管疾病风险，决定做饭少放油，不吃肥肉和油炸食品。可是吃得少就容易饿，那就加个餐，吃个小蛋糕。殊不知，经常吃甜点，就可能吃进更多的精制糖，影响胰岛素的分泌和胰岛受体的敏感性，增加肥胖和患慢性疾病以及代谢疾病的风险。又比如，为了避免高饱和脂肪摄入增加心血管疾病的风险，很多人买酸奶时会选择脱脂的，却未必了解，商家在"健康"的旗号下，同时做着"减"和"补"。脱脂酸奶减少了饱和脂肪的含量，但为了口感，大部分都增加了糖，成为高糖食品。

所以，某种食物或营养素多吃少吃、吃或不吃对健康的影响，从来不是独立存在的。整体的膳食模式对我们健康的影响，远远比单独某一种食物或者营养素更为重要。

在当今这个信息爆炸的环境中，无数关于吃的话题充斥着我们的生活。网络上的信息一经传播后，很可能就导致了食物哄抢和无数的焦虑。谣言辟谣此起彼伏，今天说吃 ××× 好，明天又传 ××× 不好。碎片化的信息与标题党，让大众越来越愿意获取简单快速、直接明了、更绝对化的信息。缺少了真正的思考，越是简单和绝对化的信息越容易传播。而真正科学的东西，从来不是非黑即白，需要考虑前提条件和具体场景。大家都玩过拼图，只有一片或两片拼图的时候，它的样子和最后成品的整个画面是很不一样的，有时还会天差地别。所以，当你看到一个饮食建议，想要根据它指导自己的行为时，请一定想一想：这个建议的前提是什么？

在如今节奏飞速的社会中，快速判断信息成为常态，希望大家能慢下来，对信息加以思考，尝试从全局视角思考完整的画面，才不容易被各式各样的信息绑架大脑，相信焦虑也会变少。

记住，如果一个饮食建议的信息特别简单，基本都是假的！

生老病死都是自然规律，人类一直都在积极面对，只要我们不抛弃、不放弃，过好每一天，也会少些遗憾。

——低调

（肝癌患者家属，"健康不是闹着玩"公众号读者留言）

年夜饭还能好好吃吗？

本文要点

对于癌症患者，年夜饭中大部分传统佳肴都是可以吃的，原则是从食品安全的角度选择适合自己治疗阶段的食物，注意食物营养与搭配，选择适合的饮品。全国各地年夜饭中常见菜肴的具体分析可参见下文中的表格。

过年过节，总少不了应季的美食。常常有患者问我"xxx 菜能不能吃"，感觉很多东西都要忌口，过年也吃不出年味儿了。这年夜饭还能好好吃吗？今天就给大家来细数一下各地年夜饭中的特色菜，看看抗癌勇士们到底能不能吃。

总的来说，年夜饭中的大部分菜品都是抗癌勇士们可以吃的，下面是一个总的原则（表 3-3）。

表 3-3 癌症患者饮食原则

原则	治疗中的患者	免疫抑制，中性粒细胞数小于 500/μL（即 0.5×10^9/L）的患者	治疗结束后恢复期的患者
注重食品卫生与安全	见下方食品安全小贴士	这类患者受感染的风险很高，除了一般治疗中患者需要注意的食品安全事项外，蔬果生吃的话，推荐吃可以剥皮的水果，这样洗干净去皮后更卫生安全。不能剥皮的可采取高温加热再吃	和一般人一样注意食品安全，也可以参考下方这个食品安全小贴士，不过像白切鸡、溏心蛋、鲜嫩牛排等不是烹饪得全熟的食物也可以吃了
注重食物营养与搭配	首选高蛋白/优质蛋白的食物（肉、蛋、奶、禽、鱼、大豆及大豆制品），尤其是食欲不好的患者。多吃肉，少喝汤，汤的营养价值低，又容易饱腹	首选高蛋白/优质蛋白的食物（肉蛋奶禽鱼、大豆及大豆制品），尤其是食欲不好的患者。多吃肉，少喝汤，汤的营养价值低，又容易饱腹	参考膳食指南推荐搭配荤素及主食，多吃健康的食物，少吃相对不健康的食物（如腌制及高油、高脂、高糖、高盐的食物）

续表

原则	治疗中的患者	免疫抑制，中性粒细胞数小于 500/μL（即 0.5×10^9/L）的患者	治疗结束后恢复期的患者
注意选择饮品	- 忌酒 - 尽量不喝碳酸饮料，甜饮料（尤其是在激素/固醇类药物治疗期间） - 注意饮品的来源是否有食品安全隐患（如购买鲜榨果汁、自助餐饮料机里直接接出来的饮料等） - 进食量不足的患者，可考虑特殊医学用途配方食品用来做口服营养补充液，既可以补充液体，也可以补充能量、蛋白质及其他营养素	- 忌酒 - 尽量不喝碳酸饮料，甜饮料（尤其是在激素/固醇类药物治疗期间） - 注意饮品的来源是否有食品安全隐患（如购买鲜榨果汁、自助餐饮料机里直接接出来的饮料等） - 进食量不足的患者，可考虑特殊医学用途配方食品用来做口服营养补充液，既可以补充液体，也可以补充能量、蛋白质及其他营养素。注意，尽量选择液体，开瓶即喝的，不需要粉剂加水调配，这样更卫生安全	- 忌酒 - 少喝碳酸饮料，甜饮料 - 多喝水

食品安全小贴士

- 吃饭和做饭前洗手。用肥皂或洗手液洗净手的每一个部位，手心、手背、指尖、指甲缝等，总共 20 秒（唱一曲生日歌的时间）。

- 生熟分开。例如，在购买以及放入冰箱储存时，把蔬果熟食放在冰箱的上部，而生肉等放在下面，防止生肉等的汁水滴到蔬果熟食上。食物加工过程中，生、熟食物用不同的砧板和刀具，避免交叉污染。

- 冰冻的食品在解冻时，不能直接放在室温下解冻，可以选择 3 种方式：放在冰箱冷藏室；用流动的冷水冲；使用微波炉。解冻以后的食物不能再放回冰箱冷冻，要尽快烹饪。

- 蔬果要洗干净再吃。如果是移植期间，推荐选择可以剥皮的蔬果洗干净去皮以后再吃。

- 做好的食物，在室温下放置不要超过两小时。过多的食物，可以做好后尽早放入冰箱。
- 做菜的时候一定要煮熟，尤其是肉、蛋、禽类。
- 尽量现做现吃，放在冰箱保存的食物，建议不要超过 24 小时；如果实在需要长期保存，考虑冷冻。

注意：

（1）这篇文章只针对普通癌症患者和康复者，有的患者在治疗期间出现了其他疾病或临床状况需要特殊饮食注意的（如糖尿病、肾衰竭、消化道术后等），需要遵医嘱，咨询专业医生和临床营养师。

（2）表 3-4~ 表 3-10 是针对患者的不同状态对各地年夜饭中有代表性菜肴的食用指导判断。那些相对不健康的食物也是可以在年夜饭的时候尝一尝的，没有必要完全禁忌，不然年夜饭也没有了年味儿。长期饮食还是要遵循一个健康的饮食模式，多选择健康的食物。

（3）对于菜品是否能吃，基本上是基于食品安全风险的考虑，判断仅仅基于作者个人经验，如有医嘱，请遵医嘱。中性粒细胞数小于 500/μL（即 0.5×10^9/L）的患者是对食品安全要求最严格的人群；治疗中的患者就相对没有那么严格，但是食品安全依然关键；治疗结束已经康复期的患者，就和一般人饮食一样了。

（4）如果口腔有溃烂的患者，注意饮食口味清淡，不要吃刺激的，如辣的食品，也避免吃坚硬的食物以免刮伤口腔。

表 3-4　东北年夜饭菜肴选择参考表

代表菜品	治疗中的患者	中性粒细胞数小于 500/μL（即 0.5×10^9/L）的患者	治疗结束后恢复期的患者
小鸡炖蘑菇	想吃就吃；优先吃鸡肉，食欲不好的患者少喝汤	想吃就吃；优先吃鸡肉，食欲不好的患者少喝汤	想吃就吃
红烧鲤鱼	想吃就吃；优先吃鱼肉，食欲不好的患者少喝汤	想吃就吃；优先吃鱼肉，食欲不好的患者少喝汤	想吃就吃
酱猪蹄	想吃就吃	想吃就吃	想吃就吃；高油脂，不建议天天吃

续表

代表菜品	治疗中的患者	中性粒细胞数小于 500/μL（即 0.5x10⁹/L）的患者	治疗结束后恢复期的患者
锅包肉	想吃就吃	想吃就吃	想吃就吃，肉是油炸的，不建议天天吃
杀猪菜	想吃就吃	想吃就吃，多煮一下	想吃就吃；高油脂，不建议天天吃
地三鲜	想吃就吃。此菜容易饱肚，先吃其他含优质蛋白质多的食物	想吃就吃。此菜容易饱肚，先吃其他含优质蛋白质多的食物	想吃就吃
皮冻	凉菜，建议自己在家做，控制食品卫生	凉菜，不建议吃	想吃就吃
凉菜大丰收	凉菜，建议自己在家做，控制食品卫生	凉菜，不建议吃	想吃就吃
东北大拉皮	凉菜，建议自己在家做，控制食品卫生	凉菜，不建议吃	想吃就吃
黏豆包	想吃就吃	想吃就吃	想吃就吃

表 3-5　华北年夜饭菜肴选择参考表

代表菜品	治疗中的患者	中性粒细胞数小于 500/μL（即 0.5x10⁹/L）的患者	治疗结束后恢复期的患者
四喜丸子	想吃就吃	想吃就吃	想吃就吃
红烧鲤鱼	想吃就吃	想吃就吃	想吃就吃
红烧肉	想吃就吃	想吃就吃	想吃就吃
心里美萝卜	洗净，刮皮可以吃	如果制作为凉菜，就尽量不要吃。实在喜欢的话，洗净、刮皮当水果吃	想吃就吃
烤鸭	想吃就吃	想吃就吃，但是店里配的葱丝、菜丝之类的就不要吃了	想吃就吃
拔丝芋头	想吃就吃，但是最后吃，先吃含优质蛋白质多的菜	想吃就吃，但是要最后吃，先吃含优质蛋白质多的菜	想吃就吃
蛋黄焗南瓜	想吃就吃	想吃就吃	想吃就吃
大枣馒头	想吃就吃，但是最后吃，先吃含优质蛋白质多的菜	想吃就吃，但是要最后吃，先吃含优质蛋白质多的菜	想吃就吃

续表

代表菜品	治疗中的患者	中性粒细胞数小于 500/μL（即 0.5×10⁹/L）的患者	治疗结束后恢复期的患者
茴香饺子	想吃就吃	尽量在家自己做，馅儿的食品安全和质量可以得到控制	想吃就吃
香肉烧卖	想吃就吃	尽量在家自己做，馅儿的食品安全和质量可以得到控制	想吃就吃

表 3-6　西北年夜饭菜肴选择参考表

代表菜品	治疗中的患者	中性粒细胞数小于 500/μL（即 0.5×10⁹/L）的患者	治疗结束后恢复期的患者
粉蒸肉	想吃就吃；多吃瘦肉，少吃肥肉、粉、藕	想吃就吃；多吃瘦肉，少吃肥肉、粉、藕	想吃就吃；多吃瘦肉，少吃肥肉和粉
岐山臊子面	想吃就吃；但是要最后吃，因为高油、高盐、高碳水化合物，而优质蛋白质少	想吃就吃；但是要最后吃，因为高油、高盐、高碳水化合物，而优质蛋白质少	想吃就吃；高油、高盐，不建议天天吃
小酥肉	想吃就吃	想吃就吃	想吃就吃；油炸食物，不建议天天吃
卤牛肉	最好能现卤现吃，如果是已经做好冷凉的，高温蒸熟后再吃	现卤现吃	想吃就吃；传统烹调盐比较高，注意搭配低盐菜品
葫芦鸡	想吃就吃	想吃就吃	想吃就吃
陕西烩菜	想吃就吃；先吃肉丸、豆腐，食欲不好的患者不要喝汤	想吃就吃；先吃肉丸、豆腐，食欲不好的患者不要喝汤	想吃就吃
新疆大盘鸡	想吃就吃；先吃鸡肉，少吃土豆和面	想吃就吃；先吃鸡肉，少吃土豆和面	想吃就吃
葱油锅盔	主食类，最后吃，先吃含优质蛋白质的食物	主食类，最后吃，先吃含优质蛋白质的食物	想吃就吃
五谷丰登	粗粮主食，主食中很好的选择，还是先吃含优质蛋白质的食物	粗粮主食，洗净蒸熟，撕皮再吃。主食中很好的选择，还是先吃含优质蛋白质的食物	想吃就吃；粗粮，主食中很好的选择
柿饼	建议不吃；食品卫生不好控制	忌口，食品安全风险高	想吃就吃

表 3-7　华东年夜饭菜肴选择参考表

代表菜品	治疗中的患者	中性粒细胞数小于 500/μL（即 0.5x10^9/L）的患者	治疗结束后恢复期的患者
上海熏鱼	考虑在家做	建议自己在家做	想吃就吃；油炸食物，不建议天天吃
清蒸鱼	想吃就吃	想吃就吃	想吃就吃
油爆虾	想吃就吃；吃油炸食品诱发恶心呕吐的，可以选择尝试水晶虾仁	想吃就吃；吃油炸食品诱发恶心呕吐的，可以选择尝试水晶虾仁	想吃就吃；油炸食物，不建议天天吃
酱鸭	熟食店买的建议不吃	熟食店买的不吃	想吃就吃；传统烹调盐比较高，注意搭配低盐菜品
全家福	想吃就吃；先选含优质蛋白质的食物吃	想吃就吃；先选含优质蛋白质的食物吃	想吃就吃
四喜烤麸	想吃就吃；尽量自己做	自己在家做，如果是饭店里的冷菜，就不要吃了	想吃就吃
油焖笋	想吃就吃	想吃就吃	想吃就吃
上海炒年糕	易饱腹，少吃	易饱腹，少吃	想吃就吃
酒酿小圆子	少吃。选择酒精浓度低的酒酿，煮的时候多煮一会儿，有助于酒精挥发	少吃。选择酒精浓度低的酒酿，煮的时候多煮一会儿，有助于酒精挥发	想吃就吃
春卷	想吃就吃，尽量自己在家做	自己在家做，可以控制食品安全	想吃就吃，油炸食物，不建议天天吃

表 3-8　华中年夜饭菜肴选择参考表

代表菜品	治疗中的患者	中性粒细胞数小于 500/μL（即 0.5x10^9/L）的患者	治疗结束后恢复期的患者
排骨莲藕汤	想吃就吃 先吃排骨，再吃莲藕，少喝汤	想吃就吃 先吃排骨，再吃莲藕，少喝汤	想吃就吃
清蒸武昌鱼	想吃就吃	想吃就吃	想吃就吃
腊肉菜薹	少吃，属于腌制肉类，一定要炒熟。考虑鲜肉炒菜薹	少吃，属于腌制肉类，一定要炒熟。考虑鲜肉炒菜薹	少吃，属于腌制肉类，高盐

续表

代表菜品	治疗中的患者	中性粒细胞数小于 500/µL（即 0.5x10⁹/L）的患者	治疗结束后恢复期的患者
藕夹	想吃就吃，先选含优质蛋白质的食物吃	想吃就吃，先选含优质蛋白质的食物吃	想吃就吃，油炸食物，不要天天吃
豆腐圆子	想吃就吃	想吃就吃	想吃就吃
鱼糕	想吃就吃，尽量自己做	想吃就吃，尽量自己做，做好就吃，不要在室温下放置超过 2 小时。如果是冷凉后放置到第二天的，就建议彻底加热以后再吃	想吃就吃
珍珠圆子	想吃就吃	想吃就吃	想吃就吃
汤圆	想吃就吃，尽量自己在家做，饱腹感强，最后再吃	想吃就吃，自己在家做，饱腹感强，最后再吃	想吃就吃

表 3-9　华南年夜饭菜肴选择参考表

代表菜品	治疗中的患者	中性粒细胞数小于 500/µL（即 0.5x10⁹/L）的患者	治疗结束后恢复期的患者
白灼虾	想吃就吃	想吃就吃	想吃就吃
清蒸鱼	想吃就吃	想吃就吃	想吃就吃
白切鸡	鸡肉没有全熟，不吃；可以做到全熟以后吃	鸡肉没有全熟，不吃；可以做到全熟以后吃	想吃就吃
海参	想吃就吃	想吃就吃	想吃就吃
烧味（如烧肉、烧鹅、叉烧）	外面熟食店买的就不要吃了	外面熟食店买的就不要吃了	想吃就吃
花胶响螺汤	想吃就吃，少喝汤	想吃就吃，少喝汤	想吃就吃
冬菇发菜蚝豉	想吃就吃	想吃就吃	想吃就吃
手打鱼丸	想吃就吃	想吃就吃	想吃就吃
油角、煎堆	最后再吃，营养密度低，饱腹感强	最后再吃，营养密度低，饱腹感强	想吃就吃，油炸食物，不建议天天吃
莲子百合糖水	最后再吃，尽量自己在家做	最后再吃，自己在家做	想吃就吃

表3-10　西南年夜饭菜肴选择参考表

代表菜品	治疗中的患者	中性粒细胞数小于500/μL（即0.5x10⁹/L）的患者	治疗结束后恢复期的患者
贵州酸汤鱼	吃鱼，尽量不喝汤	吃鱼，尽量不喝汤	想吃就吃
蒜薹炒腊肉	少吃。腌制肉类，一定要炒熟	少吃。腌制肉类，一定要炒熟	少吃。腌制肉类，高盐
蒸香肠	少吃。腌制肉类，一定要蒸熟	少吃。腌制肉类，一定要蒸熟	少吃。腌制肉类，高盐
甜烧白	尽量自己在家做，吃瘦肉，少吃肥肉	自己在家做，吃瘦肉，少吃肥肉	想吃就吃
咸烧白	尽量自己在家做，吃瘦肉，少吃肥肉	自己在家做，吃瘦肉，少吃肥肉	想吃就吃
辣子鸡	想吃就吃	想吃就吃	想吃就吃
八宝饭	饱腹感强，最后再吃	饱腹感强，最后再吃	想吃就吃
火腿蒸乳饼	火腿腌制肉类，少吃，一定要蒸熟。如果不确定乳饼是否巴氏杀菌，多蒸一会儿	火腿腌制肉类，少吃，一定要蒸熟。如果不确定乳饼是否巴氏杀菌，多蒸一会儿	少吃。腌制肉类，高盐
炸乳扇	想吃就吃	想吃就吃	想吃就吃，油炸食物，不建议天天吃
甜白酒	最后再吃，煮熟再吃	最后再吃，多煮一会儿再吃	想吃就吃

说了这么多菜，有没有帮你答疑解惑呢？希望大家能开开心心吃好年夜饭，欢欢喜喜过个吉祥年！

人的生命在于精彩的宽度，好好活着也是正能量的传递。

——shix

（一位抗癌勇士，"菠萝因子"公众号读者留言）

第四部分
特殊癌种的营养饮食建议

不同的癌症其营养饮食建议有共性，也有特性。共性的
地方，本书前面的内容基本涵盖了，这里介绍几种常见
的且受营养饮食影响较大的癌种的营养饮食建议。

万物皆有裂痕，那是光照进来的地方

——伦纳德·科恩（Leonard Cohen）

肺癌患者怎么吃？

本文要点

肺癌患者营养不良高发。在治疗过程中，要注意增加食物的热量和蛋白质；根据药物的使用在医生的指导下使用维生素补充剂；依据手术的具体情况，按需选择低脂膳食；对于出现吞咽障碍的患者，注意调整食物的性状和黏稠度；配合医生按需使用肠内肠外营养支持。

肺癌是中国发病率最高的一种癌症。60% 的肺癌患者在确诊的时候就已经有明显的体重下降。对于癌症患者，5% 的体重下降就会降低对治疗的敏感度，降低治疗效果、生活质量以及生存率。所以，大部分肺癌患者在确诊时营养不良的风险就已经很高了。营养不良对治疗和康复有显著的不利影响，因而，针对肺癌患者，营养诊疗应该从被确诊时开始介入。

目前在国内，通常患者在被确诊癌症的时候很少有营养科医生参与诊疗。建议患者和家属可以通过前面提到的营养状况自测表，简单快速判断一下患者是否立即需要营养诊疗的介入。当然，如果医院给患者做营养风险筛查，按需转诊给专业的临床营养团队就更好了。

肺癌的治疗通常有放疗、手术、化疗、靶向治疗、免疫疗法等。这些治疗方法，或多或少都会影响到患者的正常饮食。常见的恶心、呕吐、腹泻、便秘症状以及食欲低下等问题的处理，可以查看之前的文章。对于肺癌放疗和肺部的手术，可能会引起患者吞咽障碍，或者术后产生乳糜胸。

肺癌患者在整个治疗期间的营养管理同样是癌症营养管理的一个中心（保障营养状况在治疗和康复中具有战略意义），两个基本点不变（营养全面均衡的膳食以及保障食品安全）。对于肺癌患者的三个调整（调整营养素的供给量、食物的形态、营养供给方式）需要如何调整呢？

调整营养素的供给量

1. 治疗期间，热量、蛋白质需要量升高

肺癌患者在治疗期间，身体对热量的需要量比日常增加了 20%~30%，每千克体重需要给予 30~35kcal 的热量（一般患者为每千克体重 30 kcal，体重下降营养状况不佳的患者可以到每千克体重 35 kcal）。

蛋白质的需要量也增加了，为平日的 1.5~2 倍，即每千克体重需要蛋白质的量为 1.2~1.5 g。

2. 微量营养素需要量的改变

非小细胞肺癌患者在治疗过程中常使用的一个药物是培美曲塞 (pemetrexed)。在使用这个药物的同时，一般会给予叶酸和维生素 B_{12} 来减少药物的毒副作用。通常在培美曲塞用药前 1 周就开始给予叶酸，每天口服 400μg，一直持续整个疗程，直到最后一次给药的 21 天后。维生素 B_{12} 是在开始用药前的 1 周，肌内注射 1000mg，之后每三个疗程给一次，可以与培美曲塞同一天给（大家一定不要自行服用，务必跟主治医生沟通）。

3. 肺癌术后短期内少吃高脂肪的食物

肺癌术后一般情况下外科医生会做淋巴清扫，这会对淋巴结有一定损伤，如果吃的过于油腻，会刺激淋巴不断分泌而不利于愈合。所以术后 3~5 天都建议不要吃得太油腻，油炸食物、动物的皮、可见肥肉就不要吃了。瘦肉和鱼虾都是没问题的，术后吃富含蛋白质的食物有助于伤口愈合和恢复。不能因为推荐吃的不要油腻就以为要忌口所有荤的食物。

有的时候，手术中可能会损伤淋巴结、淋巴管，导致术后胸腔引流管出现乳白色液体，这个颜色主要是因为引流液中含有大量的甘油三酯。医生测量以后可能就会确诊为乳糜胸（chylothorax）或者也称为乳糜漏（chyle leakage）。这时候膳食就更需要注意了，需要极低长链脂肪的饮食；有的时候医生也会让患者禁食，采取肠外营养来维系营养的供给。一般饮食干预 2~4 周淋巴管就可以愈合了，不再有乳白色液体流出了。如果一直不愈合，医生会采取其他治疗方法。一般肺癌患者手术后发生乳糜胸的情况并不多，目前，国内学者报道的发生率为 0.3%，大概 1000 个人里有 3 个。

那么这时候需要的极低长链脂肪的饮食长什么样子？

通常我们可以把脂肪按照它分子结构中碳元素的多少，分为短链脂肪、中链脂肪和长链脂肪（可以想象它们就像戒指、手链和项链，长度短、中、长）。我们日常饮食中的脂肪，无论是动物油脂还是植物油脂大多都是长链脂肪。中链脂肪的食物来源比较少，一般来自椰子油和棕榈果仁油，乳制品也少量存在一些中链脂肪。短链脂肪一般不会在膳食中，它们极不稳定，一般是我们吃的膳食纤维到达肠道以后被肠道里的微生物代谢后的产物。极低长链脂肪的膳食，就是限制长链脂肪，但是长链脂肪广泛存在于我们的日常饮食，给我们提供热量，如果一味地限制，就会导致热量摄入不足，所以在临床上我们会建议患者吃中链脂肪来弥补限制长链脂肪以后的热量摄入的不足。

关于需要忌口的食物可以参考表 4-1 中的术后低脂膳食和术后乳糜胸膳食选择。

表 4-1　术后低脂膳食和术后乳糜胸膳食的食物选择

食物种类	术后低脂膳食	术后乳糜胸膳食
谷薯类、蔬菜	随意选择	随意选择
水果	除了牛油果、榴莲外，其他随意选择（不过度摄入，以免影响其他营养素的摄入）	除了牛油果、榴莲外，其他随意选择（不过度摄入，以免影响其他营养素的摄入）
肉鱼禽	忌所有肥肉、肉皮，选择鸡肉、鸭肉、虾肉、鱼肉、瘦猪肉、瘦牛肉	忌所有肥肉、肉皮，选择鸡胸肉、虾肉、白色鱼肉（红色的鱼肉脂肪含量高）
蛋	可选择整蛋，一日不超过 1 个蛋黄	忌蛋黄，选择蛋清（完全无脂的优质蛋白）
乳制品	选择脱脂乳品，忌奶油、黄油、奶酪	选择脱脂乳品，忌奶油、黄油、奶酪
豆制品	选择大豆或非油炸的大豆制品，如豆腐、豆浆等	选择豆腐、豆浆，忌油豆包、豆腐皮、豆腐丝等
坚果	可选择不超过 10g 坚果，大概 7 粒杏仁、1 个核桃	忌所有坚果、花生、种籽及其酱
烹饪方法	忌任何油炸食物，少油烹调，多选用蒸、煮、炖等	忌任何油炸食物以及烹调用油，选择蒸、煮；可以用中链脂肪烹调
其他	考虑**高中链脂肪酸**的特殊医学用途配方食品，忌巧克力、烘焙食品（除非明确表明没有脂肪的烘焙食品）	选用**超高中链脂肪酸**的特殊医学用途配方食品（中链脂肪酸占总脂肪的量超过 80%），忌巧克力、烘焙食品（除非明确表明没有脂肪的烘焙食品）

调整食物的形态

肺癌手术一般不会损伤到消化道，通常术后就可以喝水，慢慢吃一些稀软的食物，然后逐渐过渡到正常饮食。术后建议吃稀软、富含蛋白质的食物，如特殊医学用途配方食品营养液、蛋花汤、水蒸蛋、酸奶、牛奶、豆浆、大豆和杂豆做的糊糊、打碎的肉糜鱼糜等，书后的食谱可以参考。营养不良的患者，建议选择口服特殊医学用途配方食品或者药字号的肠内营养液进行营养补充。

肺部手术后，患者可能会出现吞咽障碍，需要调整食物的形态和黏稠度。可以参考前面关于吞咽障碍的文章。

调整营养的供给方式

对于重度营养不良的患者，如果吃不下食物，可通过肠内营养管饲的方式为身体提供营养，严重乳糜胸的患者可以禁食，通过全肠外营养来提供身体所需的营养以便让淋巴管愈合。

小结：

（1）肺癌患者营养不良高发，营养不良严重影响治疗和康复。营养诊疗介入越早越有利于治疗和康复。

（2）做到营养管理的一个中心、两个基本点、三个调整，可以保障营养和治疗。

（3）确诊时已经有显著体重下降（体重下降超过 5% 未生病前的日常体重）的患者可以使用口服营养补充液，每日增加 500kcal 的热量。

（4）积极配合医生，尽早开展营养支持与干预。

也是年轻，体检发现早期肺癌，除了术后休息了半年，半年里调整心态与学习，很快接受现实，定期复查，正常工作，享受生活，偶有低沉期，还好每周坚持跳舞和瑜伽，今年备战法考，生病的现实积极面对，生活还是自己的。

——王 M

（"菠萝因子"公众号读者留言）

胃癌患者怎么吃?

本文要点

胃癌患者营养不良高发。胃癌手术显著影响营养的消化和吸收，根据手术不同的位置，注意预防和管理胃食管反流和倾倒综合征，长期的微量营养素的缺乏值得关注。手术以后的饮食要循序渐进，可以分术后 1 周和术后 1~2 个月 2 个阶段进行有针对性的调整。

胃癌患者饮食知多少? 3 个自测小问题（判断正误题）:

（1）胃癌患者身体消瘦、营养不良是很自然的，疾病使然，也做不了什么。

（2）胃癌患者就要吃得清淡，多喝汤。

（3）胃切除术后，易消化的食物适合术后饮食，可以多喝白粥。

胃癌是我们国家癌症发病率中第二高的癌症，仅次于肺癌。全世界大概一半的胃癌患者都在中国。在这些胃癌患者中，有超过一半的患者都有营养不良，尤其是中晚期胃癌患者，80% 都营养不良。无论是胃癌疾病本身，还是治疗，都对患者的营养状态造成了显著的影响。随着治疗的进行，营养不良的发生率和严重程度更是越来越高。

胃癌患者在治疗期间的热量和蛋白质的需要量通常比平常健康时高，身体对热量的需要量比日常增加了 20%~30%，蛋白质的需要量也增加了，是平日的 1.5~2 倍。所以营养的补充尤为重要。

营养不良对疾病治疗和康复的不利影响这里就不再赘述了。化疗副作用对患者饮食的影响及如何应对，以及手术期间的饮食，可以看本书相应的章节。这里主要详细地给大家分享胃癌手术以后的饮食营养的注意事项。

胃癌的手术显著影响营养的消化和吸收

胃癌的手术是对饮食消化及营养吸收影响最大的手术之一。胃是我们消化吸收的重要器官，它就像是一个储存加工厂，我们吃到嘴里的食物，通过口腔咀嚼变成食糜以后，顺着食管，进入胃里，食物糜在胃里被胃进一步加工、消化，再慢慢地一点点输送到小肠里，继续消化吸收。没有了胃的有效工作，很多食物的消化和吸收就会受到影响，进而造成营养不良。

胃癌术后，消化道的生理结构改变了，吃东西就会出现一系列问题：由于没有了胃或者胃变小了，食物失去了可以暂时存储的空间，或者这个空间变小，一次吃大量的食物就会不耐受，尤其是吃高纤维的食物后容易产生饱腹感。同时，由于食物在消化道的时间比胃癌手术前缩短了，食物的消化吸收可能不完全，营养素的消化吸收可能有障碍；另外，由于胃是很多营养素在体内吸收的重要参与者，所以，胃部手术后可能出现微量元素（如维生素 B_{12}、铁、钙）缺乏，增加贫血、骨质疏松等问题的风险。如果手术切除了贲门，可能会引起胃食管反流；如果切除了幽门，可能会引起倾倒综合征。就算手术没有切除大部分胃，还可能会损伤胃上的神经，影响胃的收缩和排空，对食物消化造成不良影响。所以，胃癌患者手术后的饮食就需要做一定的调整。

胃癌患者手术后的饮食策略

1. 手术当天至术后 1 周

手术结束当天就可以小口尝试一点点水（如果是吻合口漏、肠梗阻及胃瘫风险患者遵医嘱禁食）。

术后 1 天就可以喝流质，先尝试清流质（比如水），再尝试不透明的流质（比如米汤、特殊医学用途配方营养液），但避免高糖饮料（比如果汁、可乐）。先小口喝，如每小时 30mL，再慢慢增加。

术后第 2 天可以尝试少量半流质（如水蒸蛋、菜泥肉泥、营养糊糊等），根据自己对饮食的耐受程度，逐渐由少到多，由稀到稠，慢慢增加食物的量和种类。如果是营养不良的患者，建议使用特殊医学用途配方食品。

如果是术后 1 周进食都无法达到 60% 的目标剂量或者是患病前的日常进食量，就需要通过管饲来提供营养。对于术前营养状况特别差的患者，在进行手术的过程中，还可以放置一个空肠造瘘的喂养管，以便在术后尽早开始管饲营养支持，保障营养状态，以使后续的治疗也能顺利进行。

2. 术后 1 周至术后 1 个月

当术后 1 周慢慢地可以吃多种食物以后，我们进入术后第一阶段的膳食，这个阶段通常持续到术后 1~2 个月。

- 进食和烹饪方式

（1）细嚼慢咽，小口吃（可以尝试每一口食物，咀嚼 30~40 次）。

（2）少食多餐。可以从日常的一天 3 顿，改为一天 6 顿。

（3）干稀分开。吃饭的时候不要喝水或汤，也不要吃汤泡饭之类的。要喝的话，在饭前 45 分钟或者饭后 1 小时后。

（4）选择蒸熟的烹饪方式，不要使用油炸的方式。烹饪用油由少到多，慢慢适应。

（5）建立食物记录表。记录自己吃了不舒服的食物和饮品（可以记录食物名称、烹饪方法、进食量），这些记录可以帮助自己慢慢掌握什么样的饮食适合自己。

（6）用完餐可以稍微躺下休息 15 分钟，让食物慢一点通过小肠。

注意：如果有胃食管反流症状就不要完全躺平，可以半躺，用枕头、被子等垫高一点。

（7）喝液体的时候不要使用吸管，容易吸入太多气体而腹胀不适。

- 食物选择：见表 4-2。

表 4-2　术后 1 周至术后 1 个月的食物选择

食物种类	可以选择	建议避免
主食	低膳食纤维的主食，可选择白米饭、白面馒头、面条、白面包	暂时避免全谷物、粗粮、杂粮；避免白粥，因为水米混合且白粥升糖指数高，容易出现倾倒综合征
蛋白质类	保证优质蛋白质的摄入，如肉、蛋、奶、禽、鱼、虾。从易消化脂肪低的鱼肉和鸡蛋开始	避免高油脂的肉类，如红烧肉、东坡肉、油炸丸子等

续表

食物种类	可以选择	建议避免
蔬菜水果	选择去皮煮熟的蔬菜水果	避免蔬菜水果皮，尽量不吃生的蔬菜和水果，避免纤维高不易消化的蔬菜，如笋、韭菜、蕨菜等；避免果干、蜜饯等
饮品	水、低油的汤，无乳糖的乳制品，特殊医学用途配方食品的营养液	忌所有含糖饮料、咖啡、酒
其他		尽量不吃高糖食物，如甜甜圈、蛋糕、巧克力、加糖的即食麦片、蜂蜜、糖浆、冰淇淋、冰棒、糖果等

3. 术后 1~2 个月之后

术后 1~2 个月之后，当身体能比较好地耐受食物，没有太多不适症状的时候，可以进入第二阶段膳食。这个阶段的膳食可以根据自己的耐受程度，慢慢趋于正常化。有条件的患者，务必预约营养门诊随访，去看医生或者临床营养师门诊之前，可以做 1~3 天的完整饮食的记录，请他们帮忙分析，看是否需要调整饮食策略或者是否有因为食物不耐受产生营养素缺乏的风险。

此阶段的进食方式和食物选择见表 4-3。

表 4-3　术后 1~2 个月后的食物选择

	继续保持	可以尝试进阶
进食方式	继续食物记录表，记录自己食用后感到不舒服的食物和饮品	慢慢增加自己可以耐受的食物，每次只增加一种新的食物，观察自己是否能耐受。慢慢地让自己更好地享受美食
	少食多餐，可以继续一天 4~6 顿	如果每餐能耐受的食物多了一些，也可以减少每天的餐数
	细嚼慢咽，小口吃（每一口食物多咀嚼）	—
	吃饭的时候不要大量喝水或汤	吃饭的时候可以喝少量（100~200mL）的水或汤
食物选择	继续避免高糖食物	可以少量尝试甜味的无糖食品
	低膳食纤维主食，白米饭、面条、白面馒头、白面包	主食可以慢慢尝试粗粮、全谷物，最开始一定要少量，慢慢增加
	继续避免一次性大量吃高膳食纤维的蔬果	增加蔬菜水果的量，少量多次慢慢来；也可以慢慢尝试吃生的去皮的水果

	继续保持	可以尝试进阶
食物选择	保证优质蛋白质的摄入，肉、蛋、奶、禽、鱼、虾、大豆和大豆制品	富含油脂的肉类可以根据自己的耐受情况慢慢增加
	继续避免所有含糖饮料、酒	有甜味的无糖饮料和咖啡可以根据自己的耐受慢慢来

除了日常饮食，也不能忽视对微量营养素的关注。胃癌术后，维生素 B_{12}、叶酸、铁、钙的缺乏风险显著增加，监控是非常有必要的。有研究表明，全胃切除的患者，在术后一年几乎全部患者出现了维生素 B_{12} 缺乏。关于消化道癌症以及术后需要关注的微量营养素，有专门的篇章给大家介绍。

胃癌及其治疗对患者日常饮食影响重大，希望这篇文章能够为大家在抗癌路上从无胃生活到无畏生活出一份力。

小结

（1）胃癌是营养不良风险极高的疾病。营养干预一定不能等到已经营养不良了才开始，一定要早发现、早干预，被确诊的时候就应该争取专业全面的营养评估并且按需及时给予适合的营养干预。

（2）胃癌患者需要优质的营养，汤是无法提供足够的优质蛋白质、足够的热量以及微量营养素的。

（3）胃切除术后的饮食需要少食多餐，预防倾倒综合征。

（4）胃切除术后，重视微量营养素缺乏问题，按时监控，按需补充。

癌症教会了我坚韧和同情，这成为我帮助别人渡过困难时期的最大力量。癌症曾让我右手很长时间无法动弹，但却意外造成我现在两只手都非常灵活。癌症教会我用信任和乐观拥抱未来。

——克莱尔·丘（Claire Chew）

（《纽约时报》专栏，摘自"菠萝因子"）

胰腺癌患者怎么吃？

本文要点

胰腺癌患者营养不良高发。针对胰腺癌手术不同的位置，对于容易出现的问题如胰腺酶分泌受损、倾倒综合征、胃排空延迟、血糖失调、乳糖不耐受和微量营养素缺乏等进行饮食营养管理。

胰腺癌虽然发病率不高，在我国每百名癌症患者中不到 4 名患胰腺癌，但胰腺癌患者几乎全部属于营养不良风险极高的人群。大概 70% 的胰腺癌患者在确诊时就已经有体重减少，40% 的患者体重减少甚至超过了自己 10% 的常规体重。

营养的重要性这里就不再强调了。对于胰腺癌患者的营养问题，共性的部分可以参考本书前面关于癌症患者饮食以及治疗期间营养相关副作用的文章，同时对于手术患者，也可以参考本书中与手术相关的文章。这里主要介绍胰腺癌患者营养饮食方面比较有特殊性的内容。

胰腺是我们身体负责营养物质消化吸收的重要器官。胰腺分泌用来消化碳水化合物、脂肪和蛋白质的不同的酶；还分泌碱性碳酸氢盐调节酸碱；也负责分泌调节血糖的胰岛素和胰高血糖素。当胰腺细胞癌变的时候，疾病本身以及手术都会影响胰腺的这些功能，65%~90% 的胰腺癌患者都有消化吸收不良的问题或者血糖无法有效控制等。

表 4-4 列出了胰腺癌的不同手术对饮食营养的影响。

表 4-4　胰腺癌的不同手术对饮食营养的影响

手术名称	切除部位	胰腺酶分泌受损	倾倒综合征	胃排空延迟	血糖失调	乳糖不耐受
胰十二指肠切除术 (Whipple procedure)	胰头、十二指肠、胆囊、远端胃、部分胆总管	可能发生	可能发生	可能发生	可能发生	可能发生
保留幽门的胰十二指肠切除术 (PPPD)	胰头、十二指肠、胆囊、部分胆总管	可能发生	不会发生	可能发生	可能发生	可能发生

手术名称	切除部位	胰腺酶分泌受损	倾倒综合征	胃排空延迟	血糖失调	乳糖不耐受
全胰腺切除	整个胰腺、十二指肠、胆囊、远端胃、部分胆总管，有时也会切除脾脏	一定发生	可能发生	可能发生	一定发生	可能发生
远端胰切除	胰尾、可能部分胰身，有时也会切除脾脏	可能发生	不会发生	不会发生	可能发生	不会发生

针对不同影响，营养方面的应对策略有些什么呢？

1. 胰腺酶分泌受损

80%~90% 的胰腺癌患者都有因为胰腺酶分泌受损以及胆汁不足而导致的消化吸收不良的问题。无论是否有手术干预，都不可忽视胰腺酶分泌受损的问题。常见的症状有腹胀、腹痛、腹泻、大便松散、大便可见未消化的食物、大便泛油光、大便漂浮在马桶水面、体重下降等。营养方面可以尝试如下方法：

- 使用胰腺酶，不要自行服用，咨询医生，计算剂量。注意：酶需要在用餐的时候吃。通常将一顿饭的胰腺酶制剂分成 2~3 次吃，分别在吃饭开始时和刚吃完饭的时候吃，也可以在吃饭过程中再吃一份脂肪酶制剂。
- 限制高油脂的食物，如肥肉、皮、油炸食物等。注意：不是无脂膳食，只是限制高油脂食物，不吃脂肪无法保障自身营养。
- 如果饮食吃不够、体重持续下降，可以使用中链脂肪酸。中链脂肪酸不需要胰腺酶和胆盐参与就可以被消化吸收。
- 营养不良患者在选择口服营养补充剂的时候选择中链脂肪高的水解肽类配方。

2. 倾倒综合征

由于手术可能会切除远端胃和幽门，导致食物可能快速从胃进入小肠，产生不适。注意：少食多餐，干稀分开，避免含糖高的食物，具体可以看本书第二部分中的《烧心、心悸怎么办？》中关于倾倒综合征的部分。

3. 胃排空延迟

手术可能会影响到了胃肠动力，食物不能以相对正常的速度从胃进入肠道，容易引发恶心、呕吐、腹胀。饮食注意少食多餐，选择低脂肪、低纤维膳食，餐后不要立即躺下，可以把上半身垫高再睡。

4. 血糖失调

根据血糖调控情况使用胰岛素和控制血糖的药物。对于全胰腺切除的患者，基本都是要使用胰岛素的。可以学习糖尿病饮食，限制精细碳水化合物，如糖、甜饮料等，适当限制高升糖指数的食物。书后有常见食物升糖指数列表。

一定注意，对于营养不良的胰腺癌患者，不应该以糖尿病饮食为由过度限制饮食。保障营养摄入是最关键和首要的问题，血糖的控制在医生的指导下使用胰岛素和药物即可。

5. 乳糖不耐受

如果吃乳制品的时候出现腹胀、腹泻等症状就很有可能是乳糖不耐受。可以选择去乳糖产品，如舒化奶；或者使用乳糖酶；或者使用特殊医学用途配方食品（成人的全营养产品基本都是不含乳糖的）。注意：手术容易引起暂时性的乳糖不耐受，所以在术后的早期建议选择低乳糖饮食。

6. 微量营养素缺乏

胰腺癌患者很容易出现微量营养素的缺乏，最常见的是脂溶性维生素的缺失，如维生素 A、维生素 D、维生素 E、维生素 K 的缺乏，另外维生素 B_{12}、铁、铜、锌、钙也容易缺乏。建议定期到医院随访，监测这些微量营养素，按需补充。如果是腹泻严重的患者，建议补充锌。对于脂溶性维生素 A、维生素 D、维生素 E、维生素 K 缺乏，在使用了合适剂量的脂肪酶以及一般的脂溶性维生素 A、维生素 D、维生素 E、维生素 K 补充剂之后还是缺乏的患者，在美国医院工作的时候，我会建议患者使用特殊的脂溶性维生素补充剂，也就是用亲水基团包裹处理后的脂溶性维生素补充剂，只不过在国内目前还没有这样的产品。维生素 B_{12} 缺乏的患者建议使用肌内注射或者静脉注射，也可以采用舌下给药的方式来补充维生素 B_{12}。

胰腺癌的手术也是对肠胃道功能影响很大的手术，胰十二指肠切除术后的饮食是一个循序渐进的过程。快速康复理念也推荐术后不需要长期禁食，应该尽早开始饮食。在我曾经工作的医院，对于手术顺利的患者，通常在手术当天清醒后就可以小口啜饮少量清水。

手术后第 1 天可以喝流质，可以先喝水，再尝试清茶、蔬菜水果煮的水（注意：避免肉汤和甜饮料）；身体没有不适，就可以尝试不透明的流质，比如米汤、高中链脂肪的水解肽类特殊医学用途配方营养液（中链脂肪不需要胰腺酶和胆盐消化，水解肽类配方中的蛋白质已经被酶处理过，相当于被预先消化过）。

术后第 2 天，按照自己的身体情况，少量慢慢尝试半流质（如水蒸蛋、菜泥、鱼肉泥、糊状食物等）。一定要注意小口慢慢吃，根据自己的耐受程度，逐渐由少到多，由稀到稠，慢慢增加食物的量和种类。具体的饮食建议可以参考本书胃癌章节胃切除术后的饮食。另外，注意按照医生的推荐使用胰腺酶，按需使用胰岛素或者控制血糖的药物。

每个患者个体情况不同，医生也可能有不同的建议，注意遵医嘱。

小结

（1）胰腺癌是营养不良风险极高的疾病。建议确诊的时候就申请专业医务人员进行全面的营养评估，按需及时给予营养干预。在整个治疗和康复的过程中，保障饮食十分重要。

（2）胰腺癌患者大部分存在消化吸收不良，注意胰腺酶的补充。

（3）胰腺癌患者术后的饮食需要少食多餐，预防倾倒综合征，避免油脂含量特别高的食物，监控血糖；同时要重视维生素、矿物质等营养素缺乏的问题，按时监控，按需补充。

（4）当高血糖和营养不良同时出现的时候，保障饮食营养摄入是关键，不应该过度限制饮食，注意使用胰岛素和控制血糖的药物。

> 在我看来，得癌症本身没有任何值得称道的地方，但从癌症手中把生命夺回来，是我人生的一件大事。我第一次知道，我有能力在灾难面前改变自己命运，我能做很多以前觉得自己肯定做不到的事情。
>
> ——Amy Chung-YuChou
> （《纽约时报》专栏，摘自"菠萝因子"公众号）

结直肠癌患者怎么吃？

本文要点

结直肠癌发病率高，营养不良发生率也高。针对肠梗阻以及结直肠癌术后消化道功能的改变，有针对性地进行饮食营养管理。恰当地使用无渣或低渣膳食；喝够充足的液体，关注造瘘口排泄情况，预防脱水；同时，还需注意微量营养素的缺乏，按需补给。

结直肠癌是我国癌症发病率较高的癌种。结肠和直肠都是消化系统的重要组成部分，结直肠癌也成了患者营养问题较多的一种癌种。结直肠癌患者营养不良高发，我们国家的数据表明，大概 42% 的结直肠癌的患者都存在营养不良。随着治疗和手术的进行，营养状况也会不断恶化。因此，结直肠癌患者在整个治疗和康复期间，都需要注意营养问题，在饮食上要保障足够的热量和蛋白质，根据治疗的情况，进行饮食调整。结直肠癌患者的饮食基础可以参考第一章中癌症患者基础膳食相关的内容。手术期间的基本营养应对策略、放疗和化疗相应的营养问题和应对可以看相应的章节，这里主要讲讲结直肠癌在治疗过程中比较特别的与营养相关的注意事项。

结直肠癌手术对肠道结构和功能的改变

结直肠癌的治疗，手术是非常常见的。手术会改变肠道的结构，对肠道的功能产生不同程度的影响，因而也会影响到饮食和营养物质的消化吸收。正常情况下，我们吃到嘴里的食物，通过咀嚼，混合唾液中的消化酶，变成食糜，顺着食管到达胃；在胃里，有胃酸、消化酶以及胃的蠕动，进一步将食物消化，再从胃里一点点进入小肠（从十二指肠到空肠再到回肠）。整个过程中，胰腺分泌的消化酶，以及肝脏分泌的胆汁进入小肠，进一步消化食物，肠道吸收营养物质。剩下的通过回盲瓣来到大肠，在大肠中，水分和电解质进一步被吸收，剩下的液体状的食糜穿过升结肠，在横结肠中水分进一步被吸收减少，变成了稀软的半固体，再进入降结肠后逐渐形成软的固体大便，通过乙状结肠，最后通过直肠到肛门，再排出体外，就成了排便。

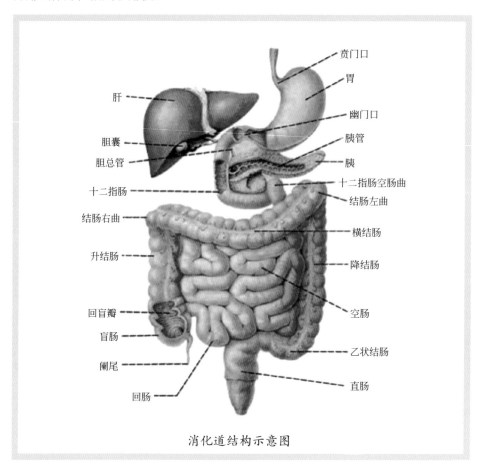

肝
贲门口
胃
幽门口
胆囊
胆总管
胰管
胰
十二指肠
十二指肠空肠曲
结肠左曲
结肠右曲
横结肠
升结肠
降结肠
回盲瓣
空肠
盲肠
阑尾
乙状结肠
直肠
回肠

消化道结构示意图

肠梗阻

当患有结直肠癌的时候，癌变的肠道组织可能会导致肠梗阻，也就是肠子堵住不通畅了。结直肠癌手术后也会出现肠梗阻问题。如果是完全堵住了，这时候吃下去的东西没有办法顺利通过肠道，医生可能就会建议通过肠外营养来给身体提供营养物质，直到手术解决梗阻问题。如果是非完全性肠梗阻，也就是堵了一部分，但还是有空隙能通过一些，这时候的饮食就建议是无渣或者低渣饮食来避免肠道梗阻的恶化。

手术对饮食和营养的影响

除了梗阻问题外，面对手术，结直肠癌患者也需要关注营养问题。手术会切除癌变的组织，也就会切掉一部分的肠道。如果切除的位置不大，一般都能重新缝合，把剩下的肠道接通。如果切除的肠道比较多，医生没法连接两端肠道，就会做一个造瘘，也就是在肚子上打一个洞，把肠道连接到这个洞上，排泄物就通过这个洞排出到体外。手术切除癌变的肠道时，可能会影响到食物的消化和吸收，影响的程度取决于切除的位置和剩余肠道的长度及功能。造瘘口的位置越在肠道的上部对营养物质的吸收影响越大，排泄物越稀。表4-5展示了有不同位置的造瘘口的患者，可能会出现的营养相关的问题。

表4-5 不同位置造瘘口的患者可能出现的营养相关问题

造瘘口的位置	对营养物质的消化吸收	对水和电解质的吸收	造瘘口排泄物	需要注意的营养问题
降结肠或者乙状结肠	基本无影响	影响不大	半固体，成型	详见术后饮食注意
横结肠	影响不大	可能降低对水和电解质的吸收	呈糊状	详见术后饮食注意；关注造瘘口排出量
升结肠	影响不大	降低对水和电解质的吸收；可能会出现脱水以及电解质失调	液体或稀的糊状；排泄物中有消化液，如果漏出来会刺激到造瘘口的皮肤和组织	详见术后饮食注意；预防脱水和电解质紊乱
回肠	可能影响一些营养物质的吸收，显著影响维生素 B_{12} 的吸收，容易出现维生素 B_{12} 缺乏	显著降低对水和电解质的吸收；可能会出现脱水以及电解质失调；必要时需要静脉补液	液体或很稀的糊状；术后早期会呈深绿色；排泄物中有消化液，如果漏出来会刺激到造瘘口的皮肤和组织	详见术后饮食注意；避免脱水和电解质紊乱

结直肠癌术后饮食注意

在快速康复外科的建议和操作下，通常结直肠癌手术之后，麻醉清醒后就可以小口慢饮清流质，如水或者清茶，若没有不舒适的话，就可以慢慢喝营养液或者吃稀软食物了。在术后第 1 周使用无渣膳食，术后第 2~3 周使用低渣膳食，术后第 3~4 周就可以根据自己的耐受情况，慢慢增加含膳食纤维的食物。

术后需要注意如下方面：

（1）少食多餐，一天可以吃 5~6 餐，细嚼慢咽。

（2）避免高膳食纤维食物，选择低膳食纤维的食物，参考下面术后 2~4 周的食物选择表。

（3）避免高甜味高糖的食物。如果是无糖但是甜的食物，很可能是采用了糖醇来提供甜味，糖醇吃得过多容易引起腹泻。

（4）限制容易产气的食物和饮食方式，如避免用吸管喝东西；除了手术当天或术后第 1 天咀嚼口香糖来刺激胃肠道蠕动，之后尽量不要咀嚼口香糖，容易吞入过多气体。

（5）烹饪方法选择蒸煮，这样食物比较湿软；不要使用煎炸方式，如煎蛋、炸鸡，煎炸使食物过硬较难消化。

（6）喝够水，一天至少喝够 2000mL 水；如果是有造瘘的患者，排出量高的话，需要喝的液体量至少是造瘘口排出量再加 1000mL。

（7）关注自己的排便情况。

肠道手术有很多个体化的情况，这些注意事项只是比较宽泛的，如果医生有特别的嘱咐，请遵医嘱。

无渣膳食

说到无渣膳食，很多家属都会给患者提供汤汤水水。然而，我们传统的这些无渣饮食通常营养既不充足也不全面，例如，炖的鱼汤、肉汤、骨头汤，只有少量脂肪和矿物质；而米汤、藕粉等，几乎都是碳水化合物。这样的饮食几乎没有身体在治疗和康复中必需的蛋白质和维生素。表 4-6 给大家分享了无渣膳食，哪些可以吃，哪些不可以吃，供大家参考。对于需要超过 1 周使用无渣膳食或者已经营养不良的患者，通常会建议使用无膳食纤维的特殊医学用途配方食品的营养液或者药字号的肠内营养液来提供全面均衡的营养。

表 4-6　无渣膳食的食物选择

食物种类	可以选择	建议避免
主食	低膳食纤维的主食,可选择白米、白面馒头、面条、白面包	避免全谷物(糙米、大麦、高粱、藜麦、荞麦等),粗粮(红薯、玉米等)
蛋白质类	选择容易消化吸收的高蛋白质食物,如鸡蛋、鱼虾、禽肉、乳制品、豆腐、嫩瘦肉	避免高油脂的肉类,如红烧肉、东坡肉、油炸丸子等;避免蹄筋、脆骨、肉皮、贝类裙边等不容易咀嚼的食物
蔬菜水果	蔬菜水果榨汁过滤以后喝汁水,蔬菜为主,水果为辅(一天不要超过 2 份拳头大小水果榨的果汁)	避免直接食用蔬菜、水果、菌菇
豆类	无	避免所有大豆、杂豆
其他	无	避免坚果、种籽

术后 2~4 周食物选择见表 4-7。

表 4-7　术后 2~4 周食物选择表

食物种类	可以选择	建议避免
主食	低膳食纤维的主食,可以选择白米、白面馒头、面条、白面包;也可以选择煮或蒸熟去皮的土豆	暂时避免全谷物(糙米、大麦、高粱、燕麦、藜麦、荞麦等),粗粮(红薯、玉米、芋头等)
蛋白质类	保证优质蛋白质的摄入,如肉、蛋、奶、禽、鱼、虾。从易消化脂肪低的鱼肉和鸡蛋白、豆腐开始	避免高油脂的肉类,如红烧肉、东坡肉、油炸丸子等;避免蹄筋、脆骨、肉皮、贝类裙边等不容易咀嚼的;避免加工肉类,如香肠、腌肉、熏肉、火腿等
蔬菜水果	选择去皮煮熟的蔬菜,如去皮去籽的西红柿、熟的圆生菜、去皮去籽的黄瓜和小瓜、蒸熟的南瓜、煮熟的冬瓜等;选择去皮的低纤维水果,如西瓜、哈密瓜、去皮的苹果、成熟去皮的香蕉(但术后第 1 个月也不要吃超过每天 1 个香蕉,过多可能造成造瘘口堵塞)	避免蔬菜水果皮,尽量不吃生的蔬菜;避免高纤维和容易产气的蔬菜,如竹笋、大蒜、洋葱、卷心菜、西兰花、韭菜、花菜、菌菇等;避免高纤维的水果,如无花果、猕猴桃、番石榴(芭乐)、莓类、桑葚、大枣、椰子肉等;避免果干(红枣、葡萄干等)、蜜饯等
饮品	水、滤渣的蔬菜汁、低油脂的汤、无乳糖的乳制品、特殊医学用途配方食品的营养液、补液盐	避免含糖饮料、碳酸饮料、咖啡、酒;避免大量的果汁
豆类	无	避免所有大豆、杂豆(膳食纤维过高)
其他	无	避免高糖食物;暂时回避坚果、种籽这些高膳食纤维的食物;限制辣的食物(可能会引起造瘘口痛或者增加排出量);限制巧克力(可能会增加造瘘口排出量)

需要注意的是，上面的饮食建议只是术后暂时的，待术后 3~4 周后，身体慢慢适应，就可以逐渐增加膳食纤维丰富的食物，如多样化的蔬菜、水果、坚果、种籽等。这样才是长期更为健康的膳食模式。

术后关注排便问题

术后可以从以下两个方面关注自己的排便情况：

（1）关注能不能排便：是否每天都有排泄物排出来，无论是通过肛门还是造瘘口，如果不排，可能便秘了，一定要喝够水；若怀疑梗阻，需要降低膳食纤维食用量，并及时咨询医生 。

（2）关注排泄物的质地：如果太稀，水样便，就需要注意预防脱水；如果太干，就要担心便秘，一定要喝够水。

预防脱水

回肠造瘘的患者出现脱水的风险更高。脱水会导致心率加速、虚脱、呼吸急促、恶心、腹痛、头晕，如果不加干预，脱水会造成身体重要器官损伤甚至致人死亡。

预防脱水要避免的食物有碳酸饮料、咖啡、甜饮料、果汁、酒或含酒精饮品；需要保障饮水量，可以适当使用补液盐。

如果是水样的排泄物且量大的话，可以考虑食用如白面包、白馒头、白米饭、熟的香蕉、熟的去皮土豆等帮助降低造瘘口排泄量；还可以考虑在医生的指导下使用果胶。

如果造瘘口排出量过高（24 小时内超过 1500mL）则需及时告知医生，这种情况下很可能需要使用补液盐。如果排出量还是很高的话，有一定程度的脱水就需要静脉补液了。

结直肠癌患者需要注意的微量营养素

（1）维生素 B$_{12}$

主要是回肠造瘘的患者，全结肠切除的患者。注意监测，按缺补给。

（2）维生素 D

不少文献指出，维生素 D 缺乏不利于结直肠癌患者的生存率。虽然目前还没有明确证据表明补充维生素 D 一定可以提高生存率，但是从骨骼健康和帮助免疫系统的角度，监测维生素 D 是否缺乏并按缺补给也是必要的。建议结直肠癌患者每半年至一年到医院监测维生素 D，按缺补给。

（3）锌

造瘘口排出量过大的患者，增加了锌的流失，容易产生锌缺乏。注意监测，按缺补给。

小结

（1）结直肠癌患者营养问题显著，需要在整个治疗和康复期重视营养。

（2）在面对肠梗阻时，考虑肠外营养以及无渣饮食。

（3）在手术期间要注意手术前后的饮食建议，帮助康复。

（4）术后 2~4 周的饮食需要注意少食多餐、选择低膳食纤维的饮食，避免高糖食物，注意预防脱水。

（5）需要长期关注健康的膳食和微量营养素的监测和补给。

人是懵懵的，还好一直没垮掉，就是难为了父母，我总想才 30 岁出头，要是挂了，他们失独太可悲，索性就坚强地活着吧。目前的状态都还好，转眼 3 年过去了，困难都是来一个解决一个，我坚信医疗技术的与日俱进会给我带来新的希望，也相信内心的强大，对医生的信任会让我走得更远。癌症患者真是不容易，但是生而为人也很不容易，咬咬牙，抬头看看蓝天，我们可以走得更远，活得很好，一起加油！

——sophie 费

（一位 30 岁出头的结肠癌晚期患者，"菠萝因子"公众号读者留言）

乳腺癌患者怎么吃？

本文要点

乳腺癌患者的营养问题同样重要，需注意合理膳食，科学看待需要忌口的食物；维持健康的体重，过胖过瘦都是不好的；重视骨骼健康；注重运动。

乳腺癌是我们国家女性所患癌症中发病率最高的癌种，并且在 2020 年世界卫生组织发布的数据中，乳腺癌已经超过肺癌成为全球发病率最高的癌种。在乳腺癌患者中，营养不良的发生率在确诊时较胃癌、肺癌等低，但是在整个治疗过程中，由于治疗的副作用，患者的营养观念，以及疾病的进展，营养不良的发生率不断增高，大概 44% 的患者会出现营养不良问题。和所有癌症患者一样，对于乳腺癌患者，良好的营养状态，既能保障治疗的顺利进行，又能提高治疗结束后的生活质量、降低复发风险。

乳腺癌的治疗方法有传统常见的放化疗和手术，也有较新的靶向治疗，以及较为独特的内分泌治疗。放化疗和手术所带来的营养问题和应对策略，可以参考书中相应的章节。对于使用内分泌疗法的患者，就格外需要关注体重和骨骼健康。

下面就从营养的角度，和大家聊聊乳腺癌患者在治疗中和治疗后需要注意的事项。

合理膳食，科学看待能吃和不能吃的食物

营养在整个癌症治疗和康复期的重要性本书开始的篇章已经详细讲过。同样，对于乳腺癌患者，吃得好吃得对，不是喂饱癌细胞，而是让自己有更好的营养状态来为治疗的顺利进行保驾护航，为良好和快速的康复提供必要条件。基础膳食的内容在前面已经分享过了，大家也应该了解了。对于激素或内分泌治疗，不少患者疑问较多的是含有雌激素或类似雌激素结构的食物（表 4-8），到底哪些东西可以吃，哪些不能吃呢？我给患者建议的原则是，根据是否明确有害、是否有营养价值来决定。

表 4-8　常见含有雌激素或类似雌激素结构食物的选择列表

食物	是否有明确的危害	是否有明确的营养价值	乳腺癌患者是否可以吃
大豆和大豆制品	没有	有	可以 一天可以吃 1~2 次大豆或豆制品
蜂蜜	没有	没有	可以，只是没必要吃
亚麻籽	没有	有	可以 当作每日坚果、种籽的一个来源，一天 1 勺就好
大豆提取物或者大豆异黄酮提取物的保健品	有	不明确	不吃
蜂王浆	有	不明确	不吃
雪蛤	不明确	没有	不吃
羊胎素	有	没有	不吃
胶原蛋白补充剂	可能有	没有	不吃

1. 可以吃的食物

• 大豆以及豆制品

大豆中不含有雌激素，含有大豆异黄酮，结构跟雌激素类似，被称为植物雌激素。虽然结构类似，但是在生理功能方面是不同的。含植物雌激素的大豆和大豆制品作为正常膳食的一部分并不会促进癌细胞的增长。同时，大豆和豆制品还是优质蛋白质和膳食纤维的良好来源。大量的科学研究表明，对于乳腺癌患者或康复者，无论是哪种类型的乳腺癌或者使用什么治疗方式，正常把大豆和大豆制品当食物来吃是没问题的。越来越多的研究也表明，乳腺癌患者吃大豆和大豆制品还可以降低乳腺癌的复发风险和死亡率。就算是在使用他莫昔芬（tamoxifen）的患者，也有正面的帮助。对于健康人群，在青少年时期多吃大豆和大豆制品还能降低成年以后患乳腺癌的风险。

注意：对于乳腺癌患者，大豆和大豆制品是作为整体健康膳食的一部分，一天吃 1~2 次大豆或豆制品（如青豆/毛豆、豆浆、豆干、豆腐、腐竹等）就好，大量吃并不会带来额外的好处。

- 蜂蜜

蜂蜜也属于游离糖，并没什么辅助治疗癌症的奇特功效，不建议抱着保健功效的心理来吃，用来调味即可。

- 亚麻籽

亚麻籽不含有雌激素，含有被称为植物雌激素的木质素。有研究表明，吃亚麻籽的乳腺癌患者，癌细胞的复制增长低于不吃亚麻籽的乳腺癌患者，同时也能降低乳腺癌的复发。对于健康人群，吃亚麻籽还能降低乳腺癌的发生风险。同时亚麻籽还是健康脂肪和膳食纤维的优质来源。注意：亚麻籽虽好，大量吃也不好，当作每日坚果、种籽的一个来源，一天 1 小勺就好。亚麻籽比亚麻籽油营养更好，亚麻籽油里没有膳食纤维和木质素。另外，也不建议吃亚麻籽提取物，食物的来源更安全有益。

2. 不建议吃的食物，尤其是雌激素受体阳性（ER+）的患者

- 大豆提取物或者大豆异黄酮提取物的保健品

提取物的保健品中大豆异黄酮含量远远高于正常膳食来源的剂量，对于乳腺癌患者可能有安全隐患，同时还缺少了大豆本身的优质蛋白质和膳食纤维等营养成分。在乳腺癌治疗期间，如果需要补充蛋白粉，建议优先选择乳清蛋白粉，除非一定要素食，否则不建议选择大豆蛋白粉。

- 蜂王浆

蜂王浆里面含有增加雌激素功能的脂肪酸，有研究发现蜂王浆还可能会促进癌细胞的增长。同时，蜂王浆并没有益于癌症患者的营养成分和功效。

- 雪蛤

雪蛤是东北林蛙输卵管以及周边脂肪，含有一定量的雌激素。虽然量不是很高，但还是有安全隐患。而且雪蛤并不能提供优质的营养物质，对于癌症患者也没有明确的有利功效。

- 羊胎素

不建议吃各种胎盘素、胎盘提取物，其含有雌激素。同时这个食物并不能提供优质的营养物质，对于癌症患者也没有明确的功效。

- 胶原蛋白补充剂

胶原蛋白并不是优质的完全蛋白质，提供的氨基酸不能满足人体所有必需氨基酸的需要，不如吃点鱼、虾、肉、禽对癌症患者更有利。值得注意的是，一些胶原蛋白保健品中，为了达到可见的疗效而添加了雌激素。所以，不建议乳腺癌患者食用。

维持健康的体重，保障治疗，降低复发

不少乳腺癌患者存在超重和肥胖问题。一方面，超重和肥胖会增加乳腺癌的风险，不少患者在确诊的时候就是超重或者肥胖的；另一方面，乳腺癌的治疗药物，如醋酸甲地孕酮（megestrol acetate）、依西美坦（exemestanc）等会引起体重增加。体重不足或超重都不利于治疗的顺利进行。治疗结束后，超重肥胖还会增加复发的风险。所以，维持健康的体重是很重要的。

健康的体重范围可以通过体质指数（BMI）来评估，对于中国人，适宜的BMI 范围是 18.5~23.9。要想知道什么样的体重才健康，可以通过 BMI 的适宜范围以及身高来计算。

治疗和康复期间都希望患者的体重稳定且在健康的体重范围内。体重过轻，营养不良风险高，不利于治疗和康复；体重超重和肥胖对治疗也不利，还会增加癌症复发、二次癌症以及其他代谢性疾病的风险。

对于体重超过健康体重范围的患者，无论是治疗前还是治疗后，都强烈不建议用节食或者药物的方法来减肥。建议在专业临床营养师的指导下，通过优化饮食结构、增加运动的方式来将体重控制在健康的体重范围内。同时，如果是在治疗期间，体重下降的速度还应控制，一般较为安全的是每周体重下降 0.5kg，如果超过每周 1kg 就需引起重视，治疗期间过快的体重下降对治疗是不利的。如果是治疗结束以后，体重高于正常体重上限的乳腺癌患者，建议在专业临床营养师的指导下，通过优化饮食结构、调整膳食的量及增加运动，帮助减重到健康的体重范围内。健康的减重有助于降低癌症复发以及其他代谢性疾病发生的风险。

对于体重低于健康体重范围的患者，更要注意在治疗过程中维持体重，如果体重下降就应该及时进行营养干预，咨询专业临床营养师，可以使用特殊医学用途配方食品或者肠内营养液。如果体重上升，也建议咨询专业临床营养师，通过

优化饮食结构、调整膳食的量及增加运动，来帮助维持相对稳定的体重。避免体重增加过快，体重不断增加对癌症治疗也是不利的。

骨骼健康，不可忽视

乳腺癌的治疗，尤其是使用芳香化酶抑制类药物（aromatase inhibitors），如阿那曲唑（anastrozole）、依西美坦（exemestane）、来曲唑（letrozole），会增加骨质疏松的风险。亚洲女性从人种和性别的角度上来说是骨质疏松的高危人群。所以，在整个治疗和康复过程中，一定要注重骨骼健康。尤其是现今乳腺癌的治愈率越来越高，我们努力的不仅是治愈，更是治愈以后良好的生活质量。

帮助骨骼健康的营养素有钙、维生素 D、维生素 K_2、镁、磷、钾、锌。做到本书前面介绍的基础健康膳食，基本的营养素都够了，只需特别关注钙和维生素 D。

1. 钙

没有便捷有效的检测指标，如果等通过测骨密度来看骨质疏松就为时已晚了。在临床中，我一般会建议患者多吃富含钙的食物，可以参考书后的常见高钙食物列表。优先通过膳食来满足每日需要，可以利用膳食评估来看摄入量是否足够，如果不足，则可以通过补充剂来补。对于使用芳香化酶抑制类药物且不吃乳制品的患者，我一般会建议在日常膳食之外再通过补充剂来补钙，一天 2 次，每次补充 400~500mg 的钙。

2. 维生素 D

对于乳腺癌患者，通常都建议监测维生素 D，可以通过测量血中 25- 羟维生素 D 的量来判断是否有维生素 D 缺乏。尤其是使用芳香化酶抑制类药物的患者，建议血中 25- 羟维生素 D 的量维持在 40~60 ng/mL，即 100~150 nmol/L。如果维生素 D 不足或缺乏，建议补充维生素 D，例如每天 2000~5000 单位，持续 6~8 周，再监测，如果不再缺乏了，可以每天继续补充 1000 单位的维生素 D 来维持。

注重运动，益处多多

对于乳腺癌患者，运动不但可以强化骨骼、防止骨质疏松、维持健康的体重，而且可以改善淋巴水肿，降低疲劳感，提高生活质量，预防癌症复发以及降低死亡率。并不需要多么激烈的运动，只要动起来就比躺着、坐着好。瑜伽、太极、走路、游泳等都是可以尝试的较为温和的运动。等身体状态还不错的时候，争取每周 2.5 小时中等强度的运动。研究表明，治疗和结疗后能达到这个运动量的乳腺癌患者，比不运动的患者，复发率低 46%，死亡率低 43%。如何达到每周 2.5 小时运动呢？每天 20~30 分钟的快步走就好。如果身体可以接受，可以慢慢增加跑步、跳绳、球类以及负重肌肉力量训练等。

面对治疗引起的潮热，可以做什么？

乳腺癌的治疗很可能会引起激素的改变，尤其是绝经期前患乳腺癌接受治疗的患者容易出现潮热。一些食物会导致或者加剧潮热，如辛辣食物、含咖啡因的食物（咖啡、可乐）、巧克力等。建议患者可以做一个记录，知道哪些食物会加剧自己的潮热状况，适量限制。除了食物限制外，一些对潮热有帮助的方法有冥想、深呼吸以及穿着宽松的衣服和针灸等。

小结

（1）营养对于乳腺癌患者在治疗和康复过程中都十分重要。

（2）健康的膳食是基础，大豆及大豆制品、亚麻籽都是可以吃的食物；而大豆提取物或者大豆异黄酮提取物的保健品、蜂王浆、雪蛤、羊胎素都是建议不吃的食物。

（3）维持健康的体重很重要，体重过低或者过高都对治疗和康复不利。

（4）乳腺癌患者，尤其是使用芳香化酶抑制类药物的，一定要注意骨骼健康，重点关注的营养素有钙和维生素 D。

（5）对于乳腺癌患者，无论是在治疗还是康复中，运动益处多多。量力而为，动起来比不动好。

　　世间一切都不可预算，在 29 周岁的时候确诊乳腺癌。有时候会觉得生活无望，有时候又觉得生活还是多姿多彩的，就这样一路磕磕碰碰的生活着，一切都显得小心翼翼，害怕有天会复发！可生活还在继续着，人生的路多长也是未知，只希望这一路上充满喜悦与期待。

——沐水而笙

（"菠萝因子"公众号读者留言）

甲状腺癌患者怎么吃?

本文要点

甲状腺癌患者绝大部分在确诊的时候营养状况一般都还不错。对于甲状腺癌患者营养方面的问题,比较有特殊性的是碘放射性治疗(如碘 -131)期间需要遵循的低碘饮食。低碘饮食可以让身体中的碘缺乏,这样在使用碘放射性治疗的时候,甲状腺细胞就可以更多地吸收这些碘,起到更好的治疗效果。针对可以吃和需要忌口的食物,文中给出了列表。

甲状腺癌患者绝大部分在确诊的时候营养状况都还不错。随着疾病的进程和治疗,甲状腺癌患者可能会面临吞咽障碍、放疗和化疗相关副作用的问题。这些与其他癌症有共性的营养问题可以参考本书前面关于癌症患者饮食以及治疗相关副作用的文章。

对于甲状腺癌患者营养方面的问题,比较有特殊性的是碘放射性治疗(如碘 -131)期间的需要遵循的低碘饮食。这个饮食的目标是一天碘的量不超过50μg,并且需要从放射性碘治疗前 2 周开始,一直持续到放射性碘治疗期结束后48 小时。

除了需要低碘饮食外,碘放射性治疗会带来如口干、味觉改变、恶心呕吐等副作用。咀嚼口香糖可以缓解口干等口腔不适的症状。

下面具体来说说低碘饮食。

碘是什么,存在于哪里?

碘是一种我们身体所必需的矿物质,食用量过低或者过高都会对健康不利。富含碘的食物很多,大家最熟悉的莫过于我们国家的加碘食盐,其他富含碘的食物有海产品、禽蛋的蛋黄和乳制品。海产品中碘的含量非常高,如每 100g 鲜海带丝含碘 1690μg,海鱼每 100g 可食部分大概含碘 300μg。所以低碘膳食中一定要限制海产品。

为什么需要低碘饮食？

碘放射性治疗主要是针对乳头状甲状腺癌和滤泡状甲状腺癌。低碘饮食可以让身体中的碘缺乏，这样在使用碘放射性治疗的时候，甲状腺细胞就可以更多地吸收这些碘，起到更好的治疗效果。注意：并非所有甲状腺癌都要忌口含碘的食物，是针对特定治疗的。

哪些可以吃，哪些不可以吃？

表 4-9 为低碘膳食食物选择列表。

表 4-9　低碘膳食食物的选择列表

食物种类	可以吃	避免吃
主食／富含碳水化合物食物	面：自制的不加碘盐的面包、面条； 大米、小米、燕麦、藜麦等； 根茎杂粮：红薯、紫薯、土豆、山药、玉米等	市面上的烘焙食品，如面包、蛋糕、曲奇等 甘肃产的糙米、黑米、青稞、荞麦#
肉	新鲜的肉，如猪肉、牛肉、羊肉、鸡肉、鸭肉、鹅肉等	腌制加工肉禽类，如火腿、干巴、午餐肉、火腿肠、含盐肉松、卤味、酱肉等
鱼虾蟹海产	河鱼、河虾、河蟹等	所有海里的鱼虾蟹贝等 其他海产，如海带、紫菜、昆布、各种海藻、虾皮／海米
蛋类	蛋白	所有禽类的蛋黄或者含有蛋的制品（如蛋糕等）
乳制品	无	所有含乳制品，如牛奶、奶油、乳酪、酸奶、冰激凌、布丁、含乳的酱（如乳白色的沙拉酱）、牛奶巧克力等
蔬菜水果	新鲜蔬菜、水果	腌渍的蔬菜、水果
豆类	绿豆、豌豆、芸豆等	大豆和大豆制品(青豆／毛豆、豆腐、豆浆、豆腐干、豆腐皮、腐竹、素食肉类) * 黑眼豆、赤小豆、白豆（海军豆）、斑豆（pinto bean）、利马豆（lima bean）等
饮品	水、茶、纯果汁、黑咖啡等	含乳饮料、特殊医学用途配方食品、含食用色素的饮品

食物种类	可以吃	避免吃
调味品	无碘盐、醋（注意看是否含碘盐）等	加碘盐、海盐、酱油、方便调料包、酱料、鸡精、味精等
其他	没有加盐的坚果	加盐的坚果、含盐的芝麻酱等； 蛋白粉（原料为乳清蛋白、酪蛋白、大豆蛋白等）； 含碘的膳食补充剂； 含有海产的膳食补充剂或者食物制品（如鱼油补充剂）； 含碘的药物（建议与医生和药剂师一起查看在吃的药物，避免含碘的药物）； 避免添加红色、橙色或褐色食用色素的食物（许多红色、橙色和褐色食用色素中可能含有碘）

碘含量显著超过同类食物（每100g可食部分含14μg）。碘的含量跟土壤关系很大，安全起见就避免使用，选取其他产地的替代。（数据来源于《中国食物成分表》（第六版）第一册，2018年）

*大豆制品虽然含碘低，但是有动物实验研究表明，过量食用会影响放射性碘的摄入。

小结

（1）甲状腺癌对患者营养状况影响不大，低碘膳食期间需要特殊的饮食注意。

（2）低碘膳食不代表需要禁盐，选择无碘食盐即可，禁盐容易出现低血钠症。

（3）如果低碘膳食严重影响饮食和营养摄入，务必咨询专业的临床营养师。癌症治疗期间的营养状况十分重要。

（4）对于纯素食患者，强烈建议咨询临床营养师，在低碘饮食的同时保障足量蛋白质的摄入。

2017年7月确诊乳腺癌，手术—化疗—放疗。然后11月确诊甲状腺癌，手术—两次碘-131。2018年7月结束所有治疗，9月就开始上班。每天除了大把服药的时候想起自己是患者外，对各种药物反应、各种手术后遗症的痛苦、各种深夜里的辗转反侧都无所谓，只当自己是亚健康人群，好好吃饭，好好睡觉，好好生活，好好爱这个世界！

——花椒二公子

（"菠萝因子"公众号读者留言）

消化系统癌症患者怎么补营养素？

本文要点

消化系统将食物分解消化，并将营养素吸收利用，维持身体的正常生理功能。消化系统患癌后，肿瘤本身和治疗都可能不同程度地影响消化系统的功能、营养素的消化吸收。特别需要注意的营养素有维生素 B_{12}、铁、钙、锌、维生素 A、维生素 D、维生素 E、维生素 K。

消化系统将食物分解消化，并将营养素吸收利用，维持身体的正常生理功能。消化系统包含了消化道，从食管到胃、小肠、大肠、肛门，以及涉及消化的器官，如口腔唾液腺、舌、胰腺、胆囊、肝脏。

消化系统患癌后，肿瘤可能不同程度地影响消化系统的功能，很多维持身体正常生理功能的营养素的消化吸收都会受到影响，尤其是经历了手术以后，手术改变了消化道的生理功能，增加了微量营养素缺乏的风险。例如，食物快速经过消化道，营养素的吸收时间减少，影响消化酶的分泌，手术切除也影响了一些营养素的吸收位置。另外，术后进食减少、食物不耐受，也减少了营养素的摄入，增加了缺乏的风险。

通常，微量营养素的缺乏不会在疾病确诊或者手术后立即出现，需要经过一段时间以后才会显现。但是，我们不能等到缺乏了，已经对身体产生显著不良影响时才去干预，而是要通过了解疾病和手术对生理结构的改变和治疗的影响，来分析可能出现的营养素缺乏，才能有针对性地去监测并及时给予补充和调整干预方法。

有哪些营养素容易缺乏值得我们去关注呢？

维生素 B_{12} 缺乏

1. 哪些患者需要注意

* 胃癌手术患者：手术切除了大部分或者全部的胃。

- 食管癌患者：使用胃酸抑制剂（质子泵抑制剂或者是 H_2 受体拮抗剂），如奥美拉唑、兰索拉唑、西咪替丁、雷尼替丁等。
- 结直肠癌患者：手术切除了回肠末端连接大肠的地方。
- 胰腺癌患者：胰腺酶分泌不足，未使用胰腺酶补充剂。

2. 容易缺乏的原因

膳食中的维生素 B_{12} 是和食物中的蛋白质绑在一起的，吃到肚里后，需要在胃的酸性环境中，胃蛋白酶（pepsin）将维生素 B_{12} 从蛋白质上解绑，然后维生素 B_{12} 需要和胃里分泌的一种叫内因子的糖蛋白结合才能在肠道中被吸收，胰腺酶分泌不足也会降低维生素 B_{12} 的吸收。维生素 B_{12} 在肠道里的吸收位置就是回肠末端连接大肠的地方。所以，只要是治疗或者疾病本身影响到维生素 B_{12} 吸收的任何一个环节，维生素 B_{12} 缺乏的风险就会升高。所以，对于高缺乏风险的患者，监测是非常有必要的。有研究表明，全胃切除的患者，在术后一年几乎全部出现了维生素 B_{12} 缺乏。

3. 缺乏导致的问题

维生素 B_{12} 缺乏会造成巨幼细胞性贫血，还会造成神经系统功能异常，认知能力下降，心血管疾病等。

4. 如何监测

监测血清维生素 B_{12}。如果是手术切除胃或者回肠末端连接大肠的地方，手术住院期间测一次作为基准，之后每 3~6 个月测一次。可以术后半年就给予一定的预防性补充。一般全胃切除术后平均 9 个月会出现可以通过血清维生素 B_{12} 监测到的维生素 B_{12} 缺乏。

5. 如何补充

通常可以肌内注射维生素 B_{12} 进行补充，也可以尝试鼻吸入或者舌下含服制剂，这样可以绕开消化系统因疾病或手术而导致的吸收不良的问题。如果没有这些类型的药，也可以在医生的指导下调整口服补充剂的剂量和补充频率。

铁缺乏

1. 哪些患者需要注意

- 胃癌术患者：手术切除了大部分或者全部的胃。
- 食管癌患者：使用胃酸抑制剂。
- 胰腺癌或者肠癌患者：手术切除了十二指肠。

2. 容易缺乏的原因

铁的吸收需要有胃酸的帮助，使铁成为容易吸收的形式，胃癌手术或者胃酸抑制剂，减少了胃酸。同时，铁主要在小肠最靠近胃的那一段（也就是十二指肠）被吸收。手术后，消化道结构可能改变，食物就不能经过十二指肠，错过了铁最佳的吸收位置。另外，消化道手术后食物在消化道经过的时间减少，营养素吸收的时间也缩短了。这一系列原因导致了铁的吸收不良，增加了铁缺乏的风险。

3. 缺乏导致的问题

铁缺乏会造成小细胞性贫血，增加疲劳感，影响免疫力等。

4. 如何监测

最容易监测的是血红蛋白和平均红细胞体积（MCV），比较有针对性且更敏感的是血浆铁、铁蛋白（ferritin）、转铁蛋白（transferritin）、总铁结合力（total iron binding capacity，TIBC）。

5. 如何补充

首选口服补充，成人缺铁一般口服补充剂每天 150~200mg。如果胃肠副作用反应大可以选择蛋白质螯合型的铁补充剂。如果是重度缺铁性贫血且对口服补充无效的情况下可以考虑静脉注射。维生素 C 可以帮助铁的吸收，可以吃铁剂的时候用稀释的橙汁送服或者搭配维生素 C 一起吃。需要注意的是，铁补充剂不要与钙补充剂同时服用，因为两个营养素在吸收的时候会相互竞争，可以间隔 4 小时服用。另外，建议空腹（饭前）服用，吸收效果更好，但如果胃肠反应大、吃了不舒服，随餐服用也可以。

钙缺乏

1. 哪些患者需要注意

- 胃癌术后患者：手术切除了大部分或者全部的胃。
- 食管癌患者：使用胃酸抑制剂。

2. 容易缺乏的原因

胃酸有助于食物中钙的吸收，胃癌手术后，或者使用胃酸抑制剂，胃酸减少了，影响了钙的吸收。另外，消化道的手术后容易出现暂时性的乳糖不耐受，富含钙的乳制品的摄入量就减少了。而且，食物在消化道的时间减少，营养素吸收的时间也变短，所以容易造成钙的缺乏。

3. 缺乏导致的问题

骨质流失、骨质疏松等。

4. 如何监测

血清钙的含量不能代表身体内钙的含量，不能用来监测或者评估钙是否缺乏。一般建议患者每年监测骨密度 1~2 次，同时建议监测血清 25- 羟维生素 D。维生素 D 帮助钙的吸收。

5. 如何补充

多吃富含钙的食物（如乳制品、豆制品、虾皮、芝麻、深绿色蔬菜等）或者是使用钙补充剂。胃癌手术后，每日摄入的推荐量为 1500mg 钙，可以请临床营养师对膳食做评估，看是否需要额外的补充剂。一般而言，通常推荐全胃切除的患者除每日膳食外，再补充 500~1000mg 钙补充剂。如果用钙补充剂补钙，建议使用液体或者咀嚼片，另外，不建议使用碳酸钙，因为碳酸钙依赖于胃酸帮助消化吸收，而且还容易产气。可以使用柠檬酸钙、葡萄糖酸钙、乳钙等，且每次钙补充剂不超过 500mg 钙（一般身体对钙制剂的单次吸收上限为 500mg）。

锌缺乏

1. 哪些患者需要注意

- 肠癌术后，腹泻严重或者造瘘口流出液多。
- 胰腺癌、胃癌或者肠癌患者：手术切除了十二指肠。

2. 容易缺乏的原因

锌会随着排便而排出，所以严重腹泻增加了锌的损失。锌的主要吸收位置在十二指肠。

3. 缺乏导致的问题

伤口难以愈合、厌食，味觉嗅觉改变；对免疫系统产生不利影响，锌缺乏也会导致维生素 A 缺乏。

4. 如何监测

测量血清锌，需注意在身体感染和炎症情况下（例如 C 反应蛋白升高）会导致血清锌检测值高于真实值，不能很好地反映锌的缺乏。所以应该在专业医生或临床营养师的指导下评估是否有锌的缺乏。

5. 如何补充

在专业医生或临床营养师的指导下口服锌补充剂。口服补充锌的时候不要与钙补充剂一起服用，钙会显著降低锌的吸收率。注意：癌症治疗期间厌食、味觉和嗅觉的改变通常是化疗药物的副作用，在锌不缺乏的时候补充锌，并不会改善这些症状，并且，长期大量补锌还会造成铜的缺乏。

脂溶性维生素 A、维生素 D、维生素 E、维生素 K 缺乏

1. 哪些患者需要注意

胰腺癌和肝胆癌症患者。

2. 容易缺乏的原因

这类癌症本身影响脂肪酶和胆汁酸的分泌和正常生理功能，影响脂肪和脂溶性维生素的吸收，进而导致脂溶性维生素缺乏风险增加。

3. 缺乏导致的问题

维生素 A 缺乏除了大家熟悉的视力问题，如夜盲症、干眼症等，对于癌症患者，还需特别关注的是维生素 A 缺乏会导致免疫力不佳以及伤口难以愈合，尤其是长期使用糖皮质类固醇药物的患者，维生素 A 的补充可以对伤口愈合有一定的帮助。

维生素 D 缺乏影响骨骼健康，同时也不利于免疫系统的正常功能。

维生素 E 缺乏影响抗氧化能力，不利于身体对抗炎症。

维生素 K 缺乏导致凝血功能异常，也对骨骼健康不利。

4. 如何监测

维生素 A: 测量血清视黄醇。

维生素 D: 测量血清 25- 羟维生素 D。

维生素 E: 测量血清或血浆 α- 生育酚。

维生素 K: 一般通过凝血功能来间接监测（INR、PT 升高），也可以监测血浆叶醌 (phylloquinone)。

5. 如何补充

脂肪酶和胆汁分泌严重不良的患者，建议使用特别加工过的亲水性的脂溶性维生素来帮助吸收。不过这样的产品目前在国内还没有，所以可以在专业医生和临床营养师的指导下，使用增加剂量的常规的脂溶性维生素。切记：脂溶性维生素过量使用有中毒风险，尤其是维生素 A，不要自己随意大剂量使用，务必咨询专业医生和临床营养师。

我对所有患者的建议就是：永远不要放弃希望！

——Christina

（前非霍奇金淋巴癌患者,《纽约时报》专栏,摘自"菠萝因子"公众号）

第五部分

饮食之外

心灵上的巨大创伤可能会一直延续，只能希望自己能坚持，尽最大的勇气坚持，痛并快乐着，我不能预测明天，但我现在还能把握今天。

——面朝大海春暖花开

（肺癌患者，"菠萝因子"公众号读者留言）

为什么"躺着养病"不可取？

本文要点

运动好处多：能帮助术后康复，有效防止肌肉组织的衰减，减少骨质流失，缓解疾病和治疗期间的疲乏，还能提高生活质量、降低复发风险和死亡率。摆正心态有助于开展运动。运动也要注意循序渐进，选择合适的运动方式，采取团队互助来帮助完成。

说到运动，不少患者都很纳闷，都生病了，难道不应该多躺着养病吗？更何况治疗那么辛苦了，哪还有力气运动呢？其实不然，**躺着养病，其实不是养好了病，而是养出了病。**

手术之后总躺着不活动，容易增加肺部感染、褥疮和下肢深静脉血栓形成的风险。不运动，还会增加肌肉的流失，肌肉量下降，导致营养状况下降，药物毒副作用增加，影响治疗和康复。不活动，总是躺着或坐着，还容易导致便秘。

运动好处多

在癌症治疗期间，运动能帮助术后康复，有效防止肌肉组织的衰减，减少骨质流失，缓解疾病和治疗期间的疲乏。

癌症患者治疗之后，运动能提高生活质量、降低复发风险和死亡率。尤其是乳腺癌、前列腺癌、直肠癌、子宫癌的患者，治疗结束以后，中等强度的规律运动，有助于增加生存时间，提高生活质量，并且预防癌症复发。

癌症患者治疗之后，患高血糖、高血脂、心血管疾病的风险增加，运动能帮助调节血糖、激素，控制体重，预防这些疾病。

既然运动这么好，如何行动起来呢？

1. 摆正心态

- 运动在治疗和康复期间都是安全的，也是应该力所能及地去努力实践的。

- 运动就是活动起来，只要动起来就比坐着或者躺着好，不是立即就要上球场挥汗如雨；减少静坐时间，走路也有帮助。

2. 循序渐进

- 治疗期间，患者一般比较劳累或者虚弱，力所能及地活动就好。例如，躺着的患者，可以坐起来，活动上肢、伸伸腿；能下床的患者，多走动，不要静坐在床上。
- 进一步的话，可以加入力量训练，负重和力量训练有助于保持肌肉、增强骨骼健康，如举哑铃、下蹲等。
- 待身体的状况好一些了，可以慢慢增加运动量，目标是每周至少 150 分钟的中等强度运动，或者 75 分钟的剧烈强度运动。

  a. 中等强度的运动，会有如下感受：
    - o 运动过程中呼吸加快，但不会呼吸困难；
    - o 运动 10 分钟以后会有轻微流汗；
    - o 运动过程中可以交谈，但是无法唱歌。

  例如：走路，骑自行车，家务活，游泳，跳舞。

  b. 剧烈强度的运动，会有如下感受：
    - o 运动过程中呼吸加快、加深；
    - o 运动几分钟以后就会流汗；
    - o 运动过程中只能说几个词，如果不停下来呼吸，是无法说连贯的句子的。

  例如：跑步，快速游泳，快速骑车，有氧操，踢足球，打篮球等。

3. 选择适合的运动

- 根据自己的体力由少到多，由舒缓到剧烈
  a. 瑜伽、太极这种舒缓的运动非常适合患者。
  b. 弹力带是很不错的工具，就算是卧床，也可以用手拉拉弹力带，或者用腿蹬弹力带，有助于增加肌肉力量。
- 根据自己的喜好，让做运动成为一个愉悦的项目。

4. 团队互助

- 家属和患者一起活动起来

    a. 饭后全家一起散步，既做了运动又有利于家庭关系。

    b. 在家一起跳有氧操、打太极。

- 病友运动小分队，打卡群

大家一起来有助于坚持，也可以分享心得，寻找运动搭档。

5. 注意

（1）重度贫血患者不建议做剧烈运动，应在医生指导下，治疗好了再进行剧烈运动。日常轻体力活动是没有问题的，如伸展、散步等。

（2）免疫抑制期间，不建议到公共健身房运动，可以在家锻炼，等血象恢复正常以后再去。

（3）放疗患者不建议到公共泳池游泳，水里的氯可能会刺激接受过放疗的皮肤。

（4）积极寻找专业人员（如康复科医生、物理治疗师等）的帮助，制订符合自己的运动计划，来帮助治疗的顺利进行和康复。

2016 年那场突如其来的重疾改变了我的人生轨迹，挣扎后的感悟是：过好每一天，珍惜老天给我的后福。

——shix

（一位抗癌勇士，"菠萝因子"公众号读者留言）

为什么要做生前预嘱?

2017 年的一天,我终于做好了这件事,而且自认为是我的一件人生大事。我与父母视频时说到我终于完成了一件人生大事,妈妈八卦神经立即上线,喜悦得不得了,开始了八卦记者式提问。可她瞬间飞起来的好心情就被无情地打到了谷底,因为此人生大事非彼人生大事。

这件人生大事是我写好并提交了自己的生前预嘱。

看到这里,你是不是在想,我那时是不是重疾缠身,写好生前预嘱交代后事?其实并没有。

在签署并提交存档生前预嘱的时候,我不到而立之年,身心健康,在美国顶尖的医院工作,我的工作也很有意义,患者和同事都很认可我。我每天生活也很开心,自给自足,对已有的当下心怀感恩,对未来充满希望。我并没有罹患重疾,也没有想要轻生。我只是想在自己意识清醒的时候,为不可预知的死亡做好我可以做的准备。

生前预嘱就是在健康或者意识清楚的时候签署的,表达自己在疾病末期或者临终时要或者不要某种医疗护理的指示性文件;并且选择医学决策人在自己无法做决策的时候针对文件中没有表达的指示做出决策。

我们总是很忌讳谈论死亡。在我们的文化中,谈死亡是很不吉利的。印象最深的就是小时候,只要一提到和死有关的话题,家人们都要"呸呸呸,不要乱说",感觉要把死字带来的晦气都"呸"走。

可是我们每一个人都深知,我们终将面对死亡,无论是至亲至爱的人离世,还是我们自己人生的告别。

生命有太多的不可预知,我们永远不知道明天和意外哪个先来临。

在医院重症监护室工作的这些年,我看到了太多的生离死别。上一秒还怒放的生命,下一秒就扣开了死神的大门;也看到了太多生命垂危之际,患者未能如愿,抱憾而终;还看到当患者家属面对没有意识无法表达自己心愿的患者、面对他们身上无数的管子与仪器,无比艰难地抉择。

"很抱歉，现在医学已经无能为力，经过两次确认，您太太已经脑死亡，撤呼吸机吗？"

"您女儿已经多重器官衰竭，24小时透析支持肾的功能，体外膜肺氧合（extracorporeal membrane oxygenation，ECMO）支持心脏和肺的功能。目前的医学条件已经无法治愈她的疾病、换回她的生命，也只是这些机器在支撑着，是否撤机？"

"如果心跳再次停止，是否要做心肺复苏？您父亲的疾病已经无法治愈了。上次心肺复苏时还断了2根肋骨。"

……

这些都是极其艰难的决定，而又确实是临床上患者和家属真实面对的。

我能想象，对于没有专业医学知识的父母和家人，在面临这样的场景，让他们做决定将会是何等的困难。而且，他们的抉择也极有可能不是我所希望的。他们很可能会想要通过仪器来维系我的生命，而其实这种没有意义的"延长"更多的是一种折磨。我更看重生命的质量而非生命的时长。在我已经确定没有大脑功能，当我的疾病已经不可治愈的时候，我不需要生命支持来延长没有质量的生命。我自己提前决策好，父母家人随我愿也会更心安。更多的医学抉择，在我生命垂危无法做决定的时候，有我选好的医学决策人来帮我做。

于是，我在州政府的网站上下载好生前预嘱的表格，尽快填写好。

表格主要有四个部分的内容，第一部分是关于医学决策人。

这部分需要填写我选择的医学决策人的联系方式，填写一个主要决策人和两个备选决策人。如果主要决策人无法提供医学决策或者联系不上的时候，备选的决策人按顺序行使医学决策权。

选主要决策人十分重要，毕竟这个人要代替我做出重要的治疗和生命决策，要以为我的生命和人生价值取得最大的利益为目标，要深知我的价值观，也不能因为我的临终过于情绪化而丧失理智。这件事从我在重症监护室工作的第二年就开始酝酿，我在填表之前就已选好了一个特别适合的医学决策人。他是我十多年的挚交、无话不谈的好友，他深知我的价值观，而且也有医学和生物学的背景。在我正式把他的信息填写到我的生前预嘱上之前，我们也为此事进行了多次深入的交流。

第二部分是关于临终之时的医学治疗决策。

首先是目标和价值的陈述。我表达了我更看重生命质量而不需要延长无意义的生命时长的意愿。

接下来是挨个勾选医学治疗决策。我选择了不需要用生命支持来尽可能地延长生命，而是让我尽可能地舒适的自然死亡。如果在疾病末期，我接受人工喂养和补液，我想人工喂养的营养可以让我在疾病末期的时候有时间和精力去处理一些临终的事；如果我那时意识不清，这个时间也可以让我的家人去接受我的疾病末期的状况以及对死亡的预期，也让我的医学决策人有时间帮我做决策处理一些相关事宜。但如果是死亡将至或者我已经是脑死亡的状态，我则选择不接受人工喂养和补液。

这部分还专门留有一个板块来填写孕育状况下的选择：如果怀孕了，上述的医学支持的决策是否需要改变。在怀孕的情况下，我选择只有当医学支持可以帮助胎儿成长到接近足月的出生或者至少达到 32 周胎龄，那么我会选择接受医学和营养支持，让这个小生命可以来到这个世界上。

第三部分是关于器官捐赠、遗体处理和葬礼。

对于器官捐赠，我毫不犹豫地填写了所有能用的器官、组织全部捐赠。既可以给需要的人做器官移植，剩下的器官和组织也可以做标本，或者给科研人员提供研究样品。

如果我死了，我的器官还能让另一个生命继续这个世界的精彩，这不是一件很好的事嘛！也是我存在这个世界的另一种方式。人体组织器官的标本对医学教育十分有用，上学的时候我就感受到，真人的骨头和模具做的真的有很大区别，尤其是满布细节的头盖骨。人体解剖也是医学教育的基础，真人的标本可以帮助更有效的医学教育，遗体器官和组织能捐给科研更是我所欣喜的。人体，何等之精妙，我们科技和医学发展了千年，至今也未能知晓全部。我们可以给肾衰竭的患者使用透析，却不能像肾一样，把所有废物都有效地排出去；我们可以给胰腺有问题、没法有效控制血糖的患者打胰岛素，却不能像胰腺自己产生胰岛素那样，不多不少，恰恰好地控制血糖的高低。在我们感慨造物主的伟大神奇之时，也在不断探索，试图掌握更多人体生理的机制，这样才能更好地理解疾病，进而为更有效地治疗疾病提供可能。而对人体器官和组织的研究，也为这样的探索搭建了阶梯。

要是还有剩下的器官组织，我选择将我的遗体变成腐殖土，而不是火化或者传统的埋葬（非常希望 Recompose 这家公司或者类似的公司快点发展壮大）。火化对环境实在是太不友好了，非常消耗能源，而且又排放大量的二氧化碳。变成腐殖土还可以种点花花草草。我想，就种一棵会开花的树吧，家人坐在鲜花盛开的树下野餐，我也以灿烂的方式与他们同在。

第四个部分就是自己的签名和两名公证人的签名了。

写好生前预嘱，心里轻松很多，感觉自己再无后顾之忧。尤其是给我的医学决策人 Z 同学聊生前预嘱的时候，他说："你放心，如果你不行了，我一定会同意给你撤呼吸机的。但我一定会确定你是真的不行了。"

之后我把签署好并完成了公证的生前预嘱文件扫描存档，发给了我的首要医学决策人和备选医学决策人，以及我的家庭医生，当然也给了父母一份。

我自认为这绝对是我人生的一件大事，老妈认为的人生大事根本不是事。我的人生我做主，出生之时，我没有多少自主权；生命将亡之时，我一定要自己做主。

我想，在我清醒的时候，为未知的死亡亲自安排好自己的生前生后事，是我对自己，也是对深爱我的人，最终的爱。

生前谈谈死，未尝不好，逝者如愿而无憾，生者心安且无怨。

生死两相安。

PS：

在国内，我发现有北京生前预嘱推广协会选择与尊严网站（http://www.lwpa.org.cn），可以在上面填写自己的生前预嘱，有 5 个心愿问题可以指导完成这个生前预嘱。内容非常详细，就算没有准备好写自己的生前预嘱，也可以以体验者的身份登录，去看看那些问题。

生命有太多的不可预知，最真的莫过于当下，很多事经不起等待，不及时做，想做的事也许就再也没有机会，想说的话也许就再也没法被听到，活在当下，尽力生活！

——孙凌霞

为什么拒绝临终营养支持？

"你怎么能选择不接受营养支持呢？你要让自己饿死呀！你可是专业的美国注册营养师，还是认证的临床营养支持医师！你不接受营养支持，你开什么玩笑呀?！"看着我的生前预嘱，爸爸质问道。

"这是说我生命垂危，没几天或者几周就死（actively dying）的时候。"我回答道。

"你这孩子，说什么呢？你要当饿死鬼吗？"妈妈又一次质疑道。

那就来回答一下我到底为什么拒绝临终营养支持。

不当饿死鬼是我们中华文化中对生命将亡之人最后的祝福与尊重。死刑犯行刑前，往往会有一顿丰盛的饭菜来送行。然而这里说的营养支持不是日常的吃饭，而是人工喂养，是一种医疗干预，就是当我们生病不能自己用嘴吃东西的时候，插一根细细的管子到胃肠道里，把作为食物的营养液打到身体里，或者是像打吊针一样，把营养液直接打到血管，也就是我们常说的肠内肠外营养支持。

在疾病的治疗过程中，人工喂养确实是一个很重要的医疗手段。现代医疗因为有了对人工喂养的成熟使用，才给不能吃饭的患者提供营养维持生命成为可能，让疾病有更多的治疗的机会，让更多的患者能够被治愈。

但是，如果病情加重，治疗无望，死亡将至的时候，再多的治疗就是过度治疗了。这个时候再给人工喂养进行医疗干预意义就不大了。甚至给了以后，死亡的过程可能会更加难受。

临床已经发现，在自然死亡的过程中，患者会自主地停止吃喝，让身体更舒适，也就是临终脱水。这其实是一个镇痛的过程，科学家发现，在死亡的过程中，患者减少吃喝，会让身体产生酮体以及内源性鸦片类物质，这些物质会有麻醉和止痛的功效，能缓解死亡过程中的不适。如果人工喂养反而增加身体内的液体潴留，更容易产生呼吸困难、水肿、恶心、呕吐等不舒服的症状，尤其是直接往血管里输液。

研究还发现，其实在死亡的过程中，口渴或者口干与是否给予人工喂养没有关系，而且就算给了人工喂养，无论是用管子喂到消化道的肠内营养，还是直接打到血管里的肠外营养，都不会缓解这种口渴或者口干的状态。而用蘸过水的海绵棒帮助患者护理口腔，让口腔湿润，或者喝一点点水更能有效缓解口渴或者口干的不适。肠外营养或者静脉给液体，更容易导致身体潴水而让患者更加不舒服。

如果生命末期，患者还能吃东西，就依患者自己的喜好和耐受程度来吃，不想吃或者不能自主吃也不要强求。

营养支持，是一个医学干预。在行医的过程中，作为医疗工作者，我们不断努力在做的就是提供治疗而不伤害到患者。然而很多时候，治疗都会让患者受苦，比如化疗就有很强的副作用。这时候，我们权衡的就是这样的受苦是否可以承担，是否可以帮助疾病治疗，是否利大于弊。就算在生命末期，疾病无法被现阶段的医疗所治愈的时候，我们也希望给患者提供的是最后人生历程的舒缓与安宁，不提前死亡的到来，也不推迟死亡而让患者承受更多的苦难。

生命末期的临床营养支持是一个非常有争议的话题，但无论抉择如何，患者的舒缓与安宁，以及患者本人的意愿，是一切抉择的前提和核心。在医院，我们临床医护人员会非常尊重患者自己的意愿，当患者自己无法做决定又没有生前预嘱的时候，我们会进一步考虑患者家属的意愿。

而今，我有自己的生前预嘱，给父母讲解清楚，也希望他们在了解了临终场景以后，能理解我的决策，也能安心接受我的决策。

最终，生死两相安。

我爸还清醒的时候就说了，不要抢救。庆幸，他生前我与他谈论过很多关于生死的事情，问他的心愿，但还是留有太多遗憾，每次想起都会泪崩，想着，要是（他）多活几年多好呀！

——秋水无痕

（一位癌症患者家属，"菠萝因子"公众号读者留言）

第六部分

食谱参考

In the end, it's not the years in your life that count. It's the life in your years.

归根结底，生命的质量胜过生命的长度。

——亚伯拉罕 - 林肯（Abraham Lincoln）

食物携手助康复，营养伴君行愈路。

膳食的多样性会带来更丰富的营养，也能让营养更趋于均衡。在饮食营养中，最忌讳的就是标榜明星食物并奉之于神坛。某种食物或营养素多吃少吃、吃或不吃对健康的影响，从来不是独立存在的。整体的膳食模式对我们健康的影响，远远比单独某一个食物或者营养素更为重要。

所以，在吃的世界中，做一个钟情专一的人不是一个好选择，而对待食物花心，什么都吃点的人，往往能吃得更营养健康。

前面说了各种道理，这个部分，想给大家介绍一些简单易行的参考食谱，从多样化的饮品到营养流质，再到普食菜肴和餐间小食。大家不必完全照搬，饮食，与我们的生活和文化息息相关，这里只是抛砖引玉，希望能给大家一些启发，举一反三，制作自己喜欢且适合的食物。

注：食谱部分营养成分数据来源于美国农业部食物成分数据库以及《中国食物成分表》（第六版）。

清流质和果蔬汁

喝水也可以变换花样

喝足够的液体才能保障身体的正常生理功能，尤其是在使用化疗药物期间，很多药物有毒副作用，增加饮水量，可以帮助这些毒素尽快排出体外，降低出血性膀胱炎的发生。建议患者一天喝不少于 2000mL 液体，如果胃口还行，肾功能正常不需要限制液体的患者，可以喝到 3000 ~ 4000mL，不一定是水，流质都可以算进去。如果是肝肾功能受损的患者，医生要求限液，那么饮水量就另当别论了，请遵医嘱。

治疗期间，由于一些药物的副作用使得味觉改变、食欲低下，患者连水都不想喝了。这时候，可以用蔬果来制作有味道的水，既好看又好喝。可以把喜欢的果蔬切片泡在水里，给水增加滋味，也可以喝煮蔬果后的水，尤其是当出现中性粒细胞减少症、免疫力低下的时候，可以把蔬菜、水果煮一下，喝煮过的水，煮沸以后有助于杀菌。

下面就给大家举几个果蔬水的例子，大家也可以根据自己的喜好尝试不同的果蔬水。

生姜柠檬水

生姜和柠檬都有助于缓解恶心的症状，也让水有了一些滋味。可以根据自己的喜好增减生姜和柠檬的量。

做法步骤：生姜洗净去皮，切4～5片放入水中；柠檬洗净，切半，挤柠檬汁到水里。

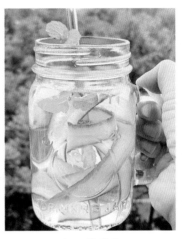

黄瓜薄荷水

黄瓜和薄荷味道都很清爽，喝起来滋味爽口。可以根据自己的喜好增减黄瓜和薄荷的量。

做法步骤：黄瓜洗净，切4～5片放入水中；摘5～6片薄荷叶子，洗净放入水中。

黄瓜薄荷水

奇异果（猕猴桃）草莓水

奇异果（猕猴桃）鲜绿，草莓红嫩，一搭配，颜色就很喜人，泡水味道也酸甜可口。

做法步骤：奇异果（猕猴桃）、草莓洗净切片块放入水中。

雪梨煮水

梨水清甜温润，治疗期间，由于药物副作用可能使味觉改变，甜的味道一般都还能接受，不会尝出非食物的味道。右图是加了红枣和枸杞的，盛出一碗可以做小食，做饮品的话，可以只喝煮好的水。

做法步骤：雪梨洗净去皮切块放入沸水中，煮10分钟，盛出梨水，放凉到温度适宜饮用。

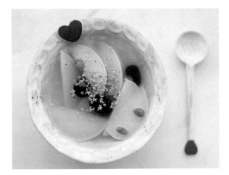

雪梨煮水

自制混合果蔬汁

不同的蔬菜水果都可以放在一起搅拌榨汁喝，补充多种维生素和矿物质。一般情况建议搅拌以后不滤渣饮用，这样还可以补充优质的膳食纤维，对缓解便秘也是有好处的。如果是治疗期间，胃肠道受损，严重腹泻，需要低渣膳食，则可以将果蔬榨好汁并滤渣饮用。另外，考虑到肿瘤患者日常饮水较少，且容易腹胀，就可以将果蔬榨汁滤渣以后当水喝，每天 500 ~ 1000mL 或者每天一半的饮水量都来自果蔬汁，既能补充水分，又能补充多种营养素，帮助维系身体的正常生理和免疫功能，帮助胃肠道的健康。注意，果蔬汁中，蔬菜为主，水果为辅，每天 2 份拳头大小的水果就好。

这里列举 2 个果蔬汁的食谱。食谱来源于香柏树儿童肿瘤关爱中心，已经得到许可，在此书食谱部分收录转发。

秋冬季：胡萝卜 2~3 根 + 大白菜（4~5 个大白菜梆子）+ 西芹 1 根 + 苹果或梨子 1 个（胡萝卜汁与大白菜汁比例 1 : 1）。

春夏季：胡萝卜 2~3 根 + 黄瓜 1~2 根 + 西芹 1 根 + 苹果 1 个或哈密瓜去皮切块 1 小碗（胡萝卜汁与黄瓜汁比例 1 : 1）。

这些果蔬水或者果蔬榨汁，可以算作流质饮食中的一种。治疗期间，流质饮

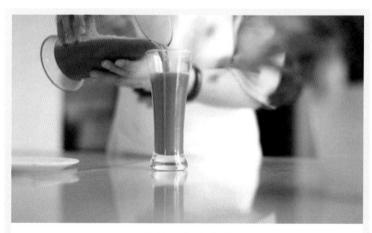

自制混合果蔬汁
（图片来源于香柏树儿童肿瘤关爱中心，已经得到使用许可）

食是特别重要的一种膳食形态，运用得好，既可以补充液体又可以容易且方便地补充营养，就算疲乏不想咀嚼，喝也能省力不少。

流质饮食一般分为清流质和全流质。清流质就是透明的液体，一眼看过去没遮拦，比如水、无渣苹果汁、清茶、清汤。手术前后，医生可能会交代一定时间内只能喝清流质。全流质就是可以流动的液体，如不透明的果蔬汁（如橙汁、胡萝卜汁）、奶制品都可以算是全流质。全流质比起清流质，热量、营养密度更高，既能补充水分又可以补充营养。下一个部分会介绍高营养密度的全流质饮食。

高营养密度的流质和糊状食物

高营养密度流质和糊状食物是非常适合癌症患者在治疗期间的饮食。流质和糊状食物几乎不需要咀嚼，吃起来不但不费力也容易吞咽，而且通过将多种食物混合搅拌可以制作出高营养密度的食物，有利于最大化每一口食物能提供的营养，帮助患者在食欲不佳、进食量有限的时候更好地补充营养。另外，糊状饮食也可以调整稀稠度，对于有吞咽障碍的患者，有助于防止误吸和呛咳。

制作流质和糊状食物需要食物料理机，如果家里没有，非常推荐患者或家属入手一个。不需要多高级的破壁机，只需要能搅拌就可以。

这个部分的高营养密度流质和糊状食物主要介绍营养杂粮糊、奶昔以及其他高蛋白的糊状食物。

营养杂粮糊

营养杂粮糊可以选用五谷杂豆坚果、种籽为基础，加入蔬菜水果混合制作。

五谷杂豆有助于补充优质的碳水化合物以及植物蛋白质。对于吃素的患者，谷物和豆类混合也是优化氨基酸配比补充蛋白质的好方法。种类越多营养越丰富，可以混合不同的谷物和杂豆类食材。

坚果和种籽可以提供优质的脂肪，还可以提供丰富的维生素、矿物质和膳食纤维，是营养丰富且帮助增加热量的优质食材。

加入蔬菜、水果，不但可以帮助调节颜色、增加甜味，还能提供非常丰富的维生素、矿物质以及其他有助于健康、帮助对抗疾病的植物营养素，另外还有助于维持肠道健康的膳食纤维。

对于可以吃动物食品的患者，推荐在这个基础上再增加鸡蛋。鸡蛋也是营养非常丰富的食物，提供身体容易吸收利用的优质蛋白质，还有多种维生素和矿物质等有益健康的微量营养素。喜欢吃肉的患者也可以把烹饪至全熟的肉类一起搅拌，例如味道比较淡的鸡肉、鱼肉等，帮助增加优质的蛋白质。

也可以使用蛋白粉来比较容易地增加蛋白质。在蛋白粉的选择方面，我会推荐患者优先考虑乳清蛋白粉，乳清蛋白富含人体所需的所有必需氨基酸，属于完全蛋白质，同时生物利用率高，且富含亮氨酸，有助于肌肉合成。在选择蛋白粉的时候，尽量选择医用的，而不是添加了很多调味料或者高剂量维生素的健身人士使用的。不推荐大家只泡蛋白粉喝，需要蛋白质和碳水化合物一起吃才能更好地帮助肌肉的合成。

下面介绍几个例子，大家可以根据自己的喜好，尝试一下，变换不同的花样。

米豆坚果营养糊

米豆、坚果、种籽放在一起，有助于优化植物蛋白中的氨基酸配比，满足人体所有必需氨基酸的需要，使之更利于人体吸收利用，对素食患者十分友好。这

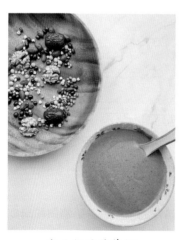

米豆坚果营养糊

碗米豆坚果营养糊口感醇香，营养丰富。喝半份这个营养糊就能有接近 280kcal 热量和 15g 蛋白质。就算是素食患者，不加鸡蛋，一份米豆坚果营养糊也能提供不错的蛋白质。

如果是营养不良的患者，可以在营养糊中加入 1 勺味道比较淡的植物油，如橄榄油、山茶籽油、葵花籽油等，或者加入 1 个牛油果，又可以增加 100 ~ 200kcal 的热量。还可以再加入 1 ~ 2 勺乳清蛋白粉，又可以增加 6 ~ 12g 优质蛋白质。

大家可以根据自己家的食材，选择不同的

豆类、米类以及坚果和种籽，还可以加入玉米或者胡萝卜改变颜色和增加口味。

　　注意：豆类富含膳食纤维，如果腹胀，可以减少豆子的用量。

食　　材：谷物：可以用大米或者喜欢的谷物，种类多营养更丰富，这里举例用
　　　　　大米、大麦、薏仁米各 10g。

　　　　　豆类：可以用喜欢的豆类，种类多营养更丰富，这里举例用黄豆、红
　　　　　豆、绿豆、黑豆各 10g。

　　　　　其他：花生 20g，红枣、核桃各 10g，枸杞和芝麻各 5g，鸡蛋 1 个（约
　　　　　60g）。

做法步骤：❶ 黄豆、红豆、绿豆、黑豆洗净浸泡 6 小时，大米、大麦、薏仁米
　　　　　洗净浸泡 2 小时；建议放在冰箱浸泡，以免室温过高滋生细菌。

　　　　　❷ 红枣、枸杞温水泡软洗净，红枣去核；黑芝麻洗净。

　　　　　❸ 鸡蛋蒸熟（或煮熟）去皮。

　　　　　❹ 第 4 步根据器材有两个选择。

　　如果有可以制糊加热的食物料理机：将所有食材放入食物料理机（或其他可以制糊加热的豆浆机），加 500mL 水（也可根据喜好增减水量），按照机器上的功能选择米糊或者杂粮糊即可。

　　如果食物料理机只有搅拌功能：把泡好的各种豆类和米类，加入核桃和花生，用锅或者电饭煲（高压锅会更快一些）的煮粥模式煮软烂，再加入红枣、枸杞、黑芝麻煮 5 分钟，然后将煮好的食材加上鸡蛋一起放进食物搅拌机，搅拌成糊，根据喜好增减水量即可。

　　米豆坚果营养糊可以提供的营养（表 6-1）：

热量：＿＿556＿kcal　　　　　　　　总蛋白质：＿＿31＿g

完全蛋白质：＿15＿g　　　　　　　　脂肪：＿＿25＿g

膳食纤维：＿10＿g　　　　　　　　　（各数值取整）

表 6-1　米豆坚果营养糊营养成分表

食材	热量 /kcal	蛋白质 /g	脂肪 /g	完全蛋白质 /g	膳食纤维 /g
大米	35.0	0.8	0.1	0.0	0.1
大麦	33.0	1.0	0.1	0.0	1.0
薏仁米	36.0	1.3	0.3	0.0	0.2

食材	热量 /kcal	蛋白质 /g	脂肪 /g	完全蛋白质 /g	膳食纤维 /g
黄豆	39.0	3.5	1.6	3.5	1.6
红豆	3.2	2.0	0.1	0.0	0.8
绿豆	32.9	2.2	0.1	0.0	0.6
黑豆	40.0	3.6	1.6	3.6	1.0
红枣	31.7	0.2	0.0	0.0	1.0
核桃	61.6	1.8	5.0	0.0	0.7
花生	114.8	5.0	8.8	0.0	1.2
枸杞	17.5	0.7	0.0	0.0	0.7
黑芝麻	28.0	1.0	2.3	0.0	0.7
鸡蛋	83.0	7.8	5.2	7.8	0.0
总计	555.7	30.9	25.2	14.9	9.5

注：完全蛋白质代表这个单个食材可以提供所有人体必需氨基酸的蛋白质

土豆核桃香蕉鸡蛋糊

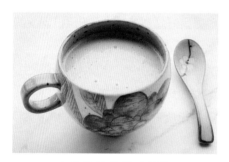

土豆核桃香蕉鸡蛋糊

不同种类的食物混合制作成糊是容易吃且营养密度高的食物。这碗土豆核桃香蕉鸡蛋糊，香甜可口，有土豆这个富含碳水化合物的主食类食物，有作为蔬菜类食物的胡萝卜，有水果类食物的香蕉。鸡蛋、乳清蛋白粉能提供优质蛋白质，核桃既能提供健康的油脂又富含维生素和矿物质，香蕉、胡萝卜、鸡蛋黄富含多种维生素、矿物质以及植物营养素。

打好后，倒入杯子中，一杯下肚，可以补充 302kcal 热量、18g 蛋白质，还有维生素和矿物质。也可以根据自己的喜好，增减水量，改变稀稠度。

如果是营养不良的患者，要更大化营养密度，可以将水替换成牛奶（注意：胃肠道手术以后或者乳糖不耐受的患者不要选择牛奶，可能会出现乳糖不耐受）、豆浆或者特殊医学用途配方食品的营养液。这样又可以再增加 100 ~ 250 kcal 热量和 7~10g 蛋白质。

食　　材：土豆1个（约50g），香蕉半个（约50g），3个剥好壳的核桃（约
　　　　　15g），鸡蛋1枚（约60g），胡萝卜20g，乳清蛋白粉1勺（大概
　　　　　7g，含6g乳清蛋白），饮用水250mL（大概一杯）。

做法步骤：❶ 将土豆和胡萝卜去皮切块蒸熟，鸡蛋蒸熟（或煮熟）去皮，香蕉去皮，
　　　　　❷ 将以上食材一同放入料理机（搅拌机、豆浆机、破壁机等都可以，
　　　　　有打碎搅拌的功能就好），加250mL水。打匀即可。

土豆核桃香蕉鸡蛋糊可以提供的营养（表6-2）：

热量：__302__kcal　　　　　　　　总蛋白质：__18__g

完全蛋白质：__14__g　　　　　　　脂肪：__15__g

膳食纤维：__5__g　　　　　　　　（各数值取整）

表6-2　土豆核桃香蕉鸡蛋糊营养成分表

食材	热量/kcal	蛋白质/g	脂肪/g	完全蛋白质/g	膳食纤维/g
土豆	43.0	0.9	0.1	0.0	1.8
香蕉	45.0	0.6	0.2	0.0	1.3
核桃	98.0	2.3	9.8	0.0	1.0
鸡蛋	83.0	7.8	5.2	7.8	0.0
胡萝卜	8.0	0.2	0.1	0.0	0.6
乳清蛋白粉	25.0	6.0	0.0	6.0	0.0
总计	302.0	17.8	15.4	13.8	4.7

杏仁花生浆

这个杏仁花生浆非常好喝，样子白净似牛奶，更有坚果的香味，口感醇滑，热饮冷饮的口味都很棒。营养也非常好，优质脂肪和蛋白质都很丰富。作为饮品，能帮助治疗中的患者获得更多的热量和蛋白质。还可以做好了冻在冰箱做成冰棒，在放疗和化疗的时候吃。前文提到过放疗和化疗时嘴里含冰的东西可以帮助降低口腔

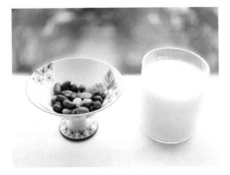

杏仁花生浆

黏膜炎发生的概率和发生的严重程度。

食　材：大杏仁（巴达木）、花生、粳米各 20g、鸡蛋白 2 个（约 36g）。

做　法：① 将大杏仁（巴达木）、花生洗净浸泡后去皮，粳米洗净浸泡 1 小时。

② 鸡蛋带皮蒸熟剥去黄留蛋白。

③ 如果有可以制糊加热的食物料理机：将去了皮的大杏仁、花生和鸡蛋白放入可以制浆（糊）加热的食物料理机或者各种豆浆机；加 350mL（g）水，按照机器上的功能选择五谷浆或者米糊即可。如果没有可以制浆（糊）加热的食物料理机，也可以将去了皮的大杏仁、花生和粳米用煮粥的方式煮好，放入食物搅拌机，加入鸡蛋白一起搅拌，按自己的喜好增减水量即可。

杏仁花生浆可以提供的营养（表 6-3）：

热量：＿313＿kcal　　　　　　　总蛋白质：＿19＿g

完全蛋白质：＿8＿g　　　　　　脂肪：＿18＿g

膳食纤维：＿4＿g　　　　　　　（各数值取整）

表 6-3　杏仁花生浆营养成分表

食材	热量 /kcal	蛋白质 /g	脂肪 /g	完全蛋白质 /g	膳食纤维 /g
大米	70.0	1.6	0.1	0.0	0.1
大杏仁 / 巴达木	86.0	4.0	8.6	0.0	2.0
花生	114.8	5.0	8.8	0.0	1.6
鸡蛋白	42.0	8.1	0.1	8.1	0.0
总计	312.8	18.7	17.6	8.1	3.7

蔬果奶昔

蔬果奶昔，以奶为基础，加入蔬菜、水果、坚果等食材，搅拌以后就是一杯味佳色美营养棒的糊状饮食了。特别适合作为少食多餐时候的加餐小食，也可以作为食欲不佳时候的"不吃就喝"的高营养密度饮品。

建议现做现喝，一方面是蔬菜水果搅拌以后容易氧化变色，做好不及时喝，放置一段时间后就不太好看了，另一方面，搅拌以后在室温下容易滋生细菌，不建议在室温下放置超过 2 小时，如果喝不完，可以将剩余的加盖放置冰箱，可最多存放 24 小时。

表 6-4 是常用来制作高营养密度蔬果奶昔的食材，大家可以从每一个种类的列中挑选自己容易买到的、喜欢的食材，随意组合。后面会给大家介绍几个具体例子。

表 6–4　制作高营养密度蔬果奶昔的参考食材

水果	蔬菜	液体（奶）	增加热量的食材	增加蛋白质的食材	其他
蓝莓 草莓 香蕉 木瓜 苹果 梨子 芒果 菠萝	羽衣甘蓝 菠菜（用水焯一下） 牛蒡 西芹 黄瓜 胡萝卜	牛奶 无乳糖牛奶（如舒化奶） 豆奶／豆浆 特殊医学用途配方食品奶液 酸奶 椰奶（无额外添加糖的）	牛油果 椰肉、椰蓉 燕麦 紫薯 红薯 坚果酱（花生酱、芝麻酱等） 坚果（核桃、大杏仁、松子等） 植物油（如橄榄油、山茶籽油等味道比较淡的油）	鸡蛋 豆类（如红豆） 亚麻籽 奇亚籽 嫩豆腐 蛋白粉 南瓜子 葵花籽 火麻仁	可以用来调味的： 肉桂粉 可可粉（可以作出巧克力味） 抹茶 姜黄 蜂蜜

备注：
- 若出现腹泻的情况：
  - 可避免使用普通牛奶，可以选用无乳糖牛奶，如舒化奶、豆浆或者特殊医学用途配方食品的营养液或营养粉加水冲调。
  - 若有腹胀的情况，可考虑规避常见胀气食材：豆类、普通牛奶（含乳糖）、芒果、苹果、西芹、羽衣甘蓝。
  - 若出现中性粒细胞减少症：
    - 水果选择可以剥皮的，如芒果、菠萝、香蕉、木瓜、苹果、梨子等。洗净去皮后食用。
    - 蔬菜中，羽衣甘蓝、生菜、西芹可以洗净后大火快蒸 5 分钟；菠菜用开水焯一下；黄瓜、胡萝卜去皮。
    - 嫩豆腐、坚果、种籽等也可以大火蒸 10 分钟再用，帮助除菌。
    - 选择巴氏杀菌处理的蜂蜜而非未加工的蜂蜜。一般菜市场上买的散装蜂蜜都不是巴氏杀菌过的，超市里瓶装的蜂蜜一般会注明巴氏杀菌过。

下面给大家举例几个蔬果奶昔：

羽衣甘蓝香蕉奶昔

下面是羽衣甘蓝香蕉奶昔食材选择列表（表6-5）。

表6-5 羽衣甘蓝香蕉奶昔食材选择列表

水果	蔬菜	液体（奶）	增加热量的食材	增加蛋白质	其他
香蕉	羽衣甘蓝	豆浆 酸奶	牛油果 椰肉 坚果（大杏仁，核桃）	蛋白粉 亚麻籽	无

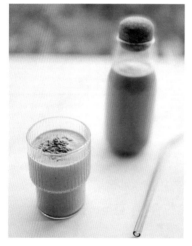

羽衣甘蓝香蕉奶昔

这个奶昔是我的最爱，夏天天热不想吃饭，我就给自己做一杯，嫩绿的颜色，映出夏日的清新，亲尝一口，凉爽香甜，心满意足，营养也非常丰富，是高热量、高蛋白质、高微量营养素的食物。

香蕉本身就香甜可口，所以这个奶昔可以不用放任何添加糖，也能有香甜的口感。羽衣甘蓝是十字花科的蔬菜，对预防癌症特别友好，而且营养丰富，富含β胡萝卜素、维生素C、维生素K，还有有益于眼睛和大脑健康的叶黄素与玉米黄质，矿物质含量也十分丰富，例如钙、镁、铜等，也能补充膳食纤维。牛油果富含叶黄素而且提供优质脂肪和膳食纤维。坚果和种籽也能提供优质的脂肪、多种微量营养素和膳食纤维。

这样做出来，吃250mL的一小杯，也能有接近350kcal的热量，接近17g蛋白质，是喝同样量的牛奶的2～3倍的热量和蛋白质量。

体重下降的患者，可以把脱脂酸奶和豆浆换成全脂酸奶以及特殊医学用途配

方食品的营养液。椰子肉是热量很高的食物，体重下降的患者可以使用，如果不
容易买到，也没关系，可以增加一勺植物油，也可以将食谱中的半个牛油果换成
一个，还可以买椰浆来替代这里用的豆浆（注意：椰浆是天然椰子汁和椰肉混合
而成的白色液体，不建议使用含有多种添加剂的椰子汁饮料）。

食　　材：香蕉一根（约 100g），羽衣甘蓝 8 片（约 50g），牛油果半个，核桃一
　　　　　个（约 10g），大杏仁（巴旦木）一小把（大概 10 粒，约 10g），亚麻
　　　　　籽 1 勺（约 7g），无糖脱脂酸奶 100g，无糖椰蓉 2 勺（约 10g），无
　　　　　糖豆浆 200mL，乳清蛋白粉 2 勺（约 14g，含 12g 乳清蛋白）

做法步骤：先将坚果和种籽类放入搅拌机中搅拌成粉状，再加入羽衣甘蓝、香蕉
　　　　　（喜欢吃冷的可以把香蕉切块冰冻一下再搅拌）、牛油果、酸奶、椰蓉、
　　　　　豆浆，搅拌均匀即可。这个配方做出来大概 500mL 成品。

　　　羽衣甘蓝香蕉奶昔可以提供的营养（表 6-6）：

热量：___697___ kcal　　　　　　　　总蛋白质：___35___ g

完全蛋白质：___25___ g　　　　　　　脂肪：___36___ g

膳食纤维：___15___ g　　　　　　　　（各数值取整）

表 6-6　羽衣甘蓝香蕉奶昔营养成分表

食材	热量 /kcal	蛋白质 /g	脂肪 /g	完全蛋白质 /g	膳食纤维 /g
香蕉	90.0	1.1	0.3	0.0	2.6
羽衣甘蓝	25.0	2.1	0.5	0.0	1.8
牛油果	109.0	1.4	10.0	0.0	4.6
大杏仁	73.0	2.4	6.5	0.0	1.3
核桃	61.6	1.8	5.0	0.0	0.7
亚麻籽	36.0	1.2	2.0	0.0	1.3
无糖脱脂酸奶	80.0	4.5	0.0	4.5	0.0
无糖椰蓉	60.0	0.7	6.5	0.0	1.6
无糖豆浆	112.0	8.0	5.1	8.0	0.9
乳清蛋白粉	50.0	12.0	0.0	12.0	0.0
总计	696.6	35.2	35.9	24.5	14.8

巧克力花生奶昔

下面是巧克力花生奶昔食材选择列表（表 6-7）。

表 6-7 巧克力花生奶昔食材选择列表

水果	蔬菜	液体（奶）	增加热量的食材	增加蛋白质	其他
香蕉	无	牛奶	牛油果 坚果	蛋白粉	可可粉

这个巧克力花生奶昔也是高热量、高蛋白的流质食物。可可粉是制作健康巧克力口味食物的神器，比起直接买巧克力牛奶，减少了添加糖，而且可可富含矿物质以及有抗氧化功能的植物营养素（如黄酮类化合物），有益健康。这个巧克力花生奶昔很好喝，也可以冻起来做冰棒吃。

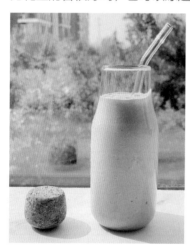

巧克力花生奶昔

食　材：　香蕉一根（冷冻以后打出来更细腻），牛奶 200mL，牛油果半个，无糖可可粉一小勺（约5g），花生一大把（大概30粒，约30g，用烤过的花生会更香一些，或者可以用花生酱2大勺），乳清蛋白粉2勺（约14g，含12g乳清蛋白）。

做法步骤：　将所有食材放入搅拌机中搅拌，搅拌均匀即可。

巧克力花生奶昔可以提供的营养（表 6-8）：

热量：　568　kcal　　总蛋白质：　29　g
完全蛋白质：　18　g 脂肪：　33　g
膳食纤维：　12　g　　（各数值取整）

表 6-8 巧克力花生奶昔营养成分表

食材	热量 /kcal	蛋白质 /g	脂肪 /g	完全蛋白质 /g	膳食纤维 /g
香蕉	90.0	1.1	0.3	0.0	2.6
牛油果	109.0	1.4	10.0	0.0	4.6

续表

食材	热量 /kcal	蛋白质 /g	脂肪 /g	完全蛋白质 /g	膳食纤维 /g
花生	189.0	8.6	16.4	0.0	2.8
全脂牛奶	120.0	6.0	6.5	6.0	0.0
可可粉	10.0	0.0	0.0	0.0	2.0
乳清蛋白粉	50.0	12.0	0.0	12.0	0.0
总计	568.0	29.1	33.2	18.0	12.0

爱吃豆腐的水果 *

下面是爱吃豆腐的水果食材选择表（表 6-9）。

表 6-9　爱吃豆腐的水果食材选择表

水果	液体	增加能量的食材	增加蛋白质	其他
蓝莓 菠萝 草莓 香蕉	酸奶	椰蓉	嫩豆腐 蛋白粉	无

多种水果混合带来了多样的色彩以及有益健康的多种维生素、矿物质以及植物营养素。豆腐是我们常吃的食物，也能提供优质的完全蛋白质。这样搭配香甜可口，而且是高热量、高蛋白质、高维生素的高营养密度食物。可以作为优质的加餐小食，体重减轻或食欲不佳的患者，可以把脱脂酸奶换成全脂酸奶以增加热量。如果是需要低脂膳食的患者，使用脱脂酸奶，并去除椰蓉。

食　　材：蓝莓一小把（约 30g），菠萝 3 块（约 50g），草莓 4 个（中等大小，约 50g），香蕉半根（约 50g），无糖椰蓉 2 勺（约 10g），酸奶 200g，嫩豆腐 150g，乳清蛋白粉 2 勺（约 14g，含 12g 乳清蛋白）。

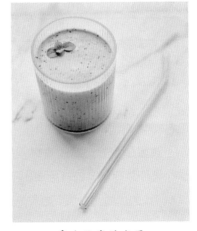

爱吃豆腐的水果

* 食谱来源于加拿大注册营养师蔡依憬，已获得许可在此书食谱部分收录转发。

做法步骤：将所有食材放入搅拌机中搅拌，搅拌均匀即可。

注意：如果是中性粒细胞减少症的患者，豆腐需要蒸 10 分钟再使用。骨髓移植后 3 个月内的患者，可以把蓝莓、草莓换成是需要剥皮的水果，例如香蕉、菠萝，芒果、猕猴桃、橙子等。

爱吃豆腐的水果可以提供的营养（表 6-10）：

热量：___433___kcal
总蛋白质：___25___g
完全蛋白质：___23___g
脂肪：___8___g
膳食纤维：___5___g
（各数值取整）

表 6-10 爱吃豆腐的水果营养成分表

食材	热量 /kcal	蛋白质 /g	脂肪 /g	完全蛋白质 /g	膳食纤维 /g
蓝莓	16.0	0.2	0.0	0.0	0.7
菠萝	25.0	0.3	0.1	0.0	0.7
草莓	16.0	0.3	0.2	0.0	1.0
香蕉	45.0	0.6	0.2	0.0	1.3
无糖椰蓉	60.0	0.7	6.5	0.0	1.6
无糖脱脂酸奶	160.0	9.0	0.0	9.0	0.0
嫩豆腐	61.0	2.3	1.3	2.3	0.0
乳清蛋白粉	50.0	12.0	0.0	12.0	0.0
总计	433.0	25.0	8.3	23.0	5.0

其他高蛋白食物

姜汁蒸蛋

鸡蛋是营养丰富的食材，提供优质的蛋白质和多种有益健康的微量营养素。这个姜汁蒸鸡蛋，口感顺滑，不需咀嚼，一个鸡蛋可以提供大概 80kcal 的热量和大概 7g 的优质蛋白质，加入姜汁以后，有助于缓解恶心的症状，还可以增加食欲。

食　材：鸡蛋1个（约60g），生姜 2~3g，食用油 3~4 滴（可用芝麻油或橄榄油），水 250mL 或者 250g，盐少许。

做法步骤：❶ 将一枚鸡蛋打入小碗中，加入适量的盐和食用油，充分打碎搅匀，再加入 250g 温热水并充分搅匀。注意：鸡蛋本身就有鲜味，可以不放盐，尤其是有水肿或者使用大量激素类药物的患者，建议少食盐。

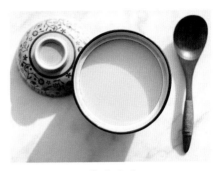

姜汁蒸蛋

❷ 将生姜切小挤出姜汁（也可以用料理机，将姜制作成姜泥），根据个人的喜好适量加入搅匀的蛋液中（可 5 ~ 20 滴）。放入蒸锅大火蒸至蛋液凝固后关火取出食用。对于没有口腔溃疡的症状的患者，也可以蒸好后滴入姜汁，这样姜味较浓。

青豆糁

毛豆 / 青豆是大豆类食物，是植物蛋白质的优质来源，属于可以提供所有人体必需氨基酸的完全蛋白质食物。对于素食患者，毛豆 / 青豆是非常优质高蛋白质食物来源。青豆比较硬，咀嚼有些费力，治疗期间患者容易疲乏虚弱，将青豆做成青豆糁就非常容易吃，而且这种糊状的食物也能帮助缓解治疗期间的口干等不适症

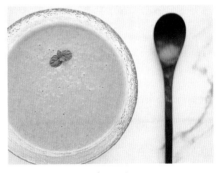

青豆糁

状。加入花椒油和芝麻油有助于除去豆腥味，增加香味，促进食欲。

食　材：新鲜毛豆 / 青豆 200g，绿花椒（或花椒）6 ~ 7 粒，盐少许，水 350mL，芝麻油 6 ~ 7 滴。

做法步骤：❶ 将剥好的青豆，加入花椒、盐、水一起煮熟；

❷ 煮好后放入搅拌机（豆浆机或者破壁机），打成糊状，滴入芝麻油即可。

青豆糁可以提供的营养：

热量：__260__kcal

完全蛋白质：__26__g

膳食纤维：__10__g

总蛋白质：__26__g

脂肪：__10__g

（各数值取整）

223

普食菜肴，一菜多料营养佳

这部分内容给大家分享一些适合治疗和康复期间的家常食谱，从主食到菜肉，出发点就是高蛋白和高微量营养素，争取做到每一口膳食营养最大化。同时也会分享新鲜简易的蔬菜快手做法，多吃蔬菜有益健康，还能降低癌症发生的风险。

五谷杂粮饭

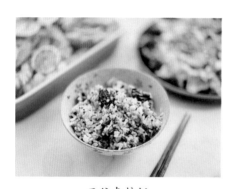

五谷杂粮饭

我们国家大部分人的日常主食就是白米饭、面条、米粉、馒头等。这些主食最大的一个缺陷就是全谷物通过精细加工而成，在这个加工过程中，有益于健康的营养素，例如膳食纤维、维生素、矿物质都损失殆尽。所以推荐主食多吃全谷物的食物，最好一半或者更多的主食来自于全谷物食物，尤其是治疗结束以后的患者。治疗期间，由于消化道功能受损，可能一段时间内对过多的膳食纤维耐受不好，不用这么多的全谷物，每次就在做白米饭的时候放一种全谷物。做面条和馒头的时候，也可以用全麦面粉或者在白面粉中加入其他全谷物。这里分享五谷杂粮饭，可以作为主食，增加膳食纤维和微量营养素。

食　　材：各种豆类：红豆、黑豆、黄豆、绿豆、鹰嘴豆；

各种谷物：糙米、白米、大麦、薏仁米、小米、藜麦；

水：适量（豆类和糙米等全谷物比煮白米需要的水多，可以放平时煮米的 1.5 倍水量），也可以尝试以后根据自己对软硬的喜好调整加水量以及不同谷豆的比例。

做法步骤：就跟平日做米饭一样。可将豆类提前浸泡 2 ～ 4 小时（注意，可以放在冰箱里浸泡，避免温度过高带来食品安全隐患）。

三文鱼猕猴桃鸡蛋炒饭

炒饭可以将不同食材综合在一起，每一口就能把菜饭都一起吃了。这份炒饭加了不同的食材，相比较单纯吃一碗米饭，每一口能吃下去的营养增加了不少。鸡蛋、三文鱼都能提供优质的蛋白质。三文鱼还富含优质的 ω-3 脂肪酸，有益心血管和大脑的健康，帮助对抗身体炎症。如果不容易买到三文鱼，也可以换成其他提供优质蛋白质的食物，如虾仁、鸡肉等。加入蔬菜水果，颜色漂亮，口味也好很多，猕猴桃也可以换成橙子，味道也很不错。可

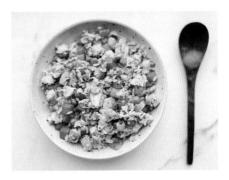

三文鱼猕猴桃鸡蛋炒饭

该食谱改编自香柏树儿童肿瘤关爱中心的食谱，已征得许可在本书转发使用。

以用糙米来代替白米饭，营养更丰富。还可以使用虾皮（海米），这样既增加咸味和鲜味，又可以不用或者少用盐了，还能补钙。

食　　材：猕猴桃 1 个（约 70g），三文鱼 50g（大概手掌心那么大），胡萝卜半根，鸡蛋 1 个，米饭 150g（一小碗煮熟的米饭大概有 150g，是一个小个子女生的拳头那么大），豌豆 20g，西芹半根（大概中指尖到手腕那么长），小葱 1 根，盐适量，植物油 1 勺（约 10mL）。

做法步骤：① 大米淘洗干净后放入电饭煲，蒸熟后晾凉备用。

② 三文鱼提前一天从冷冻层放到冷藏室解冻，不可以在室温下解冻。变得半软时（这样好切一点）切成手指盖大小的块（三文鱼是海鱼，自带咸味，可以不用放盐腌制）

③ 将猕猴桃、胡萝卜、西芹、豌豆、小葱洗净。猕猴桃去皮切块，胡萝卜、西芹切小块，小葱切葱花。

④ 锅烧热，放入三文鱼翻炒（三文鱼会出油，控制脂肪期间可以不用额外放油炒），炒熟后盛出三文鱼。

⑤ 放入西芹、胡萝卜丁和豌豆，用锅里剩的油炒软，如果体重低，需要增加热量，则可以再放半勺植物油来炒。炒熟盛出备用。如果治

疗期间需要限制脂肪，可以不放油而是放少量水焖熟。

⑥ 锅里再放半勺油将鸡蛋打散炒熟备用。如果治疗期间需要限制脂肪，可以用不粘锅不放油炒鸡蛋。

⑦ 把米饭放入炒散，再把炒好的豌豆、胡萝卜、鸡蛋、三文鱼丁，以及猕猴桃、葱花放入，加少量盐继续翻炒均匀即可。

三文鱼猕猴桃鸡蛋炒饭可以提供的营养（表6-11）：

热量：__502__ kcal

总蛋白质：__26__ g

完全蛋白质：__19__ g

脂肪：__19__ g

膳食纤维：__5__ g

（各数值取整）

表 6–11　三文鱼猕猴桃鸡蛋炒饭营养成分表

食材	热量 /kcal	蛋白质 /g	脂肪 /g	完全蛋白质 /g	膳食纤维 /g
猕猴桃	42.0	0.8	0.4	0.0	2.1
三文鱼	63.0	11.0	2.2	11.0	0.0
胡萝卜	12.0	0.3	0.7	0.0	0.8
鸡蛋	83.0	7.8	5.2	7.8	0.0
米饭	204.0	4.2	0.4	0.0	0.6
豌豆	15.0	1.0	0.1	0.0	1.0
西芹	3.0	1.0	0.0	0	0.3
植物油	80.0	0.0	10.0	0.0	0.0
总计	502.0	26.1	19.0	18.8	4.8

双椒菠萝炒牛肉

酸甜的菠萝是开胃神器，非常适合用来做菜帮助患者增加食欲。牛肉是优质蛋白质，提供人体所需的所有必需氨基酸，而且富含铁，也是适合治疗中患者的食材。放化疗导致味觉改变，吃红肉可能会有金属味，加入菠萝的酸甜，就能缓解很多。彩椒富含维生素 C 以及植物营养素，是非常好的食材，维生素 C 有助于提高铁的吸收率，而且彩椒颜色鲜艳也有助于增加食欲。这道菜都是细碎的食材，对于治疗期间咀嚼吞咽有困难的患者，也是不错的选择。

　　还可以加入自己喜欢的色彩丰富的食材或者用来替换红椒和青椒，例如青豌豆、胡萝卜、甜菜根等。由于胡萝卜、甜菜根这两种食材比较硬，可以先切丁蒸熟，再下锅炒。

　　如果觉得吃牛肉还是口腔有异味感，也可以将牛肉换成鸡肉。

　　如果患者是中性粒细胞减少症时，可以放了红椒、青椒以后多炒一会儿。

食　　材：精瘦牛肉末 280 g，新鲜菠萝或凤梨 1 个（去皮切碎后取 280g），红椒 130g（这里用的是没有辣味的灯笼椒），青椒 70g（这里用的是杭椒，也可以换成没有辣味的灯笼椒，或者喜欢辣的朋友可以换成牛角椒等辣的辣椒），蒜 2 ~ 3 瓣，姜一块（大概有两瓣蒜那么大的一块），盐少许（约 1g），料酒 10mL（大概一瓷勺），酱油 15mL（大概一大勺），植物油 15mL（大概一大勺）。

做法步骤：①新鲜菠萝去皮，去掉中间硬的那一条，然后切成小丁（直接像切西瓜那样，省事很多）。

②牛肉末加料酒，一半量的酱油（剩下一半炒的时候放），拌匀，切菠萝流出来的汁水可以放在肉里，菠萝汁中的蛋白酶会让肉嫩一些。红椒、青椒切碎（对于咀嚼吞咽障碍的患者，大家可以切更小些），姜蒜去皮切碎。

③把锅烧热，放入油，油微热即可放入切碎的姜蒜，炒香。

④加入牛肉末，炒到完全变色。

⑤加入菠萝丁，淋入剩下的酱油，翻炒均匀（菠萝会变得更软，渗出少量汁水）。

⑥加入切碎的红椒和青椒，加盐，不用炒太久，翻炒均匀即可（这样保留更多的维生素 C）。如果患者是中性粒细胞减少症时，可多炒一会儿（不用担心维生素 C 的损失，加餐的时候吃一个橙子或者猕猴桃

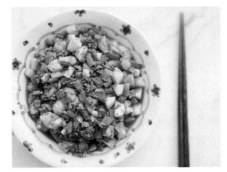

双椒菠萝炒牛肉

就可以补充到，吃的时候洗干净再去皮即可）。

⑦ 出锅装盘享用。可以用一些自己喜欢的餐具有助于增加食欲。

双椒菠萝炒牛肉可以提供的营养（这份菜做出来可供 4~5 人食用）（表 6-12）：

热量：__644__ kcal 总蛋白质：__65__ g

完全蛋白质：__62__ g 脂肪：__23__ g

膳食纤维：__8__ g （各数值取整）

表 6-12 双椒菠萝炒牛肉营养成分表

食材	热量 /kcal	蛋白质 /g	脂肪 /g	完全蛋白质 /g	膳食纤维 /g
精瘦牛肉末	338.8	61.5	8.4	61.5	0.0
菠萝	140.0	1.5	0.0	0.0	3.9
红椒	31.2	1.2	0.4	0.0	2.7
青椒	14.0	0.6	0.1	0.0	1.1
烹调植物油	120.0	0.0	13.6	0.0	0.0
总计	644.0	64.8	22.5	61.5	7.7

黄金虾蛋卷

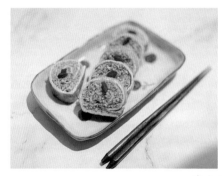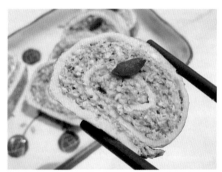

黄金虾蛋卷

虾是高蛋白低脂肪的食材，可以作为低脂饮食期间补充蛋白质的好食材。鸡蛋也是高蛋白质、高营养密度的食物。香菇、虾皮（海米）都是增鲜提味且营养丰富的食材。香菇富含香菇多糖，对癌症患者是非常友好的食物，觉得香菇味太重的也可以换成其他蘑菇。这道菜高蛋白低脂肪，味道鲜美营养佳，做出来也很好看好玩，有助于增加食欲。

食　　材：鲜虾仁 40g，胡萝卜 10g，香菇 2 个，虾皮（海米）3g（可以用来替代食盐），鸡蛋 1 个（约 60g），生姜 2g，枸杞少许。

做法步骤：① 新鲜虾剥去皮、抽去虾线（没有新鲜的，也可以使用包装好的速冻虾，解冻以后来做）。胡萝卜去皮切块，香菇浸泡水发好或者用新鲜香菇。

② 将剥去皮的虾仁、切成块的胡萝卜、香菇、虾皮（海米）和生姜放入搅拌机绞碎成泥状备用。

③ 碗中打入鸡蛋搅打成蛋液，用平底锅摊成薄饼（如果不是不粘锅，可以放少许油）。

④ 鸡蛋饼稍微冷却后，抹上虾仁胡萝卜泥，卷起来。

⑤ 冷水上锅，中火蒸 10 分钟。

⑥ 将蒸好的虾仁蛋卷稍稍冷却再切块装盘撒上枸杞点缀即可。

黄金虾蛋卷可以提供的营养（表 6-13）：

热量：__146__ kcal　　　　　　总蛋白质：__20__ g

完全蛋白质：__19__ g　　　　　脂肪：__6__ g

膳食纤维：__2__ g　　　　　　（各数值取整）

表 6-13　黄金虾蛋卷营养成分表

食材	热量 /kcal	蛋白质 /g	脂肪 /g	完全蛋白质 /g	膳食纤维 /g
虾仁	42.5	10.1	0.3	10.1	0.0
胡萝卜	4.0	0.1	0.0	0.0	0.3
水发香菇	13.7	1.0	0.1	0.0	1.6
虾皮	3.1	0.6	0.0	0.6	0.0
鸡蛋	83.0	7.8	5.2	7.8	0.0
总计	146.3	19.6	5.6	18.5	1.9

香菇虾仁蒸鸡蛋

如果咀嚼吞咽不太顺畅，想吃一些湿滑的食物，可以使用上面同样的食材，做下面这个香菇虾仁蒸鸡蛋。

做法步骤：① 新鲜虾剥去皮、抽去虾线。胡萝卜去皮切块，香菇浸泡水发好。

❷ 将剥去皮的虾仁、切成块的胡萝卜、水发好的香菇、虾皮（海米）
和生姜放入搅拌机绞碎成泥状备用。

❸ 碗中打入鸡蛋搅打成蛋液，将虾仁泥放入蛋液里搅匀再兑入 100g
温开水继续搅匀。

❹ 锅中放水烧开后放入调制好的鸡蛋虾仁泥，中火隔水蒸 10 分钟即可。

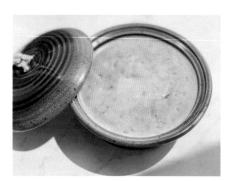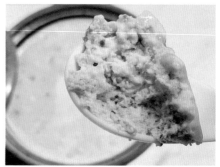

香菇虾仁蒸鸡蛋

五彩拌鸡丝

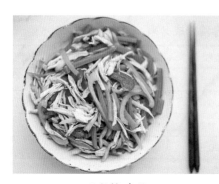

五彩拌鸡丝

五彩拌鸡丝是高蛋白高营养素的一
道菜。鸡肉富含优质蛋白质；菌菇类的
杏鲍菇和木耳，富含多糖以及矿物质，
营养丰富。五颜六色的蔬菜丝富含维生
素、矿物质、植物营养素以及膳食纤维，
不但营养丰富，颜色多彩也会刺激食欲。
对于素食患者，鸡肉可以换成腐竹或者
豆腐丝，大豆制品也是含有所有必需氨
基酸的完全蛋白质。将食物煮熟或者蒸熟再拌上调料即可。

食　　材：去皮鸡胸肉 1 片（生重大概 200g），杏鲍菇 2 只，胡萝卜 1 根，彩椒
1 只，莴笋 1 小段（约 200g），酱油 1 勺（约 15mL），醋 1 勺（约
15mL），蚝油 1 勺（约 15mL），香油 1 勺（约 15mL）。

做法步骤：鸡胸肉和杏鲍菇煮熟或者蒸熟后撕成细丝；莴笋、胡萝卜可以洗净去

皮以后切丝，彩椒洗净切丝，用沸水焯熟；将所有调料加入拌匀即可。

五彩拌鸡丝可以提供的营养表（6-14）：

热量：__575__kcal　　　　　　　总蛋白质：__53__g；

完全蛋白质：__47__g　　　　　　脂肪：__22__g

膳食纤维：__15__g　　　　　　　（各数值取整）

表6-14　五彩拌鸡丝营养成分表

食材	热量/kcal	蛋白质/g	脂肪/g	完全蛋白质/g	膳食纤维/g
鸡胸肉	240.0	45.0	5.2	45.0	0.0
杏鲍菇	105.0	3.9	0.3	0.0	6.9
胡萝卜	24.0	0.6	1.4	0.0	1.6
彩椒	50.8	1.6	0.5	0.0	3.4
莴笋	15.0	1.0	0.1	0.6	3.4
蚝油	20.3	0.9	1.3	0.9	0.0
香油	120.0	0.0	13.6	0.0	0.0
总计	575.1	53.0	22.4	46.5	15.3

鸡腿胡萝卜玉米炖汤

我们国家的饮食文化中，生病的时候，家人特别喜欢煲汤给患者吃，其实花很长时间煲汤，只喝汤，不吃汤里的肉和菜并不利于治疗期间补充营养。不能只喝汤，一定把煲汤的料也吃了。如果煲汤很久，肉已经很柴很干了，那不妨换一个汤。例如，这个鸡腿汤煲出来汤鲜甜，不用放盐都很好吃，汤料也可以一起吃。鸡腿肉也富含优质蛋白质，

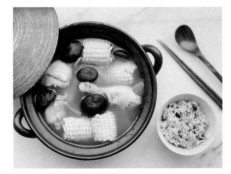

鸡腿胡萝卜玉米炖汤

添加的玉米可以作为高膳食纤维的主食，胡萝卜是富含β胡萝卜素的蔬菜，有益健康。这两个蔬菜都能将汤煮出甜味，再加上香菇提鲜，不放盐味道也很棒。一锅下肚，好吃又营养丰富。

食　　材：去皮鸡腿一个，玉米半个，胡萝卜半根，姜一片，香菇两个。

做法步骤：① 鸡腿用煮沸的水汆烫。

② 将汆烫后的鸡腿和玉米、胡萝卜、姜片放入小锅中，加入小半碗水，盖上锅盖儿，隔水炖或者煮 40 分钟即可。

鸡腿胡萝卜玉米炖汤可以提供的营养（表 6-15）：

热量：__231__ kcal　　　　　　　　　总蛋白质：__26__ g

完全蛋白：__24__ g　　　　　　　　　脂肪：__9__ g

膳食纤维：__4__ g　　　　　　　　　（各数值取整）

表 6-15　鸡腿胡萝卜玉米炖汤的营养成分表

食材	热量 /kcal	蛋白质 /g	脂肪 /g	完全蛋白质 /g	膳食纤维 /g
去皮鸡腿	168.0	23.6	7.5	23.6	0.0
玉米	44.0	1.7	0.7	0.0	2.0
胡萝卜	12.0	0.3	0.7	0.0	0.8
香菇	6.9	0.5	0.0	0.0	0.8
总计	230.9	26.1	8.9	23.6	3.6

彩椒果仁菠菜

除了上面几个高蛋白的食谱，多吃蔬菜也是有益健康的。蔬菜不仅富含维生素矿物质，还有植物营养素以及膳食纤维，有助于疾病的预防和康复。这里举例彩椒果仁菠菜这道菜，菠菜是富含铁的植物食物来源，而植物来源的铁是非血红素铁，在体内吸收利用没有动物来源的血红素铁的吸收利用率高，不过维生素 C 能帮助非血红素铁的吸收。所以，给菠菜这个高铁食物配上维生素 C 含量非常高的红色彩椒，增加菠菜中铁的吸收利用率，而且

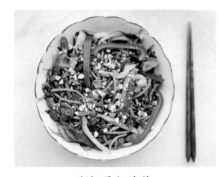

彩椒果仁菠菜

红绿搭配，颜色好看，有助于增进食欲。加入花生、杏仁等坚果类食物，提供优质的不饱和脂肪酸和多种微量营养素。

注意：如果是骨髓移植后或者中性粒细胞减少症患者，不推荐吃凉拌菜，可以用相同的食材炒菜。

食　　材：菠菜 500g，红彩椒 1 个（大概 160g），烤大杏仁（巴旦木）或者花生碎 30g，大蒜 3 瓣（约 10g），芝麻油 1 勺（约 15mL），鲜酱油 1 勺（约 15mL），香醋 1 勺（约 15mL）。

做法步骤：① 将新鲜菠菜在沸水中焯水（沥干水分）后切成两三厘米长摆盘；

② 红彩椒切丝，放菠菜上摆盘；

③ 大杏仁（巴旦木）或者小粒红花生烤香脆捣碎（或切粒）、大蒜切成碎粒；

④ 将大杏仁或者花生碎、蒜粒、酱油、芝麻油、香醋搅拌均匀调成调味汁；

⑤ 将调味汁浇淋在彩椒菠菜上。

彩椒果仁菠菜可以提供的营养（表 6-16）：

热量：__479__ kcal　　　　　　　　总蛋白质：__11__ g

完全蛋白质：__0__ g　　　　　　　脂肪：__30__ g

膳食纤维：__9__ g　　　　　　　　（各数值取整）

表 6-16　彩椒果仁菠菜营养成分表

食材	热量 /kcal	蛋白质 /g	脂肪 /g	完全蛋白质 /g	膳食纤维 /g
菠菜	115.0	2.9	0.4	0.0	2.2
红彩椒	50.8	1.6	0.5	0.0	3.4
烤大杏仁	180.0	6.3	15.6	0.0	3.3
大蒜	13.4	0.6	0.1	0.0	0.2
芝麻油	120.0	0.0	13.6	0.0	0.0
总计	479.2	11.4	30.2	0.0	9.1

快手蔬菜做法

多吃蔬菜有益健康，还可以预防多种慢性病，包括癌症。可不少人说做蔬菜麻烦，尤其是治疗结束以后，有的患者带饭上班，担心隔夜蔬菜不健康。其实只需要微波炉就可以做不少蔬菜，比如芦笋和西兰花都是可以用微波炉加热，方便且好吃的蔬菜。

用微波炉加热把蔬菜做熟，不但口味很好，还比水煮或者炒更能减少营养素在烹饪过程中的损失。

芦笋洗好以后，掰成小段；西兰花也是洗好，掰下或者切下每朵花，放在微波炉里，加热 2~3 分钟就熟了。

带饭的时候就只用带做好荤菜以及生的蔬菜，吃饭前用微波炉加热一些蔬菜，就可以吃到新鲜的蔬菜了。微波炉做好的蔬菜可以用下面分享的芝麻酱料来拌着吃，或者加几滴酱油、醋、芝麻油也很好吃。

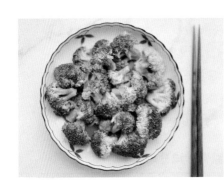

对于拌菜，分享一个很好吃且帮助增加热量的调味酱汁——芝麻酱料：20g（1 大勺）芝麻酱，15g（1 大勺）醋，5g（1 小勺）白糖，5g（1 小勺）酱油，蒜末 1g（少许），姜末 5g（少许），喜辣可加油辣椒。

蔬菜用水烫一下，菌菇、豆腐丝，肉类等都可以蒸熟或者煮熟，用这个酱料来

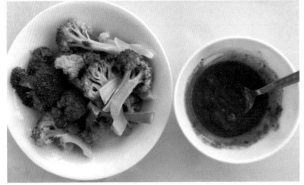
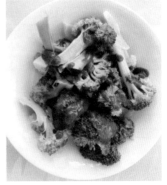

微波炉加热后的西兰花，配上芝麻酱料

拌着吃，好吃又营养。

高营养密度小食

治疗期间，食欲不佳，推荐少食多餐。这些小食可以用来作为少食多餐时候的加餐，每个小食都力求高热量、高蛋白，尽量最大化每一口食物能提供的营养，提高饮食的营养密度。

高蛋白紫薯泥

这是一款方便且营养丰富的加餐小食。紫薯是营养丰富的碳水化合物来源。紫薯富含膳食纤维，而且紫薯的紫色其实就是一个非常棒的植物营养物质——花青素。使用牛奶稀释紫薯泥，不但可以让薯泥容易吞咽，也可以在口味上带来奶香，还可以增加蛋白质，提高营养密度。素食患者也可以用豆浆来代替牛奶。低脂饮食

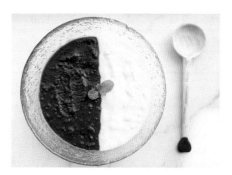

高蛋白紫薯泥配山药泥

期间可以使用脱脂牛奶，营养不良的患者也可以换成口服营养补充液（特殊医学用途配方食品）。加入蛋白粉可以更好地满足患者在治疗期间的蛋白质需要。

紫薯可以换成红薯，红薯也富含膳食纤维，它的橙色也是一个非常有益于健康的营养物质——β胡萝卜素。还可以按个人喜好搭配不一样色彩的食材，如白色的山药做的山药泥、淡黄色的土豆泥、橘红色的南瓜泥等。加入坚果研磨成的粉或者坚果碎可以增加热量、优质脂肪、膳食纤维以及矿物质等营养素，进一步增加这道小食的营养密度。

食　　材：紫薯 1 个（约 50g，有半个拳头大），乳清蛋白粉 1 勺（7g），全脂牛奶 40g。

做法步骤：❶ 紫薯洗净蒸熟（可以带皮蒸，蒸好去皮，或者去皮以后再蒸）；
　　　　　❷ 蒸好后放在碗里用勺子捣碎（热的时候比较容易捣碎）；

❸加入乳清蛋白粉 1 勺，牛奶 40g，继续搅拌即可享用。也可以根据个人喜好，增加牛奶等液体的量，改变稀稠度。

高蛋白紫薯泥可以提供的营养（表 6-17）：

热量：__140__ kcal   总蛋白质：__14__ g；

完全蛋白质：__14__ g   脂肪：__2__ g

膳食纤维：__2__ g   （各数值取整）

表 6-17　高蛋白紫薯泥的营养成分表

食材	热量 /kcal	蛋白质 /g	脂肪 /g	完全蛋白质 /g	膳食纤维 /g
紫薯	60.0	0.7	0.1	0.0	2.0
乳清蛋白粉	50.0	12.0	0.0	12.0	0.0
全脂牛奶	30.0	1.5	1.6	1.5	0.0
总计	140.0	14.2	1.7	13.5	2.0

营养坚果山药球

山药是我国无论南北都常用的食材，营养丰富且富含膳食纤维。山药蒸熟以后软糯，基本不需要咀嚼。山药等植物根茎类食物几乎提供的都是碳水化合物，加入乳清蛋白粉可以显著地增加优质蛋白质的量，加入花生酱或者芝麻酱可以增加优质脂肪和微量营养素，这样的食物组合可以帮助食欲低下的患者或者需要少食多餐的患者最大化每一口食物的营养素含量，增加饮食的营养密度。食欲不佳的时候可以使用番茄酱，酸甜可口增加食欲。不过，使用番茄酱热量就比使用花生酱或者芝麻酱降低了。山药还可以换成马铃薯（土豆）、红薯、紫薯等，不同颜色的球放在一起五颜六色也有助于增加食欲。

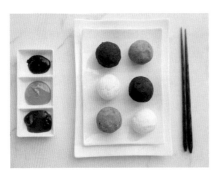

营养坚果山药球

食　　材：淮山药 60g，乳清蛋白粉 2 勺（14g，含 12g 蛋白质），芝麻酱（花生酱、番茄酱）1 大勺（大概 15mL）。

做法步骤：① 将淮山药削皮后洗干净切块，放入锅中隔水蒸熟；

② 蒸熟后用勺子压碎，加入乳清蛋白粉一起搅拌均匀，捏成小团；

③ 将芝麻酱（花生酱、番茄酱）淋在山药团上装盘即可。

营养坚果山药球可以提供的营养（表 6-18）：

热量：__180__ kcal　　　　　　　　总蛋白质：__17__ g；

完全蛋白质：__12__ g　　　　　　　脂肪：__8__ g

膳食纤维：__1__ g　　　　　　　　（各数值取整）

表 6-18　营养坚果山药球的营养成分表

食材	热量 /kcal	蛋白质 /g	脂肪 /g	完全蛋白质 /g	膳食纤维 /g
淮山药	34.2	1.1	0.0	0.0	0.5
乳清蛋白粉	50.0	12.0	0.0	12.0	0.0
花生酱	96.0	3.6	8.2	0.0	0.8
总计	180.2	16.7	8.2	12.0	1.3

鸡蛋蕉香果仁蒸糕

鸡蛋蕉香果仁蒸糕不用烤箱也能做蛋糕。这个蒸糕做好，当早餐或者是少食多餐时的加餐都是方便可口的食物，热吃、凉吃都好吃。这个蒸糕也是充满健康食材且高热量、高蛋白、高微量营养素的食物。比我们传统的蒸糕、馒头等面食营养更为丰富，味道也很不错。酸奶、鸡蛋都增加了优质蛋白质。针对治疗中的患者，特别额外添加了乳清蛋白粉，增加了每一口食物能提供的蛋白质的量，有助于满足治疗期间增加的蛋白质需要量。核桃、奇亚籽、芝麻酱可以提供优质的不饱和脂肪酸，还可以提供多种矿物质以及膳食纤维，香蕉、大枣、枸杞不但有多种微量营养素和膳食纤维，还能带来香甜的口味。

食　　材：低筋面粉 100g，无糖全脂酸奶 100g，鸡蛋 2 个，香蕉 1 根（中等大小，切碎用勺子压成泥，也可以用料理机打成泥），核桃 2 个（剥壳，核桃仁掰成小块），奇亚籽 1 勺（大概 12g，可以不放或者换成芝麻），蜂蜜 1 勺（5mL，控制糖的话，可以不用加，有香蕉和大枣就比较甜了），枸杞 30 粒（约 10g），干的大枣 2 个（枣肉剪碎，去核），芝麻酱 1 勺（约 16 g），乳清蛋白粉 2 勺（14g）

做法步骤：

① 鸡蛋打散，香蕉剥皮用叉子捣碎或者放在食物搅拌机里搅成泥；

② 在蛋液中加入面粉、酸奶、香蕉泥、芝麻酱搅拌均匀；

③ 再加入剪碎的枣肉、一半量的枸杞、核桃仁、奇亚籽、蜂蜜搅匀；

④ 倒入一个喷了油的容器中（也可以薄薄地摸一层油，防粘），撒上剩下的几颗枸杞做装饰；

⑤ 冷水入蒸锅，大火蒸半小时；

⑥ 出锅放凉即可。

鸡蛋蕉香果仁蒸糕可以提供的营养：

热量：__1136__ kcal   总蛋白质：__47__ g；

完全蛋白质：__21__ g   脂肪：__36__ g

膳食纤维：__14__ g   （各数值取整）

每一块鸡蛋蕉香果仁蒸糕可以提供的营养（一个食谱做成 5 份，也可以用一个大的容器做一个大的，切着吃）（表 6-19）：

热量：__227__ kcal   总蛋白质：__10__ g；

完全蛋白质：__4__ g   脂肪：__7__ g

膳食纤维：__3__ g   （各数值取整）

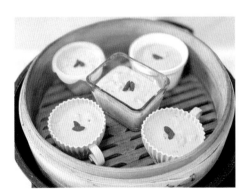
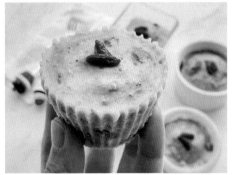

鸡蛋蕉香果仁蒸糕

表 6-19　鸡蛋蕉香果仁蒸糕的营养成分表

食材	热量 /kcal	蛋白质 /g	脂肪 /g	完全蛋白质 /g	膳食纤维 /g
低筋面粉	362.0	8.2	0.9	0.0	0.0
鸡蛋	120.0	12.0	8.0	12.0	0.0
无糖全脂酸奶	64.0	3.0	3.6	3.0	0.0
奇亚籽	58.0	2.0	3.7	0.0	4.1
大枣	32.0	0.2	0.0	0.0	1.0
核桃	26.0	0.6	2.6	0.0	1.0
香蕉	180.0	2.2	0.6	0.0	5.3
枸杞	35.0	1.4	0.0	0.0	1.4
蜂蜜	21.0	0.0	0.0	0.0	0.0
乳清蛋白粉	50.0	12.0	0.0	6.0	0.0
芝麻酱	188.0	5.8	16.2	0.0	0.9
总计	1136.0	47.4	35.6	21.0	13.7
每一块	227.0	9.5	7.1	4.2	2.7

坚果蛋白球

这个坚果蛋白球好吃且营养密度高。花生酱是热量非常高的食材，加入蛋白粉，就是高热量、高蛋白的食物，用来作为零食小点，适合食欲不佳、营养不良和需要补充热量蛋白质的患者。这个坚果蛋白球做好以后，也可以带在身上外出的时候随时吃，帮助补充营养。花生及核桃仁碎可以用喜欢的其他坚果替换，注意选择原味的坚果。玉米油也可以用其他无味的植物油替代。

做好后可以放在冰箱冷冻层，凉的也很好吃。如果是治疗的时候，在出现中性粒细胞减少症期间，建议现做现吃，像这样做好以后存放的食物就不建议吃了。

食　　材：花生（自制成花生酱后 60mL），蜂蜜 45mL，乳清蛋白质粉 125mL（大概 30g），亚麻籽粉 45mL，核桃仁碎 32 粒（大概 2 个核桃，每粒指甲大小），玉米油适量，芝麻适量

（注：上面的毫升数其实是用美式烘焙量具称量，60mL=4 tablespoons，相当于 4 大勺；45mL=3 tablespoons，相当于 3 大勺；60mL=1/4 cup，相当于 1/4 一次性纸杯；125mL=1/2cup，相当于 1/2 一次性纸杯）。

做法步骤： ① 自制花生酱：生花生用烤箱烤熟或用锅炒熟，再用料理搅拌棒或者食物搅拌机打到花生颗粒细腻，花生出油，成酱状即可。花生皮很有营养，可以搅拌到花生酱里。如果除去了花生皮，花生酱会更容易搓成球，操作简单。如果有花生皮，球容易散，需要再加入一些玉米油或橄榄油。

② 将原料按比例称量后，放到一个大盘子里，加入蜂蜜、亚麻籽粉、乳清蛋白粉和玉米油，用手（戴着一次性食品手套）搅拌混合均匀，平均搓成 32 个球，每个球里放上核桃仁碎，再滚上芝麻。

③ 把做好的坚果蛋白球放到密封的盒里，放入冰箱冷冻层，随吃随拿，口味最佳。

坚果蛋白球可提供的营养（这份食谱大概可以做 32 个小球）：

每个坚果蛋白球约含蛋白质 2g，能量 26kcal。

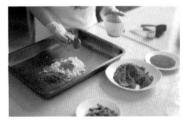 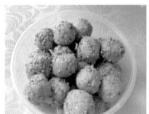 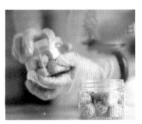

制作坚果蛋白球　　　　　　　　　制作好的坚果蛋白球

　　* 这个食谱和图片都来源于香柏树儿童肿瘤关爱中心，已经征得许可，在此书食谱部分收录转发。关注"香柏树儿童肿瘤关爱中心"微信公众号，可以看到这个食谱制作过程的视频。

附　录

常见高蛋白质食物列表

完全蛋白质食物：肉、禽、鱼、虾、贝、蛋、乳制品大豆以及大豆制品

类别	食物	每100g 可食部分可提供的蛋白质量（估算）/g
肉禽类	瘦牛肉、猪肉、猪肝、兔肉、羊腿肉	21
	鸡胸肉、鹅肉	23
	鸭肉	18
	牛心、猪心、鸡心	15~17
	猪血、鸭血	12~14
	田鸡腿	16
水产类	三文鱼、鲫鱼、金枪鱼	20~23
	鳕鱼、河蟹、鱿鱼	15~20
	花蛤、海参	13
豆制品	北豆腐	9
	南豆腐、内酯豆腐	5~6
	干的豆腐皮、干的腐竹	45~50
	豆腐干/香干	12~18
	豆腐丝、千张	20~25
	干的大豆，如黄豆、黑豆	35
	干的绿豆、红豆、赤小豆、芸豆、蚕豆	20
谷物种籽	南瓜子	9
	藜麦、荞麦	5~8

常见高钙食物列表

	食物类别	一份的量	举例
含钙特别高的食物（每份食物含钙超过 200mg，可以满足每日钙的推荐摄入量的大概 25%）	豆制品	100g	豆腐（加入硫酸钙制成）、豆腐干、千张、素鸡、豆腐皮
	海产	100g	海参
	乳制品	一杯，大概 250g	羊奶、牛奶
	其他高钙食物	掌心一小把，大概 30g	虾皮、芝麻
含钙高的食物（每份食物含钙 100~200mg）	大豆类	100g	青豆 / 毛豆
	蔬菜	100g	龙豆、毛豆、雪里蕻、小白菜、木耳菜、茴香、荠菜、苋菜

常见富含铁的食物列表

	食物类别	食物举例	备注
动物来源的高铁食物	肝脏	鸭肝、鹅肝、猪肝	每100g就含有大于20mg的铁，能满足每日铁的膳食推荐量
	血	鸡血、鸭血	
	红肉	猪肉、牛肉、羊肉、动物心脏	每100g就含2~5mg的铁
	蛋黄	鸡蛋、鸭蛋、鹅蛋蛋黄	含量虽高（一个蛋含3~5mg铁），但是蛋黄含有不利于铁吸收的物质，并不是好的补铁食物
植物性来源的高铁食物	豆类和大豆制品	黄豆、黑豆、芸豆、红豆、赤小豆、鹰嘴豆、黑眼豆；豆腐、豆腐干、腐竹、豆腐皮、千张；烤麸	可以配合富含维生素C的食物一起食用，增加铁的吸收率
	种籽	南瓜子仁、芝麻	
	蔬菜	芦笋、菠菜、毛豆、南瓜叶子、茼蒿、豌豆苗	
	水果	桑葚	
	藻类	海带	

常见富含维生素 C 的食物列表

	食物类别	一份的量	举例
维生素 C 超高的食物（一份蔬菜或水果可以满足至少100% 每日膳食推荐量）	蔬菜	大概成年女性一个拳头大小的量	柿子椒（甜椒）、长青椒
	水果		荔枝、猕猴桃、芭乐（番石榴）、柿子
维生素 C 高的食物（一份蔬菜或水果可以满足至少一半的每日膳食推荐量）	蔬菜		西兰花、芥蓝、荷兰豆、大头菜、苦瓜、藕、新鲜蚕豆、豌豆苗、欧芹
	水果		草莓、哈密瓜、橙子、柑橘、金桔、桑葚、菠萝、新鲜大枣、木瓜

注意：

1. 维生素 C 不耐高温且易溶于水，所以生吃蔬果能最大化维生素 C 的摄入量。不同的烹饪方法中，水煮或者焯水的方式维生素 C 的流失严重，而蒸、烤、微波炉加热的方式维生素 C 则相对保持较多。

2. 西柚虽然也属于含高维生素 C 食物，但是西柚会影响很多治疗药物的药效，所以，不建议在治疗期间喝西柚汁或者大量吃西柚。

常见食物中钾含量列表

癌症治疗期间，药物可能会导致钾过高或者过低；呕吐、腹泻会增加体内钾的流失。

钾主要存在于蔬果中，选对食物，可以帮助维持电解质平衡。钾过低的时候，可以选择钾含量高的食物；而钾过高的时候，含钾高的食物就需要忌口了。但是需要注意的是，如果电解质紊乱严重，食物能起到的作用就很小了，医生会直接给予电解质补充剂或者透析的方法来矫正电解质紊乱。

	食物类别	举例
超高钾的食物 （每100g食物含钾 大于600mg）	蔬菜	慈菇
	水果	酸角
	其他	椰子水（250mL 含钾量超过 600mg）
高钾的食物 （每100g食物含钾 大于300mg）	蔬菜	胡萝卜、西兰花、花椰菜、平菇、金针菇、菠菜、牛蒡、藕、毛豆、秋葵、芋头、土豆、茼蒿、南瓜、红薯叶、牛油果、笋、红薯、马蹄、茴香、大蒜、生姜、香菜、山药、香菇、甜菜、南瓜叶
	水果	香蕉、椰子肉、榴莲、菠萝蜜、猕猴桃、芭乐、柿子
	豆类	煮熟后大概成年女性拳头大小的量的豆类含钾超过300mg），如黄豆、黑豆、芸豆、红豆、赤小豆
	其他	板栗；开心果（手心一把开心果含钾量超过300mg）；橙汁（250mL 一杯含钾量超过 400mg）
低钾的食物 （每100g食物含钾 低于200mg）	蔬菜	绿豆芽、黄豆芽、包菜/卷心菜、黄瓜、生菜、洋葱、甜椒、大葱、蒜苔、冬瓜、丝瓜
	水果	苹果、蓝莓、菇娘、柠檬/青柠、菠萝、草莓、西瓜、黑莓、荔枝、葡萄、芒果、桃子、梨、橙子、橘子、桑葚、李子、树莓/覆盆子、金桔
	其他	海带；米饭或面制品（煮熟后大概成年女性半个拳头大小的量）

常见食物中镁含量列表

癌症治疗期间，不少药物也可能会导致镁过高或者过低，可以选择适合的食物帮助维持电解质平衡。

镁广泛存在于豆类、坚果类和全谷物食物中。一般来说，富含大量膳食纤维的食物中镁的含量都高，而精加工的谷类产品去掉了胚芽和麸，也会使食物中的镁流失。

	食物类别	每份的量	举例
高镁（每份食物含镁大于100mg）	坚果	手心一把的量	巴西坚果、腰果、榛子
	种籽	手心一把的量	南瓜子仁、葵花籽、奇亚籽
	谷物	煮熟后大概成年女性半个拳头大小的量	藜麦、米麸、麦麸
低镁（每份食物含镁小于15mg）	蔬菜	煮熟后大概成年女性一个拳头大小的量	芥蓝、茄子、西红柿、白萝卜、莴苣、小葱、胡萝卜、花椰菜、金针菇、莲藕、南瓜、竹笋、茴香、山药、绿豆芽、包菜、小白菜、大白菜、黄瓜、洋葱、甜椒、大葱、苦瓜、冬瓜、芦笋、四季豆、芹菜、香菇、南瓜叶
	水果	大概成年女性一个拳头大小的量	马蹄、苹果、蓝莓、芒果、葡萄、桃子、雪梨、李子、木瓜、大枣、柿子

常见食物升糖指数（GI）列表

高GI食物（≥70）	中GI食物（56~69）	低GI食物（≤55）
白面包	全麦面包	煮麦子
白面馒头	米粉	绿豆粉
短粒白米饭	长粒白米饭	牛奶
小米饭	糙米	酸奶
糯米饭	小米稀粥	青香蕉
西米	燕麦粥	苹果
年糕	白米稀粥	橙子
米浆	乌冬面	新鲜大枣
普通小麦面条	煮南瓜	煮芋头
速溶燕麦粥	煮红薯	胡萝卜
白米浓粥	甜玉米	藕
西瓜	爆米花	几乎所有豆类
荔枝	薯片	几乎所有坚果（原味）
龙眼	薯条	除了淀粉类的所有蔬菜
蜜枣	全麦饼干	乳糖
烤土豆、烤红薯	放熟了的香蕉	
苏打饼干	菠萝	
米饼	芒果	
甜饮料	哈密瓜	
葡萄糖	葡萄干	
绵白糖	苏打饮料	
甜甜圈	布丁	
	水果罐头	
	蜂蜜	
	蔗糖	

注：GI：glycemic index。

中国居民膳食营养素推荐值（2013） [资料来源:《中国居民膳食指南（2016）》]

中国居民膳食维生素推荐摄入量（RNI）或适宜摄入量（AI）

人群	维生素A/（μg RAE·d⁻¹）RNI 男	女	维生素D/（μg·d⁻¹）RNI	维生素E/（mg α-TE·d⁻¹）AI	维生素K/（μg·d⁻¹）AI	维生素B_1/（mg·d⁻¹）RNI 男	女	维生素B_2/（mg·d⁻¹）RNI 男	女	维生素B_6/（mg·d⁻¹）RNI	维生素B_{12}/（μg·d⁻¹）RNI	泛酸/（mg·d⁻¹）AI	叶酸/（μg DFE·d⁻¹）RNI	烟酸/（mgNE·d⁻¹）RNI 男	女	胆碱/（mg·d⁻¹）AI 男	女	生物素/（μg·d⁻¹）AI	维生素C/（mg·d⁻¹）RNI
0岁~	300（AI）		10（AI）	3	2	0.1（AI）		0.4（AI）		0.2（AI）	0.3（AI）	1.7	65（AI）	2（AI）		120		5	40（AI）
0.5岁~	350（AI）		10（AI）	4	10	0.3（AI）		0.5（AI）		0.4（AI）	0.6（AI）	1.9	100（AI）	3（AI）		150		9	40（AI）
1岁~	310		10	6	30	0.6		0.6		0.6	1.0	2.1	160	6		200		17	40
4岁~	360		10	7	40	0.8		0.7		0.7	1.2	2.5	190	8		250		20	50
7岁~	500		10	9	50	1.0		1.0		1.0	1.6	3.5	250	11	10	300		25	65
11岁~	670	630	10	13	70	1.3	1.1	1.3	1.1	1.3	2.1	4.5	350	14	12	400		35	90
14岁~	820	630	10	14	75	1.6	1.3	1.5	1.2	1.4	2.4	5.0	400	16	13	500	400	40	100
18岁~	800	700	10	14	80	1.4	1.2	1.4	1.2	1.4	2.4	5.0	400	15	12	500	400	40	100
50岁~	800	700	10	14	80	1.4	1.2	1.4	1.2	1.6	2.4	5.0	400	14	12	500	400	40	100
65岁~	800	700	15	14	80	1.4	1.2	1.4	1.2	1.6	2.4	5.0	400	14	11	500	400	40	100
80岁~	800	700	15	14	80	1.4	1.2	1.4	1.2	1.6	2.4	5.0	400	13	10	500	400	40	100
孕妇（早）	—	700	10	14	80	—	1.2	—	1.2	2.2	2.9	6.0	600	—	12	—	420	40	100
孕妇（中）	—	770	10	14	80	—	1.4	—	1.4	2.2	2.9	6.0	600	—	12	—	420	40	115
孕妇（晚）	—	770	10	14	80	—	1.5	—	1.5	2.2	2.9	6.0	600	—	12	—	420	40	115
乳母	—	1300	10	17	80	—	1.5	—	1.5	1.7	3.2	7.0	550	—	15	—	520	50	150

注：①未制定参考值者用"—"表示；②视黄醇活性当量（RAE，μg）=膳食或补充剂来源全反式视黄醇（μg）+1/2补充剂纯品全反式β-胡萝卜素（μg）+1/12膳食全反式β-胡萝卜素（μg）+1/24其他膳食维生素A原类胡萝卜素（μg）；③α-生育酚当量（α-TE）。膳食中总α-生育酚当量（mg）=1×α-生育酚（mg）+0.5×β-生育酚当量（mg）+0.1×γ-生育酚（mg）+0.02×δ-生育酚（mg）+0.3×α-三烯生育酚（mg）；④膳食叶酸当量（DFE，μg）=天然食物来源叶酸（μg）+1.7×合成叶酸（μg）；⑤烟酸当量（NE，mg）=烟酸（mg）+1/60色氨酸（mg）；⑥维生素D 1μg=40单位。

中国居民膳食矿物质的推荐摄入量（RNI）或适宜摄入量（AI）

人群	钙/(mg·d⁻¹) RNI	磷/(mg·d⁻¹) RNI	钾/(mg·d⁻¹) AI	钠/(mg·d⁻¹) AI	镁/(mg·d⁻¹) RNI	氯/(mg·d⁻¹) AI	铁/(mg·d⁻¹) RNI 男	铁/(mg·d⁻¹) RNI 女	碘/(μg·d⁻¹) RNI	锌/(mg·d⁻¹) RNI 男	锌/(mg·d⁻¹) RNI 女	硒/(μg·d⁻¹) RNI	铜/(mg·d⁻¹) RNI	氟/(mg·d⁻¹) AI	铬/(μg·d⁻¹) AI	锰/(mg·d⁻¹) AI	钼/(μg·d⁻¹) RNI
0岁~	200(AI)	100(AI)	350	170	20(AI)	260	0.3(AI)		85(AI)	2.0(AI)		15(AI)	0.3(AI)	0.01	0.2	0.01	2(AI)
0.5岁~	250(AI)	180(AI)	550	350	65(AI)	550	10		115(AI)	3.5		20(AI)	0.3(AI)	0.23	4.0	0.7	15(AI)
1岁~	600	300	900	700	140	1100	9		90	4.0		25	0.3	0.6	15	1.5	40
4岁~	800	350	1200	900	160	1400	10		90	5.5		30	0.4	0.7	20	2.0	50
7岁~	1000	470	1500	1200	220	1900	13		90	7.0		40	0.5	1.0	25	3.0	65
11岁~	1200	640	1900	1400	300	2200	15	18	110	10	9.0	55	0.7	1.3	30	4.0	90
14岁~	1000	710	2200	1600	320	2500	16	18	120	11.5	8.5	60	0.8	1.5	35	4.5	100
18岁~	800	720	2000	1500	330	2300	12	20	120	12.5	7.5	60	0.8	1.5	30	4.5	100
50岁~	1000	720	2000	1400	330	2200	12	12	120	12.5	7.5	60	0.8	1.5	30	4.5	100
65岁~	1000	700	2000	1400	320	2200	12	12	120	12.5	7.5	60	0.8	1.5	30	4.5	100
80岁~	1000	670	2000	1300	310	2000	12	12	120	12.5	7.5	60	0.8	1.5	30	4.9	100
孕妇(早)	800	720	2000	1500	370	2300	—	20	230	—	9.5	65	0.9	1.5	31	4.9	110
孕妇(中)	1000	720	2000	1500	370	2300	—	24	230	—	9.5	65	0.9	1.5	34	4.9	110
孕妇(晚)	1000	720	2000	1500	370	2300	—	29	230	—	9.5	65	0.9	1.5	36	4.9	110
乳母	1000	720	2400	1500	330	2300	—	24	240	—	12	78	1.4	1.5	37	4.8	103

注：未制定参考值者"—"表示。

中国居民膳食营养素可耐受最高摄入量（2013）[资料来源：中国居民膳食营养素参考摄入量（2013版）]

中国居民膳食矿物质可耐受最高摄入量（UL）

人群	钙/(mg·d⁻¹)	磷/(mg·d⁻¹)	铁/(mg·d⁻¹)	碘/(μg·d⁻¹)	锌/(mg·d⁻¹)	硒/(μg·d⁻¹)	铜/(mg·d⁻¹)	氟/(mg·d⁻¹)	锰/(mg·d⁻¹)	钼/(μg·d⁻¹)
0岁~	1000	—①	—	—	—	55	—	—	—	—
0.5岁~	1500	—	—	—	—	80	—	—	—	—
1岁~	1500	—	25	—	8	100	2	0.8	—	200
4岁~	2000	—	30	200	12	150	3	1.1	3.5	300
7岁~	2000	—	35	300	19	200	4	1.7	5.0	450
11岁~	2000	—	40	400	28	300	6	2.5	8.0	650
14岁~	2000	—	40	500	35	350	7	3.1	10	800
18岁~	2000	3500	42	600	40	400	8	3.5	11	900
50岁~	2000	3500	42	600	40	400	8	3.5	11	900
65岁~	2000	3000	42	600	40	400	8	3.5	11	900
80岁~	2000	3000	42	600	40	400	8	3.5	11	900
孕妇（早）	2000	3500	42	600	40	400	8	3.5	11	900
孕妇（中）	2000	3500	42	600	40	400	8	3.5	11	900
孕妇（晚）	2000	3500	42	600	40	400	8	3.5	11	900
乳母	2000	3500	42	600	40	400	8	3.5	11	900

① 未制定参考值者用"—"表示。这些营养素未制定可耐受最高摄入量，主要是因为研究资料不充分，并不表示过量摄入没有健康风险。

中国居民膳食维生素可耐受最高摄入量（UL）

人群	维生素A⑥/(μg RAE·d⁻¹)②	维生素D⑦/(μg·d⁻¹)	维生素E/(mgα-TE·d⁻¹)③	维生素B₆/(mg·d⁻¹)	叶酸⑤/(μg·d⁻¹)	烟酸/(mgNE·d⁻¹)c	烟酰胺/(mg·d⁻¹)④	胆碱/(mg·d⁻¹)	维生素C/(mg·d⁻¹)
0岁~	600	20	—①	—	—	—	—	—	—
0.5岁~	600	20	—	—	—	—	—	—	—
1岁~	700	20	150	20	300	10	100	1000	400
4岁~	900	30	200	25	400	15	130	1000	600
7岁~	1500	45	350	35	600	20	180	1500	1000
11岁~	2100	50	500	45	800	25	240	2000	1400
14岁~	2700	50	600	55	900	30	280	2500	1800
18岁~	3000	50	700	60	1000	35	310	3000	2000
50岁~	3000	50	700	60	1000	35	310	3000	2000
65岁~	3000	50	700	60	1000	35	300	3000	2000
80岁~	3000	50	700	60	1000	30	280	3000	2000
孕妇（早）	3000	50	700	60	1000	35	310	3000	2000
孕妇（中）	3000	50	700	60	1000	35	310	3000	2000
孕妇（晚）	3000	50	700	60	1000	35	310	3000	2000
乳母	3000	50	700	60	1000	35	310	3000	2000

注：① 未制定参考值者用"—"表示。这些营养素未制定可耐受最高摄入量，主要是因为研究资料不充分，并不表示过量摄入没有健康风险。

② 视黄醇活性当量（RAE，μg）＝膳食或补充剂来源反式视黄醇（μg）＋1/2补充剂纯品全反式β-胡萝卜素（μg）＋1/12膳食全反式β-胡萝卜素（μg）＋1/24其他膳食维生素A原类胡萝卜素（μg）。

③ α-生育酚当量（α-TE）。膳食中总α-TE当量（mg）＝1×α-生育酚（mg）＋0.5×β-生育酚（mg）＋0.1×γ-生育酚（mg）＋0.02×δ-生育酚（mg）＋0.3×α-三烯生育酚（mg）。

④ 烟酸当量（NE，mg）＝烟酸（mg）＋1/60色氨酸（mg）。

⑤ 指合成叶酸摄入量上限，不包括天然食物来源的叶酸量。

⑥ 不包括来自膳食维生素A原类胡萝卜素的RAE。

⑦ 维生素D 1μg＝40单位。

参考文献

[1] 华瑞制药有限公司. 行业资讯. 周绮思, 幸福平静地走完她 58 岁生命旅程 [EB/OL].[2020-02-02]. https://www.fresenius-kabi-sspc.com//xyzx/zqsxfpjdzw_1.html.

[2] 茅力平, 沈飞, 孙雅君. 乳腺癌术后辅助化疗患者营养风险状况及其对化疗不良反应的影响 [J]. 中国癌症防治杂志, 2015, 7(1): 36-40.

[3] 王天宝, 石汉平, 麦碧珍, 等. 结直肠癌患者营养不良评估及其与术后并发症的相关研究 [J]. 中华肿瘤防治杂志,2012, 14:1106-1108.

[4] 杨月欣. 中国食物成分表 标准版 第六版第一册 [M]. 北京：北京大学医学出版社, 2018.

[5] 杨月欣. 中国食物成分表 标准版 第六版第二册 [M]. 北京：北京大学医学出版社, 2019.

[6] 香港特别行政区政府食品安全中心营养资料查询系统 [2020-2021][DB/OL].[2020-02-02]. https://www.cfs.gov.hk/sc_chi/nutrient/index.php.

[7] 中国抗癌协会肿瘤营养与支持专业委员会肿瘤放疗营养学组. 头颈部肿瘤放疗者营养与支持治疗专家共识 [J]. 中华放射肿瘤学杂志, 2018, 27(1): 1-6.

[8] 中国营养学会. 中国居民膳食指南（2016）[M]. 北京：人民卫生出版社, 2016.

[9] 中国营养学会. 中国居民膳食营养素参考摄入量（2013 版）[M]. 北京：科学出版社, 2014.

[10] 中华医学会外科学分会, 中华医学会麻醉学分会. 加速康复外科中国专家共识及路径管理指南（2018 版）[J]. 中国实用外科杂志, 2018, 38(1):1-20.

[11] 赵峻, 张德超, 汪良骏, 等. 肺癌与食管癌术后乳糜胸的比较 [J]. 中华外科杂志, 2003, 41(1): 47-49.

[12] Academy of Nutrition and Dietetics. Oncology Nutrition. Constipation, Diarrhea and Fiber [EB/OL].[2020-02-13]. https://www.oncologynutrition.org/erfc/eating-well-when-unwell/chemotherapy/constipation-diarrhea-and-fiber.

[13] ALAM N H, MEIER R, SCHNEIDER H, et al. Partially hydrolyzed guar gum-supplemented oral rehydration solution in the treatment of acute diarrhea in children[J]. Journal of Pediatric Gastroenterol Nutrition, 2000, 31:503–507.

[14] ALIMTA. Eli Lilly and Company [EB/OL].[2020-04-11]. https://www.accessdata.fda.gov/drugsatfda_docs/label/2007/021462s006lbl.pdf.

[15] ALLEN J C, CORBITT A D, MALONEY K P, et al. Glycemic index of sweet potato as affected by cooking methods[J]. The Open Nutrition Journal, 2012, 6:1-11.

[16] American Cancer Society. Nutrition and Physical Activity During and After Cancer Treatment [EB/OL]. [2020-07-17]. https://www.cancer.org/treatment/survivorship-during-and-after-treatment/staying-active/nutrition-and-physical-activity-during-and-after-cancer-treatment.html.

[17] American Cancer Society. Nutrition and Physical Activity During and After Cancer Treatment [EB/OL].[2020-07-16]. https://www.cancer.org/treatment/survivorship-during-and-after-treatment/staying-active/nutrition-and-physical-activity-during-and-after-cancer-treatment.html.

[18] American Cancer Society. Nutrition for the Person with Cancer During Treatment [EB/OL].[2020-03-01]. https://www.cancer.org/content/dam/cancer-org/cancer-control/en/booklets-flyers/nutrition-for-the-patient-with-cancer-during-treatment.pdf.

[19] American Cancer Society. Swallowing Problems [EB/OL].[2020-02-13]. https://www.cancer.org/treatment/treatments-and-side-effects/physical-side-effects/eating-problems/swallowing-problems.html.

[20] American Cancer Society. Treatments and Side Effects [EB/OL].[2020-02-13]. https://www.cancer.org/treatment/treatments-and-side-effects/physical-side-effects/stool-or-urine-changes/diarrhea.html.

[21] American Society for Nutrition. Protein Complementation [EB/OL]. (2011-03-22) [2020-05-01]. https://nutrition.org/protein-complementation/.

[22] ANG-LEE M K, MOSS J, YUAN C S. Herbal medicines and perioperative care[J]. The Journal of the American Medical Association, 2001, 286:208-216.

[23] ARENDS J, BACHMANN P, BARACOS V, et al. ESPEN guidelines on nutrition in cancer patients[J]. Clinical Nutrition, 2017, 36(1): 11-48.

[24] ARENDS J, BARACOS V, BERTZ H, et al. ESPEN expert group recommendations for action against cancer-related malnutrition[J]. Clinical Nutrition, 2017, 36(5): 1187-1196.

[25] ATKINSON F S, FOSTER-POWELL K, BRAND-MILLER J C. International tables of glycemic index and glycemic load values: 2008[J]. Diabetes Care, 2008,

31(12): 2281–2283.

[26]　BAHADO-SINGH P, WHEATLEY A, AHMAD M, et al. Food processing methods influence the glycaemic indices of some commonly eaten West Indian carbohydrate-rich foods[J]. British Journal of Nutrition, 2006, 96(3): 476-481.

[27]　BAHADO-SINGH P S, RILEY C K, WHEATLEY A O, et al. Relationship between processing method and the glycemic indices of ten sweet potato (Ipomoea batatas) cultivars commonly consumed in Jamaica[J]. Journal of nutrition and metabolism, 2011, 2011: 584832.

[28]　BARACOS V E, ARRIBAS L. Sarcopenic obesity: hidden muscle wasting and its impact for survival and complications of cancer therapy[J]. Annals of Oncology, 2018, 29(suppl_2): ii1-ii9.

[29]　BAUMANN F T, REIKE A, REIMER V, et al. Effects of physical exercise on breast cancer-related secondary lymphedema: a systematic review[J]. Breast Cancer Research and Treatment, 2018, 170(1):1-13.

[30]　BERRAZAGA I, MICARD V, GUEUGNEAU M, et al. The Role of the Anabolic Properties of Plant-versus Animal-Based Protein Sources in Supporting Muscle Mass Maintenance: A Critical Review[J]. Nutrients, 2019, 11(8):1825.

[31]　Beth Israel Deaconess Medical Center. Constipation and the Pelvic Floor Muscles [EB/OL].[2020-02-13].https://www.bidmc.org/-/media/files/beth-israel-org/centers-and-departments/rehabilitation-services/all_about_constipation_booklet_2016_05_rev.pdf.

[32]　BILGI N, BELL K, ANANTHAKRISHNAN A N, et al. Imatinib and Panax ginseng: a potential interaction resulting in liver toxicity[J]. Annals of Pharmacotherapy, 2010, 44(5):926-928.

[33]　BLISS D W. Feeding per rectum: as illustrated in the case of the late President Garfield, and others [M/OL]. New York: Medical Record, 1882. [2020-01-30] https://collections.nlm.nih.gov/ext/dw/101470778/PDF/101470778.pdf.

[34]　BURGER G, DRUMMOND J, SANDSTEAD H. Appendices to Malnutrition and Starvation in Western Netherlands, September 1944–July 1945 (Part II)[M]. The Hague:The Hague General State Printing Office, 1948.

[35]　BYJU A, PAVITHRAN S, ANTONY R. Effectiveness of acupressure on the experience of nausea and vomiting among patients receiving chemotherapy[J]. The Canadian Oncology Nursing Journal, 2018, 28(2):132-138.

[36]　Cancer Research UK. Cancer drugs A to Z list [EB/OL].[2020-07-11]. https://

www.cancerresearchuk.org/about-cancer/cancer-in-general/treatment/cancer-drugs/drugs

[37] CANNIOTO R A, HUTSON A, DIGHE S, et al. Physical Activity Before, During, and After Chemotherapy for High-Risk Breast Cancer: Relationships with Survival[J]. Journal of the National Cancer Institute, 2021, 113(1), 54-63.

[38] CHEN W, ZHENG R, BAADE P D, et al. Cancer statistics in China, 2015[J]. A Cancer Journal for Clinicians, 2016, 66(2): 115-132.

[39] CHI F, WU R, ZENG Y C, et al. Post-diagnosis soy food intake and breast cancer survival: a meta-analysis of cohort studies[J]. Asian Pacific Journal of Cancer Prevention, 2013, 14(4):2407-2412.

[40] CORKINS M R. The ASPEN Pediatric Nutrition Support Core Curriculum [M]. 2nd ed. Silver Spring: American Society for Parenteral and Enteral Nutrition (ASPEN), 2015.

[41] CORREIA M I T, WAITZBERG D L.The impact of malnutrition on morbidity, mortality, length of hospital stay and costs evaluated through a multivariate model analysis[J]. Clinical Nutrition, 2013, 22(3),235-239.

[42] Dana Farer Cancer Institute. Procarbazine-Matulane [EB/OL].[2020-07-11]. https://www.dana-farber.org/legacy/uploadedFiles/Library/health-library/medications/Procarbazine-Matulane.pdf.

[43] DEANS D A, TAN B H, WIGMORE S J, et al. The influence of systemic inflammation, dietary intake and stage of disease on rate of weight loss in patients with gastro-oesophageal cancer[J]. British Journal of Cancer, 2009, 100(1): 63–69.

[44] Diabetes UK & macmillan.org.uk. Diabctcs and Canccr trcatment [EB/OL].[2020-04-20]. https://cdn.macmillan.org.uk/dfsmedia/1a6 f23537f7f4519bb0cf14c45b2a629/622-source/options/download?_ ga=2.208404887.42011338.1586177540-1952440739.1586177540.

[45] Dysphagia Section, Oral Care Study Group, Multinational Association of Supportive Care in Cancer (MASCC)/International Society of Oral Oncology (ISOO), RABER-DURLACHER J E, BRENNAN M T, et al. Swallowing dysfunction in cancer patients[J]. Support Care Cancer, 2012, 20(3):433-443.

[46] EL-GHAMMAZ A M S, MATOUG R[#]B, ELZIMAITY M, et al. Nutritional status of allogeneic hematopoietic stem cell transplantation recipients: influencing risk factors and impact on survival[J]. Support Care Cancer, 2017, 25:3085–3093.

[47] FARRUKH A, HIGGINS K, SINGH B, et al. Can pre-operative carbohydrate loading be used in diabetic patients undergoing colorectal surgery?[J] British Journal of Diabetes, 2014, 14(3):102-104.

[48] FERLAY J, SHIN H R, BRAY F, et al. Estimates of worldwide burden of cancer in 2008: GLOBOCAN 2008[J]. International Journal of Cancer, 2010, 127(12):2893-917.

[49] FLOWER G, FRITZ H, BALNEAVES L G, et al. Flax and Breast Cancer: A Systematic Review[J]. Integrative Cancer Therapies, 2014, 3:181-192.

[50] FRIEDMAN M. Nutritional Value of Proteins from Different Food Sources: A Review[J]. Journal of Agricultural and Food Chemistry, 1996, 44(1), 6–29.

[51] FROWEN J, HUGHS R, PERERA R, et al. Prevalence of patient-reported dysphagia and oral complications in cancer patients [EB/OL]. MASCC/ISOO annual Meeting 2018.[2020-04-05]. https://www.mascc.org/assets/2018_ Meeting_Files/Thurs28/Stolz_1-2/1644_Frowen_Stolz%201-2_Thu.pdf.

[52] FROWEN J, HUGHES R, SKEAT J. The prevalence of patient-reported dysphagia and oral complications in cancer patients [J]. Support Care Cancer, 2020, 28(3): 1141–1150.

[53] GAO Y, ZHOU S, JIANG W, et al. Effects of ganopoly (a Ganoderma lucidum polysaccharide extract) on the immune functions in advanced-stage cancer patients[J]. Immunological Investigations, 2003, 32(3):201-215.

[54] GE B, ZHAO H, LIN R, et al. Influence of gum-chewing on postoperative bowel activity after laparoscopic surgery for gastric cancer: A randomized controlled trial[J]. Medicine, 2017, 96 (13): e6501.

[55] GE LN, WANG L, WANG F. Effectiveness and Safety of Preoperative Oral Carbohydrates in Enhanced Recovery after Surgery Protocols for Patients with Diabetes Mellitus: A Systematic Review[J]. BioMed Research International, 2020: 5623596.

[56] Glycemic Index List of Foods[EB/OL].[2020-04-20]. https://documents.hants. gov.uk/hms/HealthyEatingontheRun-LowGlycemicIndexFoodList.pdf.

[57] Government of Canada. Health Canada. Safe food storage [EB/OL].[2020-02-20]. https://www.canada.ca/en/health-canada/services/general-food-safety-tips/safe- food-storage.html.

[58] GUSTAFSSON U O, SCOTT M J, SCHWENK W, et al. Enhanced Recovery After Surgery Society. Guidelines for perioperative care in elective colonic surgery:

Enhanced Recovery After Surgery (ERAS®) Society recommendations[J]. Clinical Nutrition, 2012, 31(6):783-800.

[59] HALYARD, MICHELE Y, et al. Does zinc sulfate prevent therapy-induced taste alterations in head and neck cancer patients? Results of phase III double-blind, placebo-controlled trial from the North Central Cancer Treatment Group (N01C4)[J]. International Journal of Radiation Oncology Biology Physics, 2007, 67(5):1318-1322.

[60] HAUGEN B R, ALEXANDER E K, BIBLE K C, et al. 2015 American Thyroid Association Management Guidelines for Adult Patients with Thyroid Nodules and Differentiated Thyroid Cancer: The American Thyroid Association Guidelines Task Force on Thyroid Nodules and Differentiated Thyroid Cancer[J]. Thyroid, 2016, 26(1):1-133.

[61] HEIDELBAUGH J J. Proton pump inhibitors and risk of vitamin and mineral deficiency: evidence and clinical implications[J]. Therapeutic Advances in Drug Safety, 2013, 4(3):125-133.

[62] HENRY C, LIGHTOWLER H, KENDALL F, et al. The impact of the addition of toppings/fillings on the glycaemic response to commonly consumed carbohydrate foods[J]. European Journal of Clinical Nutrition, 2006, 60(6): 763-769.

[63] HOFFMAN J R, FALVO M J. Protein – Which is Best?[J]. Journal of Sports Science and Medicine, 2004, 3(3), 118-130.

[64] HOFMAN D L, VAN BUUL V J, BROUNS F J. Nutrition, Health, and Regulatory Aspects of Digestible Maltodextrins[J]. Critical Reviews in Food Science and Nutrition, 2016, 56(12):2091-2100.

[65] HOROWITZ M, NEEMAN E, SHARON E, et al. Exploiting the critical perioperative period to improve long-term cancer outcomes[J]. Nature Reviews Clinical Oncology, 2015, 12(4):213-226.

[66] HORSLEY P, BAUER J, GALLAGHER B. Poor nutritional status prior to peripheral blood stem cell transplantation is associated with increased length of hospital stay[J]. Bone Marrow Transplantation, 2005, 35(11): 1113-1116.

[67] IRAVANI M, TAGHIZADEH M, HADJIBABAIE M, et al. Evaluation of nutritional status in patients undergoing hematopoietic SCT[J]. Bone Marrow Transplantation, 2008, 42(7):469-473.

[68] JAMES A. Garfield President of United States. From Encyclopedia Britannica[EB/OL].[2020-01-30]. https://www.britannica.com/biography/James-

A-Garfield/Cabinet-of-Pres-James-A-Garfield.

[69]　JIN L E, FRAZIER S K. The efficacy of acupressure for symptom management: a systematic review[J]. Journal of pain and symptom management, 2011, 42(4): 589-603.

[70]　JUVET L K, THUNE I, ELVSAAS I, et al. The effect of exercise on fatigue and physical functioning in breast cancer patients during and after treatment and at 6 months follow-up: a meta-analysis[J]. The Breast, 2017, 33: 166-177.

[71]　KAKA A S, ZHAO S, OZER E, et al. Comparison of clinical outcomes following head and neck surgery among patients who contract to abstain from alcohol vs patients who abuse alcohol[J]. JAMA Otolaryngology—Head & Neck Surgery, 2017, 143(12):1181-1186.

[72]　KENNY S A, COLLUM K, FEATHERSTONE C A, et al. Impact of a Replacement Algorithm for Vitamin D Deficiency in Adult Hematopoietic Stem Cell Transplant Patients[J]. Journal of The Advanced Practitioner In Oncology, 2019, 10(2), 109-118.

[73]　KEYS A, BROZEK J, HENSCHEL A, et al. The Biology of Human Starvation (2 Vols)[M]. Minneapolis: University of Minnesota Press, 1950.

[74]　KO K P, KIM S W, MA S H, et al. Dietary intake and breast cancer among carriers and noncarriers of BRCA mutations in the Korean Hereditary Breast Cancer Study[J]. The American Journal of Clinical Nutrition, 2013, 98(6):1493-501.

[75]　KRATZING C. Nutrition is the cutting edge in surgery : perioperative feeding Pre-operative nutrition and carbohydrate loading[J]. Proceedings of the Nutrition Society, 2011, 70:311-315.

[76]　KUMAR N B. Nutritional management of cancer treatment effects[M]. Berlin: Springer Science & Business Media, 2012.

[77]　KUZU M A, TERZIOGLU H, GENE V, et al. Preoperative nutritional risk assessment in predicting postoperative outcome in patients undergoing major surgery[J]. World Journal of Surgery, 2006, 30(3):378-390.

[88]　LEANDRO-MERHI V A, DE AQUINO J L. Determinants of malnutrition and postoperative complications in hospitalized surgical patients[J]. Journal of Health, Population and Nutrition, 2014, 32(3):400-410.

[79]　LESER M, LEDESMA N, BERGERSON S, et al. Oncology nutrition for clinical practice. Oncology Nutrition Dietetic Practice Group[M]. Chicago: Academy of

Nutrition & Dietetics, 2013.

[80] LI M, CHEN P, LI J, et al. Review: the impacts of circulating 25-hydroxyvitamin D levels on cancer patient outcomes: a systematic review and meta-analysis[J]. The Journal of Clinical Endocrinology & Metabolism, 2014, 99(7): 2327-2336.

[81] LIPSETT A, BARRETT S, HARUNA F, et al. The impact of exercise during adjuvant radiotherapy for breast cancer on fatigue and quality of life: A systematic review and meta-analysis[J]. The Breast, 2017, 32: 144-155.

[82] LIU Q, JIANG H, XU D, et al. Effect of gum chewing on ameliorating ileus following colorectal surgery: a meta-analysis of 18 randomized controlled trials[J]. International Journal of Surgery, 2017, 47: 107-115.

[83] LOWCOCO E C, COTTERCHIO M, BOUCHER B A. Consumption of flaxseed, a rich source of lignans, is associated with reduced breast cancer risk[J]. Cancer Causes Control, 2013, 24(4): 813-816.

[84] MAGEE P J, ROWLAND I. Soy products in the management of breast cancer[J]. Current Opinion in Clinical Nutrition & Metabolic Care, 2012, 15(6):586-591.

[85] MARION D. Stopping nutrition and hydration at the end of life. UpToDate [EB/OL]. [2020-04-17]. https://www.uptodate.com/contents/stopping-nutrition-and-hydration-at-the-end-of-life.

[86] Mayo Clinic. Exercise intensity: How to measure it [EB/OL]. [2020-07-17]. https://www.mayoclinic.org/healthy-lifestyle/fitness/in-depth/exercise-intensity/art-20046887.

[87] MCRORIE J R, JOHNSON W. Evidence-based approach to fiber supplements and clinically meaningful health benefits, part 1: What to look for and how to recommend an effective fiber therapy[J]. Nutrition Today, 2015, 50(2): 82-89.

[88] MCRORIE JR, JOHNSON W, AND MCKEOWN N. Understanding the physics of functional fibers in the gastrointestinal tract: an evidence-based approach to resolving enduring misconceptions about insoluble and soluble fiber[J]. Journal of the Academy of Nutrition and Dietetics, 2017, 117(2): 251-264.

[89] MEHANNA H, NANKIVELL P C, MOLEDINA J, et al. Refeeding syndrome–awareness, prevention and management[J]. Head & Neck Oncology, 2009, 1(1): 4.

[90] MEI B, WANG W, CUI F, et al. Chewing Gum for Intestinal Function Recovery after Colorectal Cancer Surgery: A Systematic Review and Meta-Analysis[J]. Gastroenterology Research and Practice, 2017: 3087904.

[91] Memorial Sloan Kettering Cancer Center. Acupressure for Nausea and Vomiting.

[EB/OL].[2020-03-13]. https://www.mskcc.org/cancer-care/patient-education/acupressure-nausea-and-vomiting.

[92]   Memorial Sloan Kettering Cancer Center. Diet Guidelines for People with an Ileostomy [EB/OL].[2020-12-25]. https://www.mskcc.org/cancer-care/patient-education/diet-guidelines-people-ileostomy.

[93]   Memorial Sloan Kettering Cancer Center. Integrative Medicine Ginseng [EB/OL].[2020-03-25]. https://www.mskcc.org/cancer-care/integrative-medicine/herbs/ginseng-asian#msk_professional.

[94]   Memorial Sloan Kettering Cancer Center. Integrative Medicine. Cordyceps [EB/OL].[2020-03-25]. https://www.mskcc.org/cancer-care/integrative-medicine/herbs/cordyceps#references-16.

[95]   Memorial Sloan Kettering Cancer Center. Low-Iodine Diet [EB/OL].[2020-05-04]. https://www.mskcc.org/cancer-care/patient-education/low-iodine-diet.

[96]   Memorial Sloan Kettering Cancer Center. Managing Your Hot Flashes Without Hormones [EB/OL].[2021-01-25]. https://www.mskcc.org/cancer-care/patient-education/managing-your-hot-flashes-without-hormones.

[97]   Memorial Sloan Kettering Cancer Center. Nutrition and Breast Cancer: Making Healthy Diet Decisions[EB/OL].[2020-01-25]. https://www.mskcc.org/cancer-care/patient-education/nutrition-and-breast-making-healthy-diet-decisions.

[98]   Memorial Sloan Kettering Cancer Center. Royal Jelly [EB/OL].[2021-01-25]. https://www.mskcc.org/cancer-care/integrative-medicine/herbs/royal-jelly.

[99]   MESSINA M. Impact of soy foods on the development of breast cancer and the prognosis of breast cancer patients[J]. Forsch Komplementmed, 2016,23(2):75-80.

[100] MIAO J, LIU X, WU C, et al. Effects of acupressure on chemotherapy-induced nausea and vomiting-a systematic review with meta-analyses and trial sequential analysis of randomized controlled trials[J]. International Journal of Nursing Studies, 2017, 70: 27-37.

[101] MILLER J W. Proton Pump Inhibitors, H2-Receptor Antagonists, Metformin, and Vitamin B-12 Deficiency: Clinical Implications[J]. Advances in Nutrition, 2018, 9(4):511S-518S.

[102] MISHIMA S, SUZUKI K M, ISOHAMA Y, et al. Royal jelly has estrogenic effects in vitro and in vivo[J]. J Ethnopharmacol, 2005, 101(1-3):215-220.

[103] MUELLER C M. The ASPEN Adult Nutrition Support Core Curriculum[M].

3rd ed. Silver Spring: American Society for Parenteral and Enteral Nutrition (ASPEN), 2018.

[104] BABAR M, et al. Alteration in taste perception in cancer: causes and strategies of treatment[J]. Frontiers in Physiology, 2017, 8: 134.

[105] NACHVAK S M, MORADI S, ANJOM-SHOAE J, et al. Soy, Soy Isoflavones, and Protein Intake in Relation to Mortality from All Causes, Cancers, and Cardiovascular Diseases: A Systematic Review and Dose-Response Meta-Analysis of Prospective Cohort Studies[J]. Journal of the Academy of Nutrition and Dietetics, 2019, 119(9): 1483-1500.

[106] National Cancer Institute. Nutrition in Cancer Care (PDQ®)[EB/OL].[2019-10-6]. https://www.cancer.gov/about-cancer/treatment/side-effects/appetite-loss/nutrition-hp-pdq.

[107] National Cancer Institute. Nutrition in Cancer Care (PDQ®)–Health Professional Version [EB/OL].[2020-03-01]. https://www.cancer.gov/about-cancer/treatment/side-effects/appetite-loss/nutrition-hp-pdq#_51_toc.

[108] National Institute of Health. Calcium Fact Sheet for Health Professional [EB/OL].[2020-05-01]. https://ods.od.nih.gov/factsheets/Calcium -Health Professional/.

[109] National Institute of Health. Office of Dietary Supplements [EB/OL].[2020-05-01]. https://ods.od.nih.gov/factsheets/.

[110] National Institute of Health. Vitamin B_{12} Fact Sheet for Health Professional [EB/OL].[2020-05-01]. https://ods.od.nih.gov/factsheets/Vitamin B_{12}-HealthProfessional/.

[111] National Institute of Health. Zinc Fact Sheet for Health Professional [EB/OL].[2020-05-01]. https://ods.od.nih.gov/factsheets/Zinc-HealthProfessional/.

[112] National Institute for Health and Care Excellence. Nutrition support for adults: oral nutrition support, enteral tube feeding and parenteral nutrition[EB/OL].[2020-01-28] https://www.nice.org.uk/guidance/cg32/chapter/1-Guidance#screening-for-malnutrition-and-the-risk-of-malnutrition-in-hospital-and-the-community.

[113] NECHUTA S J, CAAN B J, CHEN W Y, et al. Soy food intake after diagnosis of breast cancer and survival: an in-depth analysis of combined evidence from cohort studies of US and Chinese women[J]. The American Journal of Clinical Nutrition, 2012, 96(1):123-132.

[114] NEWBERRY C, LYNCH K. The role of diet in the development and management of gastroesophageal reflux disease: why we feel the burn[J]. Journal of Thoracic Disease, 2019, 11(Suppl 12): S1594-S1601.

[115] NG K, WOLPIN B M, MEYERHARDT J A, et al. Prospective study of predictors of vitamin D status and survival in patients with colorectal cancer[J]. British Journal of Cancer, 2009, 101:916–923.

[116] O' SULLIVAN M J, BAIRD D, POSTHAUER M E. Position of the Academy of Nutrition and Dietetics: Ethical and Legal Issues in Feeding and Hydration[J]. Journal of the Academy of Nutrition and Dietetics, 2013, 113(6): 828–833.

[117] PAN H, CAI S, J I J, et al. The Impact of Nutritional Status, Nutritional Risk, and Nutritional Treatment on Clinical Outcome of Hospitalized Cancer Patients: A Multi-Center, Prospective Cohort Study in Chinese Teaching Hospitals[J]. Nutrition and Cancer, 2013, 65(1): 62-70.

[118] Physicians Committee for Responsible Medicine and Unbound Medicine. [EB/OL].[2020-01-27]. https: s//nutritionguide.pcrm.org/nutritionguide/view/Nutrition_Guide_for_Clinicians/1342067/all/Diet_during_Cancer_Treatment#022_1.

[119] PRADO C, CUSHEN S, ORSSO C, et al. Sarcopenia and cachexia in the era of obesity: Clinical and nutritional impact[J]. Proceedings of the Nutrition Society, 2016, 75(2), 188-198.

[120] RAO T P, QUARTARONE G. Role of guar fiber in improving digestive health and function[J]. Nutrition, 2019, 59:158-169.

[121] REBER E, FRIEDLI N, VASILOGLOU M F, et al. Management of refeeding syndrome in medical inpatients[J]. Journal of Clinical Medicine, 2019, 8(12): 2202.

[122] ROCk C L, THOMSON C, GANSLER T, et al. American Cancer Society guideline for diet and physical activity for cancer prevention[J]. A Cancer Journal for Clinicians, 2020, 70(4):245-271.

[123] ROSCOE J, MATTESON S. Acupressure and acustimulation bands for control of nausea: a brief review[J]. American Journal of Obstetrics and Gynecology, 2002, 186(5): S244-S247.

[124] RYAN A M, POWER D G, DALY L, et al. Cancer-associated malnutrition, cachexia and sarcopenia: the skeleton in the hospital closet 40 years later[J]. Proceedings of the Nutrition Society, 2016, 75(2): 199-211.

[125] SANDRUCCI S, BEETS G, BRAGA M, et al. Perioperative nutrition and enhanced recovery after surgery in gastrointestinal cancer patients. A position paper by the ESSO task force in collaboration with the ERAS society (ERAS coalition)[J]. European Journal of Surgical Oncology. 2018, 44(4): 509-514.

[126] SAWKA A M, IBRAHIM-ZADA I, GALACGAC P, et al. Dietary iodine restriction in preparation for radioactive iodine treatment or scanning in well-differentiated thyroid cancer: a systematic review[J]. Thyroid, 2010, 20(10):1129-1138.

[127] SCHNITKER M A, MATTMAN P E, BLISS T L. A clinical study of malnutrition in Japanese prisoners of war[J]. Annals of Internal Medicine, 1951, 35: 69-96.

[128] SHACHAR S S, WILLIAMS G R, MUSS H B, et al. Prognostic value of sarcopenia in adults with solid tumours: a meta-analysis and systematic review[J]. European Journal of Cancer, 2016, 57: 58-67.

[129] SHPATA V, PRENDUSHI X, KREKA M, et al. Malnutrition at the time of surgery affects negatively the clinical outcome of critically ill patients with gastrointestinal cancer[J]. Medical Archives, 2014, 68(4):263-267.

[130] SILVIS S E, PARAGAS P D. Paraesthesias, weakness, seizures, and hypophosphataemia in patients receiving hyperalimentation[J]. Gastroenterology, 1972, 62: 513-520.

[131] SMITH M D, MCCALL J, PLANK L, et al. Preoperative carbohydrate treatment for enhancing recovery after elective surgery[J]. Cochrane Database Systematic Review, 2014, 8:CD009161.

[132] SUNGURTEKIN H, SUNGURTEKIN U, BALCI C, et al. The influence of nutritional status on complications after major intraabdominal surgery[J]. Journal of the American College of Nutrition, 2004, 23:227-232.

[133] The International Dysphagia Diet Standardization Initiative[EB/OL].[2020-04-05]. https://iddsi.org/wp-content/uploads/2017/07/IDDSI-framework-in-Chinese-detailed-definitions-170712.pdf.

[134] The Johns Hopkins Hospital Whipple Surgery Diet Guideline[A]. The Johns Hopkins Hospital Patient Handout, 2017.

[135] The University of Sydney. Glycemic Index [EB/OL]. [2020-02-21]. https://www.glycemicindex.com/index.php.

[136] Thyroid Cancer Canada. Radioactive Iodine Treatment (RAI) [EB/OL]. [2020-05-04]. https://www.thyroidcancercanada.org/en/treatments/radioactive-iodine-

treatment.

[137] U.S. Department of Agriculture. FoodData Central [EB/OL]. [2020-02-21]. https://fdc.nal.usda.gov/.

[138] U.S. Department of Health & Human Services. Food Safety: Cold Food Storage Chart [EB/OL].[2020-02-20]. https://www.foodsafety.gov/food-safety-charts/cold-food-storage-charts.

[139] U.S. Department of Health & Human Services. Food Safety: People at Risk: Those with Weakened Immune Systems [EB/OL].[2020-02-20]. https://www.foodsafety.gov/risk/cancer/index.html.

[140] U.S. Food and Drug Administration. Food Safety: People Cancer [EB/OL]. [2020-02-20]. https://www.fda.gov/food/people-risk-foodborne-illness/food-safety-people-cancer.

[141] United Ostomy Associations of America. Eating with An Ostomy A Comprehensive Nutrition Guide for Those Living with an Ostomy [EB/OL]. [2020-12-25]. https://www.ostomy.org/wp-content/uploads/2020/07/Eating_with_an_Ostomy_2020-07.pdf.

[142] University of Pennsylvania. OncoLink [EB/OL].[2020-07-11]. https://www.oncolink.org/cancer-treatment/oncolink-rx.

[143] VASSILYADI F, PANTELIADOU A K, PANTELIADIS C. Hallmarks in the history of enteral and parenteral nutrition: from antiquity to the 20th century[J]. Nutrition in Clinical Practice, 2013, 28(2): 209-217.

[144] WEIMANN A, BRAGA M, CARLI F. ESPEN guideline: clinical nutrition in surgery[J]. Clinical Nutrition, 2017, 36(3):623-650.

[145] WEINSTER R L, KRUMDIECK C L. Death resulting from overzealous total parenteral nutrition: The refeeding syndrome revisited[J]. The American Journal of Clinical Nutrition, 1980, 34: 393-399.

[146] WHO Expert Consultation. Appropriate body-mass index for Asian populations and its implications for policy and intervention strategies[J]. Lancet, 2004, 363(9403):157-163.

[147] WHO. The Global Cancer Observatory [EB/OL].[2020-11-25]. https://gco.iarc.fr.

[148] WOOLF P J, FU L L, BASU A. Protein: Identifying Optimal Amino Acid Complements from Plant-Based Foods[J]. PLOS ONE, 2011, 6(4): e18836.

[149] YOUSSRIA EL-SAYED YOUSEF Y E, ZAKI N, SAYED A. Efficacy of acupressure on nausea and vomiting among children with leukemia following

chemotherapy[J]. Journal of Nursing Education and Practice, 2018, 9(1): 89-97.

[150] ZGAGA L, THEODORATOU E, FARRINGTON S M, et al. Plasma vitamin D concentration influences survival outcome after a diagnosis of colorectal cancer[J]. Journal of Clinical Oncology, 2014, 32:2430–2439.

[151] ZHANG F F, HASLAM D E, TERRY M B, et al. Dietary isoflavone intake and all-cause mortality in breast cancer survivors: The Breast Cancer Family Registry[J]. Cancer, 2017, 123(11):2070-2079.

致　谢

这些文字能问世，离不开菠萝的鼓励和支持。这些年来一直鼓励我多写科普，邀请我给"向日葵儿童"和"菠萝因子"公众号撰稿，还经常给我发网上不靠谱的营养相关文章来激励我快写些科普文章出来以正视听，一直到鼓励我着手这本书的撰写。

感谢清华大学出版社的邀约，感谢编辑胡洪涛和王华，让这些文字能编辑成册。

特别感谢爸爸孙竺，给我无比多的支持。他是我所有文字的第一位读者，帮我看内容是不是能看懂，不但给我纠错别字，也帮我试菜谱。

感谢好朋友严青、周优在整本书的写作过程中，不断给我鼓励、给我的文章提修改建议。

感谢帮我通读全稿，给我诸多好建议的好友瞿地，"一个中心、两个基础、三个调整"的图就是他画了送给我的，甚是感激。

感谢女神晓静帮我把书里的菜谱都做了一遍，不但肯定了食谱味道不错，还给我的食谱拍了美美的照片，让这本书的食谱部分有了高颜值的照片。

感谢好朋友澳洲注册营养师、新加坡临床营养师罗文婷，美国注册营养师方宇、冯凡青，加拿大注册营养师蔡依憬，和我一起探讨了本书的部分内容和食谱。

感谢在我最开始撰稿时，帮我试读、给我意见的好友们，秋卜、子钰、屈上、白鸥、Zack；也感谢远在新加坡还在帮我试菜谱的好友周周。

感谢"菠萝因子"的读者，给我不断写稿的鼓励，你们的提问，你们的肯定，不断鞭策我继续写稿，让我每一次看到自己的蜗牛速度都愧疚不已。

也特别谢谢给公众号"菠萝因子"和"健康不是闹着玩"留言的读者，你们引起我共鸣的留言成了这本书每篇文章篇尾的引言，希望这些话语能给更多人带去启发。

后 记

"给时光以生命，而不是给生命以时光。"
（To the time to life, rather than to life in time.）
——布莱斯·帕斯卡（Blaise Pascal）

"给时光以生命，而不是给生命以时光。"这句话我非常喜欢，丈量生命意义的不是长度，而是在活着的时光中所绽放的生命与世界的碰撞。我想再给这句话加一句，那就是"给时光以生命，给生命以营养"。

生命之伟大，造物主之神奇。食物，是大自然富含生命的馈赠，多姿多彩的食物，富含生命，提供各种营养物质，滋养我们的生命，为生命的无限精彩和超越想象的无限可能奠定基础。

营养学，将食物的精彩与我们生命的健康连接到了一起，如搭在两种生命体间的桥梁，碰撞了无限多的可能性。

营养学既古老又年轻，不但是科学，更是文化和生活。从上古至今，我们与食物结下了源远流长的情愫与信念。食物与健康和疾病的关系，千年之前就已然存在，然而更多的是经验的感性认知。直到近百年来科学的发展，我们才从实验科学和循证医学的角度，看待食物、营养、健康与疾病的关系，进一步剖析如何通过饮食营养为健康助力，为疾病的治疗保驾护航。也正因为有了这种科学与文化、传统与现代的交融和碰撞，产生了很多似是而非的饮食建议，以及各式各样的谣言。

临床营养学，同所有科学学科一样，不断在发展，不断推陈出新。同时，临床营养学又涉及多个学科，食品科学、农业、生物学、医学、伦理学、心理学、社会学等。不同学科的发展与营养学的相互交融，都会给我们的癌症营养诊疗带来新的突破与契机，尤其是目前营养基因组学、肠道微生态以及代谢组学的研究，会让未来的癌症营养诊疗以及癌症的预防更加有效和个体化。希望在不久的将来就能和大家分享临床营养学在癌症诊疗和癌症预防中的新突破。

重疾在身，饮食，是安慰，更是绝望深处的一线烛光。抗癌之路，道阻且长，一路嶙峋崎岖。我未曾亲身走过，只是在工作中与这一路行者同走了一小段征程。希望这些文字，将科学靠谱的营养饮食信息，用通俗易懂且可实操的方式，传递给抗癌路上的患者和家属，能伴随每一个在这条路上前行的你，让这条道路走起来不那么迷惘和孤单，也有一丝的支持和慰藉。

汤姆·马西里耶（Tom Marsilje）是美国优秀的癌症药物研发科学家，同时也是一位勇敢乐观面对晚期癌症的患者，还是癌症科学信息的传播者，患者组织的倡导者，更是对抗疾病希望的灯塔。他在自己的文章中分享了大卫·鲍威的歌《英雄》，我很喜欢，也献给每一位与癌症做斗争的患者、家属以及康复者。

英雄

大卫·鲍威（David Bowie）

We can be heroes, just for one day

我们能成为英雄，哪怕只有一天

We can be us, just for one day⋯

我们能做真实的自己，哪怕只有一天⋯⋯

Oh, we can beat them, forever and ever

我们能打败它们，永永远远